全国中医药行业高等职业教育“十三五”规划教材

传统康复技术

（供康复治疗技术、中医康复技术、针灸推拿等专业用）

主　编◎姜兴鹏

中国中医药出版社
·北　京·

图书在版编目（CIP）数据

传统康复技术 / 姜兴鹏主编 .—北京：中国中医药出版社，2019.8（2025.1 重印）

全国中医药行业高等职业教育“十三五”规划教材

ISBN 978 – 7 – 5132 – 5617 – 9

Ⅰ . ①传… Ⅱ . ①姜… Ⅲ . ①康复医学—高等职业教育—教材 Ⅳ . ① R49

中国版本图书馆 CIP 数据核字（2019）第 122832 号

中国中医药出版社出版

北京经济技术开发区科创十三街 31 号院二区 8 号楼

邮政编码　100176

传真　010-64405721

天津裕同印刷有限公司印刷

各地新华书店经销

开本 787×1092　1/16　印张 15.75　字数 323 千字

2019 年 8 月第 1 版　2025 年 1 月第 7 次印刷

书号　ISBN 978 – 7 – 5132 – 5617 – 9

定价　55.00 元

网址　www.cptcm.com

服 务 热 线　010–64405510

购 书 热 线　010–89535836

维 权 打 假　010–64405753

微信服务号　zgzyycbs

微商城网址　https://kdt.im/LIdUGr

官 方 微 博　http://e.weibo.com/cptcm

天猫旗舰店网址　https://zgzyycbs.tmall.com

如有印装质量问题请与本社出版部联系（010-64405510）

李伏君（千金药业有限公司技术副总经理）
李灿东（福建中医药大学校长）
李建民（黑龙江中医药大学佳木斯学院教授）
李景儒（黑龙江省计划生育科学研究院院长）
杨佳琦（杭州市拱墅区米市巷街道社区卫生服务中心主任）
吾布力·吐尔地（新疆维吾尔医学专科学校药学系主任）
吴　彬（广西中医药大学护理学院院长）
宋利华（连云港中医药高等职业技术学院教授）
迟江波（烟台渤海制药集团有限公司总裁）
张美林（成都中医药大学附属针灸学校党委书记）
张登山（邢台医学高等专科学校教授）
张震云（山西药科职业学院党委副书记、院长）
陈　燕（湖南中医药大学附属中西医结合医院院长）
陈玉奇（沈阳市中医药学校校长）
陈令轩（国家中医药管理局人事教育司综合协调处副主任科员）
周忠民（渭南职业技术学院教授）
胡志方（江西中医药高等专科学校校长）
徐家正（海口市中医药学校校长）
凌　娅（江苏康缘药业股份有限公司副董事长）
郭争鸣（湖南中医药高等专科学校校长）
郭桂明（北京中医医院药学部主任）
唐家奇（广东湛江中医学校教授）
曹世奎（长春中医药大学招生与就业处处长）
龚晋文（山西卫生健康职业学院/山西省中医学校党委副书记）
董维春（北京卫生职业学院党委书记）
谭　工（重庆三峡医药高等专科学校副校长）
潘年松（遵义医药高等专科学校副校长）
赵　剑（芜湖绿叶制药有限公司总经理）
梁小明（江西博雅生物制药股份有限公司常务副总经理）
龙　岩（德生堂医药集团董事长）

前言

中医药职业教育是我国现代职业教育体系的重要组成部分，肩负着培养新时代中医药行业多样化人才、传承中医药技术技能、促进中医药服务健康中国建设的重要职责。为贯彻落实《国务院关于加快发展现代职业教育的决定》（国发〔2014〕19号）、《中医药健康服务发展规划（2015—2020年）》（国办发〔2015〕32号）和《中医药发展战略规划纲要（2016—2030年）》（国发〔2016〕15号）（简称《纲要》）等文件精神，尤其是实现《纲要》中"到2030年，基本形成一支由百名国医大师、万名中医名师、百万中医师、千万职业技能人员组成的中医药人才队伍"的发展目标，提升中医药职业教育对全民健康和地方经济的贡献度，提高职业技术院校学生的实际操作能力，实现职业教育与产业需求、岗位胜任能力严密对接，突出新时代中医药职业教育的特色，国家中医药管理局教材建设工作委员会办公室（以下简称"教材办"）、中国中医药出版社在国家中医药管理局领导下，在全国中医药职业教育教学指导委员会指导下，总结"全国中医药行业高等职业教育'十二五'规划教材"建设的经验，组织完成了"全国中医药行业高等职业教育'十三五'规划教材"建设工作。

中国中医药出版社是全国中医药行业规划教材唯一出版基地，为国家中医中西医结合执业（助理）医师资格考试大纲和细则、实践技能指导用书、全国中医药专业技术资格考试大纲和细则唯一授权出版单位，与国家中医药管理局中医师资格认证中心建立了良好的战略伙伴关系。

本套教材规划过程中，教材办认真听取了全国中医药职业教育教学指导委员会相关专家的意见，结合职业教育教学一线教师的反馈意见，加强顶层设计和组织管理，是全国唯一的中医药行业高等职业教育规划教材，于2016年启动了教材建设工作。通过广泛调研、全国范围遴选主编，又先后经过主编会议、编写会议、定稿会议等环节的质量管理和控制，在千余位编者的共同努力下，历时1年多时间，完成了83种规划教材的编写工作。

本套教材由50余所开展中医药高等职业教育院校的专家及相关医院、医药企业等单位联合编写，中国中医药出版社出版，供高等职业教育院校中医学、针灸推拿、中医骨伤、中药学、康复治疗技术、护理6个专业使用。

本套教材具有以下特点：

1. 以教学指导意见为纲领，贴近新时代实际

注重体现新时代中医药高等职业教育的特点，以教育部新的教学指导意

见为纲领，注重针对性、适用性以及实用性，贴近学生、贴近岗位、贴近社会，符合中医药高等职业教育教学实际。

2. 突出质量意识、精品意识，满足中医药人才培养的需求

注重强化质量意识、精品意识，从教材内容结构设计、知识点、规范化、标准化、编写技巧、语言文字等方面加以改革，具备“精品教材”特质，满足中医药事业发展对于技术技能型、应用型中医药人才的需求。

3. 以学生为中心，以促进就业为导向

坚持以学生为中心，强调以就业为导向、以能力为本位、以岗位需求为标准的原则，按照技术技能型、应用型中医药人才的培养目标进行编写，教材内容涵盖资格考试全部内容及所有考试要求的知识点，满足学生获得“双证书”及相关工作岗位需求，有利于促进学生就业。

4. 注重数字化融合创新，力求呈现形式多样化

努力按照融合教材编写的思路和要求，创新教材呈现形式，版式设计突出结构模块化，新颖、活泼，图文并茂，并注重配套多种数字化素材，以期在全国中医药行业院校教育平台“医开讲 – 医教在线”数字化平台上获取多种数字化教学资源，符合职业院校学生认知规律及特点，以利于增强学生的学习兴趣。

本套教材的建设，得到国家中医药管理局领导的指导与大力支持，凝聚了全国中医药行业职业教育工作者的集体智慧，体现了全国中医药行业齐心协力、求真务实的工作作风，代表了全国中医药行业为“十三五”期间中医药事业发展和人才培养所做的共同努力，谨此向有关单位和个人致以衷心的感谢！希望本套教材的出版，能够对全国中医药行业职业教育教学的发展和中医药人才的培养产生积极的推动作用。需要说明的是，尽管所有组织者与编写者竭尽心智，精益求精，本套教材仍有一定的提升空间，敬请各教学单位、教学人员及广大学生多提宝贵意见和建议，以便今后修订和提高。

国家中医药管理局教材建设工作委员会办公室

全国中医药职业教育教学指导委员会

2018 年 1 月

全国中医药行业高等职业教育“十三五”规划教材

《传统康复技术》

编 委 会

主　编

姜兴鹏（重庆三峡医药高等专科学校）

副主编（以姓氏笔画为序）

王风云（聊城市人民医院）

李丽英（山东医学高等专科学校）

熊　俊（江西中医药大学）

编　委（以姓氏笔画为序）

冉　茜（重庆三峡医药高等专科学校）

刘　琳（济南护理职业学院）

刘国良（黑龙江中医药大学佳木斯学院）

李秀坤（四川中医药高等专科学校）

袁松柏（四川省针灸学校）

编写说明

为了更好地贯彻落实《国务院关于加快发展现代职业教育的决定》(国发〔2014〕19号)和《中医药健康服务发展规划(2015—2020年)》(国办发〔2015〕32号)等文件精神，推动中医药高等职业教育的发展，培养满足中医药发展的高素质技术技能中医药人才，在国家中医药管理局统一规划、宏观指导下，全国中医药高等教育学会、全国高等中医药教材建设研究会具体负责，开办中医药高等职业教育的院校联合编写了本教材。本教材供高等职业教育院校康复治疗技术、中医康复技术、针灸推拿等专业使用。

针对高等职业教育培养高素质技术技能人才的办学定位，本教材的编写坚持以学生为中心，以中国传统康复技术体系为特色，力求课程内容与岗位能力需求、教学过程与产业需求相对接，充分体现高等职业教育特色——科学性、实用性、创新性。为此，编委会特别针对学科内容分析了现有康复治疗技术专业的相关教材，以新的教学大纲为指导，确定编写内容及编写体例。

本教材共分八个模块。模块一概论，阐述传统康复技术的概念、发展简史、特点。模块二针灸推拿技术基础，介绍经络、腧穴的基础知识，经脉的循行、主治概要，常用腧穴的定位、主治及操作。模块三针灸技术，分别介绍了毫针刺法、艾灸法、拔罐法、刮痧法、三棱针法、耳针法、头针法、火针法、穴位埋线法的作用机理、操作及临床应用。模块四推拿技术主要介绍成人推拿法、小儿推拿法、足部推拿法、手部推拿法、自我推拿法的作用机理、操作及临床应用等。模块五传统运动康复技术，介绍易筋经、五禽戏、八段锦、太极拳的作用机理、操作及临床应用等。模块六药物外治技术，包括概述、作用机理、操作技术及临床应用。模块七传统养生康复技术，包括膳食疗法，情志、娱乐疗法及其他养生康复技术。模块八康复护理技术，介绍中医康复护理的特点及内容。

本教材在编写体例方面，做了以下尝试:

一、在每一模块开篇增设了“学习目标”，便于学生系统理解和把握重点内容。

二、在每一模块结尾增设了“复习思考”，便于学生复习巩固相关知识。

三、为适应现代教学需要，在教材中设置二维码，将配套PPT和复习思考题的答案放入“医开讲”平台，方便学生课外学习。

本教材模块一由姜兴鹏执笔，模块二由冉茜执笔，模块三由李秀坤、姜兴鹏、冉茜执笔，模块四由熊俊、袁松柏执笔，模块五由王风云执笔，模块六、模块七由李丽英、刘国良执笔，模块八由王风云、刘琳执笔。在教材编写过程中，我们多次对书稿进行校改，如有疏漏之处，真诚希望各校师生及读者提出宝贵意见，以便今后改进。

《传统康复技术》编委会

2019年3月

目录

扫一扫，看课件

模块一

概　论

【学习目标】

1. 掌握传统康复技术的概念。
2. 熟悉传统康复技术的特点。
3. 了解各时期的康复技术。

项目一　传统康复技术的概念

传统康复技术是在中国传统医学理论指导下，对病、伤、残者采用传统治疗方法，以改善、恢复他们受影响的身心功能的一类实用技术，包括针灸、推拿、传统运动、药物外治、养生、护理等技术。

传统康复技术是中医学的重要组成部分，是在长期的康复实践中吸收了儒、释、道、武等许多领域相关理论和方法而逐渐形成的，这些独特技术在保障人民健康，增强人民体质中发挥了独特作用。

项目二　传统康复技术发展简史

一、春秋战国时期

春秋战国时期呈现出诸子蜂起，百家争鸣的热烈局面。如《尚书·洪范》所载“五福”：“一曰寿”，指享有高龄；“二曰富”，指经济宽裕；“三曰康宁”，指无疾病；“四曰攸好德”，指长久的美善；“五曰考终命”，指善终天年。它涉及身体状况、经济条件、社会地位和精神因素等诸多方面，显示当时的人们已认识到人与社会是一个有机整体，要求达到身体、精神和社会意义上的完满状态，初步形成了中医传统康复理念。《素问·四气调神大论》载曰："是故圣人不治已病治未病，不治已乱治未乱，此之谓也。夫病已成而后药之，乱已成而后治之，譬犹渴而穿井，斗而铸锥，不亦晚乎！"《素问·异法方宜论》有曰："故圣人杂合以治，各得其所宜。"为传统康复的预防和综合康复技术观念奠定了基础。

《黄帝内经》中还记载了依据疾病的阴阳、虚实、表里、寒热，病者的体质、生活环境和疾病发病季节的不同，采取因人、因时、因地制宜的康复治疗原则。同时记载多种康复方法，如针灸、按跻、气功、导引、药疗、食疗、传统物理疗法和情志、心理疗法，现已成为后世中医传统康复技术的源泉。

在此时期，康复理念、康复预防思想、康复治疗原则已形成，多种康复方法亦应用于康复活动中，为当时人们的预防、保健和康复发挥着作用。

二、汉晋南北朝时期

此时期康复治疗有了较大的发展，传统康复方法和手段不断丰富，导引、按摩、药物和针灸等康复技术在保健、治疗和康复上都得到广泛应用。

汉代帛书《五十二病方》除了所载药物内服疗法之外，还有大量的外治法，如敷贴法、烟熏或蒸汽熏法、熨法、砭法、灸法、按摩、角法等。《却谷食气》中记载了导引行气的方法和四时食气的宜忌，是我国迄今发现最早的气功导引专著。《导引图》中载有医疗体操四十余式，并将导引动作姿态大致分为三类：一为呼吸运动；二为活动四肢及躯干的运动；三为持械运动，即以导引防治痹证或腹痛，是我国现存最早的医疗体操图。汉代名医华佗在前人基础上总结编排出"五禽戏"，即虎、鹿、熊、猿、鸟戏，为世界医学史上第一套由医生编导的医疗体操，对保健康复均有良效，对后世影响极为深远，并先后传入日本、东南亚和欧美一些国家。由此可知，这些健身强体的方术在此时是很盛行的。

药物康复的兴起当首推张仲景，他在《伤寒论》中专列了"瘥后劳复"一节，阐述了"大病瘥后"的药物康复法，如对瘥后余热未尽，气血未复，过分劳累而复者，用枳实栀子豉汤清其余热；对病后津液耗伤，余热犹存，致虚羸少气，气逆欲吐者，用竹叶石膏汤生津益气，清热养阴。在《金匮要略》中列举了中风、虚劳、胸痹、心痛、肺痿、消渴和关节疼痛等诸多需要康复的慢性病种，治疗上主张丸散缓图、药食并举和内外合治的综合治疗原则，开药物康复之先河，堪称后世之楷模。

晋代医家皇甫谧广泛阅读各种医书，在原有的医学理论基础上，又将《灵枢》《素问》《明堂孔穴针灸治要》三部书中有关针灸理论和方法加以整理归纳，编成《针灸甲乙经》，成为我国医学史上第一部针灸学专著，为历代研习针灸学的必读课本。

三、隋唐时期

隋唐时期，导引、按摩、气功等康复方法得到系统整理和使用，药物和饮食康复受到重视。在当时的官方医疗机构中设针科和按摩科，已有针博士和按摩专科医生，还把按摩医生分成按摩博士、按摩师和按摩工的等级。由于当时政府的重视，此时期的针刺疗法、灸疗法和按摩疗法在理论和实践方面均有显著进步。针刺疗法、灸疗法广泛用于临床各科，按摩疗法已推广至妇儿科临床中。

隋代巢元方等所著《诸病源候论》介绍了二百余种导引方法，不仅是我国第一部论述病因、证候学的专书，也可看作是第一部采用传统医疗体育、功能训练和自然物理疗法进行康复的专书。

药物康复和饮食康复得到重视。唐代孙思邈在《备急千金要方》中大量采用熨、熏、洗、敷、贴、吹、膏摩和药枕等外治方法，药枕愈疾，更属首创，充分体现传统康复学杂合以治的特点。其中《食治》一门载有："夫医者，当须先洞晓病源，知其所犯，以食治之，食治不愈，然后命药。"指出饮食康复疗法的作用，其"五脏所宜食法"堪称最早的康复营养食谱。

光疗、磁疗、冷疗、热疗、药熨、药熏、泥疗、自尿疗法、方向疗法、时序疗法、药物栓塞、泉水洗浴等传统物理疗法在康复实践中应用广泛，如用磁疗康复久聋、用冷疗法康复嗜睡症、蚕砂热敷康复"大风半身不遂"等，在王焘的《外台秘要》中已有记载。

四、宋元时期

两宋时期出现了大量的养生、气功、导引等专著，如赵自化的《四时颐养录》，陈直的《寿亲养老新书》，无名氏的《四段锦》《八段锦》《百段锦》，托名达摩的《易筋经》，以及同出一源的《洗髓经》，进一步丰富和充实了中医康复技术。

食疗、药膳和气功康复方法得到了极大的发展。由官方组织人员全面系统校勘编纂而成的《圣济总录》，在饮食康复和对气功锻炼方面进行了总结和整理，书中收录药粥方 113 首，如用地黄粥治疗消渴，用羊骨粥、猪肾粥治疗腰痛，都是较理想的饮食、药膳康复。

《欧阳修眼病考》一文中载欧阳修自述："昨因患两手中指拘挛，医者言唯数运动以导其气之滞者，谓为弹琴可也。"用弹琴来治疗手指拘挛、活动不利，有药物所不能取代的作用。由此可见，在宋朝作业疗法和娱乐疗法已应用于临床康复实践中。

五、明清时期

明代在药物内治、外治法理论和临床应用上有所创新和提高。清代医家吴师机著《理瀹骈文》，对中药外治法的机理和应用做了系统总结，提出"外治之理即内治之理"，虽治在外，但疗效与内治法无异。

食疗和药膳在明清时期被广泛应用，甚至作为商品经营，方便人们食用。在此时有许多食疗和药膳的专著问世，如王孟英的《随息居饮食谱》、曹庭栋的《老老恒言》及黄云鹄的《粥谱》等。书中载药粥方数百首，由于方法简便，因此盛行并流传到现代。

六、中华人民共和国成立后

中华人民共和国成立以来，在党中央、卫生部（现国家卫生健康委员会）和各级政府的领导和大力支持下，中医学得到了快速发展。20 世纪 80 年代以后，随着现代康复的引进，中国康复与其相结合，传统康复这门技术在我国土地上开始成长起来。

卫生部 1989 年颁布的《综合医院分级管理标准》，把设置康复医学科作为一项内容，并对不同级别的综合医院提出了不同的要求。1990 年通过的《中华人民共和国残疾人保障法》是迄今为止与康复有关的一部最重要的法律，其中对于培养康复医学专业人才、设置康复医学医疗机构及其网络等，都做了明确规定。

1982 年 6 月，广州中山医学院率先设立了“物理医学与康复医学教研室”，随后多所高等医学院校也相继成立了康复医学教研室。1984 年，成立了“中国康复医学研究会”，各省、市陆续建立了分会，积极开展学术活动，培养专业队伍及建立康复医学基地。1984 年，卫生部要求全国各高等医学院校开设康复医学课程，我国第一本《康复医学》专著于 1984 年出版，《中国康复医学杂志》于 1986 年创刊。1988 年，在北京成立了我国第一所“肢体伤残康复研究中心”，该中心集康复医疗、科研、教学为一身，是一所综合性的康复医疗研究中心。进入 21 世纪，我国康复医学教育得到快速发展，形成了专科、本科和研究生不同层次的康复医学和康复治疗专业教育体系。2009 年，全国开设康复治疗技术专业的高职高专院校已近百所。专科层次的康复治疗技术专业主要是培养面向基层和社区掌握康复治疗基本理论和实用康复技术的一专多能的应用型康复治疗人才。

综上所述，传统康复医疗从探索、发展，到逐渐充实，已成为独立的中医学分支学科。对于这份珍贵的历史遗产，我们应在进一步挖掘、整理、规范的同时，引入现代康复医学的新思维、新成果、新技术，使每一种康复技术更具科学性和可重复性，以促进我国康复医学事业的发展。

项目三　传统康复技术的特点

一、整体观念

传统康复学认为，人的精神活动与躯体状态具有完整性和统一性，且人与自然环境、社会环境有着有机联系，保持着统一和适应的整体关系，这就是所谓的整体观念。

（一）形与神具

形即形体，神有广义和狭义之分，广义是指人体生命活动外在表现的总称，包括生理性或病理性外露的征象；狭义是指精神意识思维活动。人体的“形”与“神”在生理状态下是相互资生、相互依存的统一整体，所谓“形具而神生”；在病理状态下则相互影响，所谓“神之不守则体之不康”。故在康复技术的运用中，须树立形神一体观念，在急则治标的情况下，可先“复其形”，而在一般情况下则可二者兼顾。

（二）天人相应

天人相应在传统康复技术的应用中有着非常重要的意义，一是顺应自然，利用时令气候的周期性变化和日昼时序节律，以及自然地理环境对人体有益的因素进行康复治疗；二是利用自然万物，如日光、泉水、空气、金石、草木、香花、泥沙、海滨、声音、山石等进行预防、保健、养生益寿。

（三）人与社会

人与社会的关系是在康复过程中难以解决的问题，此问题若得不到真正意义上的解决，将对康复产生巨大的影响。1981 年，世界卫生组织（WHO）对康复定义做出的补充说明中明确阐述：“康复不仅是指训练残疾人使其适应周围的环境，而且也指调整残疾人周围的环境和社会条件，以利于他们重返社会。”由此可见，人与社会的关系在康复医学中占有重要的地位。

二、辨证论治

辨证就是辨认和识别证候，证候是根据中医理论，对人体病因、病位、疾病性质及邪正双方力量对比的基本概括。辨证论治是根据不同证候采用不同的治疗方法，辨证的方法有病因辨证、六经辨证、卫气营血辨证、三焦辨证、脏腑辨证、气血津液辨证、经络辨证等。在中医康复中，辨证论治始终贯穿在康复治疗与护理等的全过程。

三、因人、因时、因地制宜

因人、因时、因地制宜，是指治疗疾病要根据季节、地区以及人体的体质、性别、年龄等不同而制订适宜的治疗方法。由于疾病的发生、发展与转归，受多方面因素的影响，如时令气候、地理环境等，尤其是患者个体的体质因素，对疾病的影响更大，因此在治疗疾病时，必须把这些方面的因素考虑进去，对具体情况做具体分析，区别对待，以制订出适宜的治疗方法。

四、杂合以治

“杂合以治”是中医康复的原则，即以中医辨证论治为基础，针对不同的病情，采取综合性的康复治疗手段。

随着医疗事业的进步，人的平均寿命不断延长，由慢性病、老年病等导致的功能障碍逐年增加。因此，康复治疗对象也不断发生变化，愈来愈趋于慢性化、老年化，病情亦趋于多样化、复杂化，常常表现为多因素致病、多病理改变、多层次受累、多功能障碍，因而越来越显示出中医“杂合以治”的优势。

五、未病先防，既病防变

治未病是传统康复的重要原则，包括“未病先防”和“既病防变”。在用于指导康复预防时，“未病先防”可预防病残的发生，如《素问·四气调神大论》载曰：“是故圣人不治已病治未病，不治已乱治未乱，此之谓也。”“既病防变”即指通过早期康复诊断和康复治疗，从而防止病残的恶化和再次致残。

总之，防重于治。未病之前，要采取一定的措施，防止病残的发生；已病之后，要早期诊断、早期治疗，以防止病残的恶化、蔓延和再次发生。这一“未病先防，既病防变”的学术思想在未来康复中将会发挥巨大的作用。

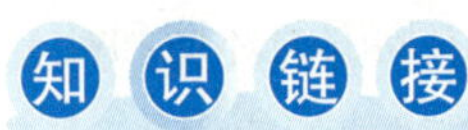

现代康复技术

相对于传统康复的现代康复技术，主要侧重于对患者外在的功能障碍进行量化评定，以运动、物理、作业、言语康复技术为主，强调功能训练，最大限度提高患者功能，以适应社会。目前，传统康复技术与现代康复技术结合应用，是康复治疗技术发展的重要方向。

复习思考

1. 传统康复技术的手段不包括(　　)。

   A. 针灸　　B. 推拿　　C. 传统运动

   D. 药物外治　　E. 作业疗法

2. 创立“五禽戏”的医家是(　　)。

   A. 张仲景　　B. 孙思邈　　C. 李时珍

   D. 华佗　　E. 刘完素

3. 传统康复技术的特点有哪些?

4. 什么是传统康复的辨证论治?

扫一扫，看课件

扫一扫，看课件

模块二

针灸推拿技术基础

【学习目标】

1. 掌握经络的概念、经络系统的组成；十二经脉的体表分布、走向、流注、交接规律；腧穴的概念、分类、定位方法；特定穴的意义及分类；腧穴的作用、主治规律；常用腧穴的定位、主治及操作。

2. 熟悉经络与脏腑、阴阳的关系，经络的功用；十四经的经脉大体体表循行。

项目一　经络总论

一、经络的概念

经络是人体运行气血的通道，是经脉和络脉的总称。“经”有路径的含义，贯通上下，沟通内外，是经络系统中的主体部分；“络”有网络的含义，是经脉的分支，较经脉细小，纵横交错，遍布全身。《灵枢·脉度》指出：“经脉为里，支而横者为络，络之别者为孙。”

经络学说是中医学理论体系的重要组成部分。它是研究人体经络系统的循行分布、生理功能、病理变化及其与脏腑关系的系统理论。它贯穿于中医学的生理、病理、诊断及治疗各方面，对针灸临床实践有着重要的指导作用。

二、经络系统的组成

经络系统由经脉和络脉组成，其中经脉包括十二经脉、奇经八脉及附属于十二经脉的十二经别、十二经筋、十二皮部；络脉包括十五络脉及无以计数的孙络、浮络等。(表 2-1)

表2-1 经络系统组成

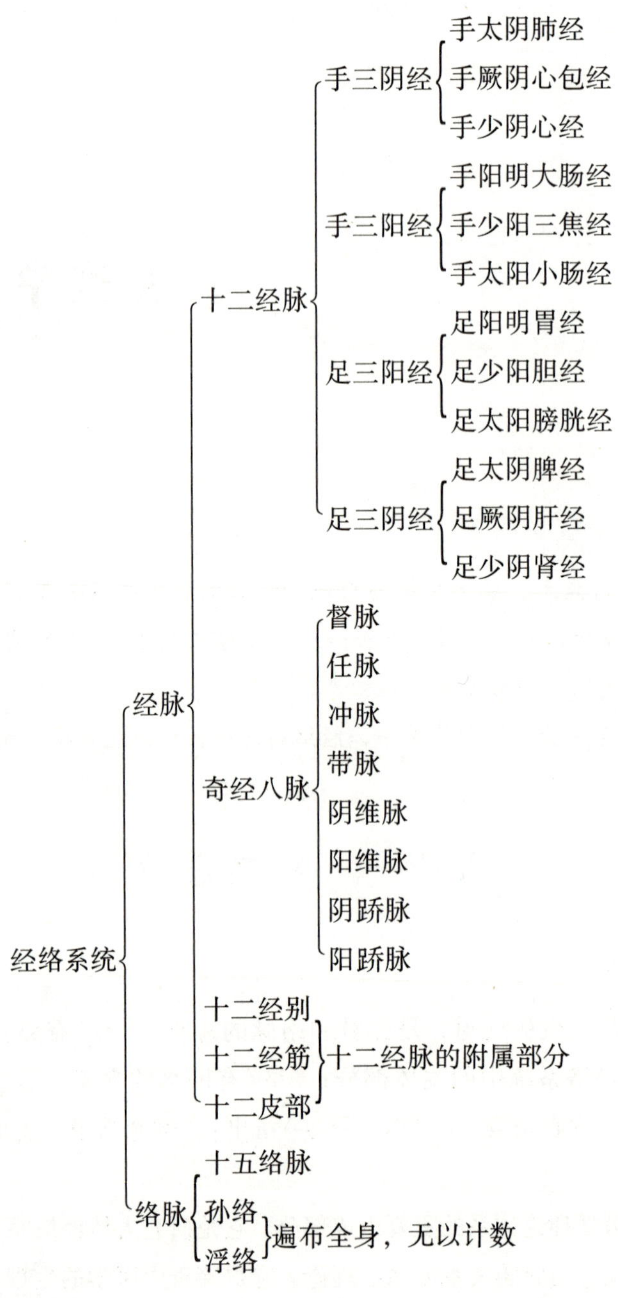

(一) 十二经脉

十二经脉即手三阴经、手三阳经、足三阳经、足三阴经的总称。由于它们是经络系统的主体，又称为“十二正经”。

十二经脉的名称由脏腑、阴阳、手足三个部分组成，是古人根据阴阳消长所衍化的三阴三阳，结合经脉循行于上肢和下肢的特点，以及与脏腑属络关系而确定的。如循行于上肢内侧的经脉属阴，根据阴气的盛衰特征，分为手太阴、手少阴、手厥阴。其中，手太阴与肺相连属，称之为手太阴肺经；手少阴与心相连属，称之为手少阴心经；手厥阴与心包相连属，称之为手厥阴心包经。其余经脉也以此原则命名。

十二经脉左右对称地分布于头面、躯干和四肢，纵贯全身。凡属六脏的经脉称为阴经，分布于四肢内侧和胸腹，上肢内侧为手三阴经，下肢内侧为足三阴经；凡属六腑的经脉称为阳经，分布于四肢外侧和头面、躯干，上肢外侧为手三阳经，下肢外侧为足三阳经。十二经脉在四肢的分布呈现一定规律，具体表述如下。按正立姿势，两臂下垂拇指向前的体位，将上下肢的内外侧分别分成前、中、后三条区线。手足阳经为阳明在前、少阳在中、太阳在后；手足阴经为太阴在前、厥阴在中、少阴在后。其中足三阴经在足内踝上8寸以下为厥阴在前、太阴在中、少阴在后，至足内踝上8寸以上，太阴交出于厥阴之前。

十二经脉在体内与脏腑相连属。其中，阴经属脏主里，阳经属腑主表，一脏配一腑，一阴配一阳，形成了脏腑阴阳表里属络关系。如手太阴肺经属肺络大肠，与手阳明大肠经相表里；手阳明大肠经属大肠络肺，与手太阴肺经相表里。余皆仿此。互为表里的经脉在生理上相互联系，病理上相互影响，治疗上相互为用。

十二经脉循行走向总的规律是：手三阴经从胸走手，手三阳经从手走头，足三阳经从头走足，足三阴经从足走腹(胸)。十二经脉循行交接规律是：①相表里的阴经与阳经在手足末端交接，如手太阴肺经与手阳明大肠经交接于食指端。②同名的阳经与阳经在头面部交接，如手阳明大肠经与足阳明胃经交接于鼻旁。③相互衔接的阴经与阴经在胸中交接，如足太阴脾经与手少阴心经交接于心中。(表2-2)

表2-2　十二经脉循环走向与交接规律

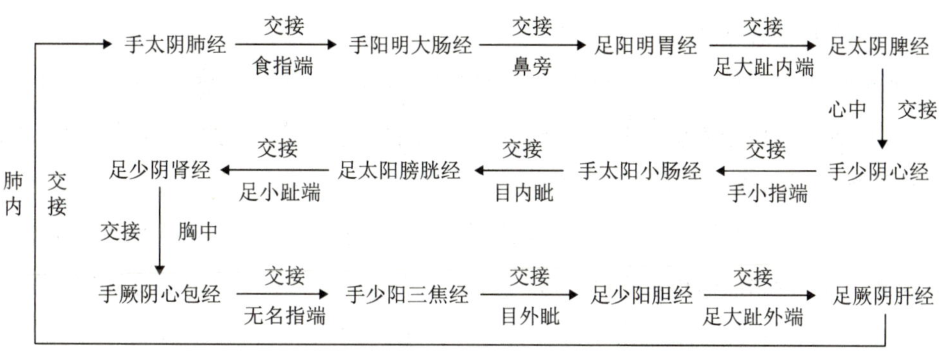

十二经脉的气血流注次序为：肺经→大肠经→胃经→脾经→心经→小肠经→膀胱经→肾经→心包经→三焦经→胆经→肝经，最后又回到肺经。周而复始，如环无端，将气血周流全身，使人体不断得到营养物质而维持功能活动。

（二）奇经八脉

奇经八脉是指别道奇行的八条经脉，包括任、督、冲、带、阴维、阳维、阴跻、阳跻脉。它们与十二正经不同，既不直属脏腑，也无阴阳表里属络关系，除任、督二脉外，其他六脉都无本经所属的腧穴，故称“奇经”。其生理功能，主要是对十二经脉的气血运行，起蓄积和渗灌的调节作用。（表2－3）

表2－3　奇经八脉循行分布及功能

脉　名	循行分布概况	功　能
任　脉	腹、胸、颏下正中	总任六阴经，调节全身阴经经气，故称“阴脉之海”
督　脉	腰、背、头面正中	总督六阳经，调节全身阳经经气，故称“阳脉之海”
带　脉	起于胁下，环腰一周，状如束带	约束纵行躯干的诸条经脉
冲　脉	与足少阴经相并上行，环绕口唇，且与任、督、足阳明等有联系	涵蓄十二经气血，故称“十二经之海”或“血海”
阴维脉	小腿内侧，并足太阴、厥阴上行，至咽喉合于任脉	调节六阴经经气
阳维脉	足跗外侧，并足少阳经上行，至项后会合于督脉	调节六阳经经气
阴跻脉	足跟内侧，伴足少阴等经上行，至目内眦与阳跻脉会合	调节肢体运动，司眼睑开合
阳跻脉	足跟外侧，伴足太阳等经上行，至目内眦与阴跻脉会合	

三、经络的生理功能与临床应用

（一）经络的生理功能

1. 联络脏腑，沟通肢节　经络具有联络脏腑和肢体的作用。如《灵枢·海论》记载：“夫十二经脉者，内属于脏腑，外络于肢节。”指出了经络能沟通表里、联络上下，将人体各部的组织器官联结成一个有机的整体。

2. 运行气血，营养周身　《灵枢·本脏》指出：“经脉者，所以行气血而营阴阳，濡筋骨，利关节者也。”由于经络能输布营养物质到周身，从而保证了全身各器官正常的功能活动。

3. 抗御外邪，保卫机体　由于经络能“行气血而营阴阳”，使卫气密布于皮肤之中，加强皮部的卫外作用，故六淫之邪不易侵袭。

（二）经络的临床应用

1. 诊断方面　由于经络有一定的循行部位和脏腑络属，故脏腑经络有病可在一定部位反映出来。可根据疾病在各经脉所经过部位的表现，作为诊断依据。如头痛，可根据经脉在头部的循行分布规律加以辨别，如前额痛多与阳明经有关，两侧痛多与少阳经有关，枕部痛多与太阳经有关，颠顶痛则多与足厥阴经有关。此外，还可根据某些点上的异常反应如压痛、结节、条索等，帮助诊断。如临床上阑尾炎患者，多在阑尾穴处有压痛。

2. 治疗方面 经络学说广泛地应用于临床各科的治疗，尤其对针灸、按摩、处方用药等具有重要的指导意义。针灸治疗，是根据某经或某脏腑的病变，选取相关经脉上的腧穴进行治疗，例如头痛即可根据其发病部位，选取有关腧穴进行针刺，如阳明头痛取阳明经。在药物治疗上，常根据其归经理论，选取特定药治疗某些病。如柴胡入少阳经，少阳头痛时常选用它。

项目二　腧穴总论

一、腧穴的概念

腧穴是人体脏腑经络之气输注于体表的特殊部位。“腧”有转输的含义，“穴”有孔隙的含义。在古代文献中，腧穴有“节”“会”“骨空”“孔穴”“穴道”等名称，宋代的《铜人腧穴针灸图经》统称为“腧穴”。

二、腧穴的分类

人体的腧穴可分为十四经穴、经外奇穴、阿是穴三类。

（一）十四经穴

十四经穴简称“经穴”，即归属于十二经脉和任、督二脉的腧穴。它们均有固定的位置、名称、归经，具有主治本经病证的共同作用，是腧穴的主体部分。

（二）经外奇穴

经外奇穴简称“奇穴”，指既有一定的穴名，又有明确的位置，但尚未列入十四经脉系统的腧穴。奇穴的分布比较分散，对某些病证常有独特的治疗作用，如太阳穴治头痛，阑尾穴治阑尾炎等。

（三）阿是穴

阿是穴又称“压痛点”“天应穴”“不定穴”，它既无具体名称，又无固定位置，而是以压痛点或其他反应点来定穴，也就是“以痛为输”。

三、特定穴的应用

特定穴是指十四经穴中具有特殊治疗作用的腧穴，它们除具有经穴的共同主治特点外，还有其特殊的性能和治疗作用，是针灸临床最常用的经穴。

(一)五输穴

十二经脉分布在肘、膝关节以下的5个腧穴，即井、荥、输、经、合穴，称五输穴。古人把气血在经脉中的运行比作自然界之水流，认为具有由小到大、由浅入深的特点。五输穴从四肢末端向肘膝方向依次排列。“井”，意为谷井，喻山谷之泉，是水之源头；井穴分布在指或趾末端，其经气初出。“荥”，意为小水，喻刚出的泉水微流；荥穴分布于掌指或跖趾关节之前，为经气开始流动。“输”，有输注之意，喻水流由小到大，由浅渐深；输穴分布于掌指或跖趾关节之后，其经气渐盛。“经”，意为水流宽大通畅；经穴多位于腕、踝关节以上之前臂、胫部，其经气盛大流行。“合”，有汇合之意，喻江河之水汇合入海；合穴位于肘膝关节附近，其经气充盛且入合于脏腑。《灵枢·九针十二原》指出：“所出为井，所溜为荥，所注为输，所行为经，所入为合。”这是对五输穴经气流注特点的概括。(表2-4)

表2-4　十二经脉五输穴

经脉名称	井	荥	输	经	合
手太阴肺经	少商	鱼际	太渊	经渠	尺泽
手厥阴心包经	中冲	劳宫	大陵	间使	曲泽
手少阴心经	少冲	少府	神门	灵道	少海
足太阴脾经	隐白	大都	太白	商丘	阴陵泉
足厥阴肝经	大敦	行间	太冲	中封	曲泉
足少阴肾经	涌泉	然谷	太溪	复溜	阴谷
手阳明大肠经	商阳	二间	三间	阳溪	曲池
手少阳三焦经	关冲	液门	中渚	支沟	天井
手太阳小肠经	少泽	前谷	后溪	阳谷	小海
足阳明胃经	厉兑	内庭	陷谷	解溪	足三里
足少阳胆经	足窍阴	侠溪	足临泣	阳辅	阳陵泉
足太阳膀胱经	至阴	足通谷	束骨	昆仑	委中

(二)原穴、络穴

脏腑原气输注、经过和留止于十二经脉的部位，称为原穴，又称“十二原”。“原”含本原、原气之意，是人体生命活动的原动力，为十二经之根本。十二原穴多分布于腕踝关节附近。阴经之原穴与五输穴中的输穴同穴名、同部位，实为一穴，即所谓“阴经以输为原”“阴经之输并于原”。阳经之原穴位于五输穴中的输穴之后，即另置一原。(表2-5)

络脉从经脉分出处各有一腧穴，称之为络穴，又称“十五络穴”。“络”有联络、散布之意。十二经脉各有一络脉分出，故各有一络穴。十二经脉的络穴位于四肢肘膝关节以下；任脉络穴鸠尾位于上腹部；督脉络穴长强位于尾骶部；脾之大络大包穴位于胸胁部。(表2-6)

表2-5　十二原穴

经脉	原穴	经脉	原穴
手太阴肺经	太渊	足太阴脾经	太白
手厥阴心包经	大陵	足厥阴肝经	太冲
手少阴心经	神门	足少阴肾经	太溪
手阳明大肠经	合谷	足阳明胃经	冲阳
手少阳三焦经	阳池	足少阳胆经	丘墟
手太阳小肠经	腕骨	足太阳膀胱经	京骨

表2-6　十五络穴

经脉	络穴	经脉	络穴
手太阴肺经	列缺	足太阴脾经	公孙
手厥阴心包经	内关	足厥阴肝经	蠡沟
手少阴心经	通里	足少阴肾经	大钟
手阳明大肠经	偏历	足阳明胃经	丰隆
手少阳三焦经	外关	足少阳胆经	光明
手太阳小肠经	支正	足太阳膀胱经	飞扬
督脉	长强	任脉	鸠尾
脾之大络	大包		

（三）郄穴

十二经脉和奇经八脉中的阴跻、阳跻、阴维、阳维脉之经气深聚的部位，称为郄穴。“郄”有空隙之意。郄穴共有16个，除胃经的梁丘之外，都分布于四肢肘膝关节以下。（表2-7）

表2-7　十六郄穴

经脉	郄穴	经脉	郄穴
手太阴肺经	孔最	足太阴脾经	地机
手厥阴心包经	郄门	足厥阴肝经	中都
手少阴心经	阴郄	足少阴肾经	水泉
手阳明大肠经	温溜	足阳明胃经	梁丘
手少阳三焦经	会宗	足少阳胆经	外丘
手太阳小肠经	养老	足太阳膀胱经	金门
阴维脉	筑宾	阳维脉	阳交
阴跻脉	交信	阳跻脉	跗阳

(四)背俞穴、募穴

脏腑之气输注于背腰部的腧穴，称为俞穴，又称为背俞穴。六脏六腑各有一背俞穴，共12个。背俞穴均位于背腰部足太阳膀胱经第1侧线上，大体依脏腑位置的高低而上下排列，并分别冠以脏腑之名(表2-8)。

脏腑之气汇聚于胸腹部的腧穴，称为募穴，又称为腹募穴。六脏六腑各有一募穴，共12个。募穴均位于胸腹部有关经脉上，其位置与其相关脏腑所处部位相近。(表2-8)

表2-8 十二脏腑背俞穴、腹募穴

脏腑	俞穴	募穴	脏腑	俞穴	募穴
肺	肺俞	中府	脾	脾俞	章门
心包	厥阴俞	膻中	肝	肝俞	期门
心	心俞	巨阙	肾	肾俞	京门
大肠	大肠俞	天枢	胃	胃俞	中脘
三焦	三焦俞	石门	胆	胆俞	日月
小肠	小肠俞	关元	膀胱	膀胱俞	中极

(五)下合穴

六腑之气下合于足三阳经的腧穴，称为下合穴，又称“六腑下合穴”。下合穴共有6个，其中胃、胆、膀胱的下合穴(分别为足三里、阳陵泉、委中)位于本经，大肠、小肠的下合穴(分别为上巨虚、下巨虚)同位于胃经，三焦的下合穴(委阳)位于膀胱经。

(六)八会穴

脏、腑、气、血、筋、脉、骨、髓等精气会聚的8个腧穴，称为八会穴。脏会章门、腑会中脘、筋会阳陵泉、脉会太渊、气会膻中、血会膈俞、骨会大杼、髓会悬钟。八会穴分散在躯干部和四肢部，其中脏、腑、气、血、骨之会穴位于躯干部；筋、脉、髓之会穴位于四肢部。

(七)八脉交会穴

十二经脉与奇经八脉相通的8个腧穴，称为八脉交会穴，均位于腕踝部的上下。(表2-9)

表2-9 八脉交会穴

八脉	本经	八穴
冲脉	足太阴脾经	公孙
阴维脉	手厥阴心包经	内关
督脉	手太阳小肠经	后溪
阳跻脉	足太阳膀胱经	申脉

续 表

八脉	本经	八穴
带脉	足少阳胆经	足临泣
阳维脉	手少阳三焦经	外关
任脉	手太阴肺经	列缺
阴跻脉	足少阴肾经	照海

（八）交会穴

两经或数经相交会的腧穴，称为交会穴，多分布于头面、躯干部。如三阴交穴，就是足三阴经的交会穴。

四、腧穴的治疗作用

（一）近治作用

近治作用是一切腧穴主治作用所具有的共同特点。如所有腧穴均能治疗该穴所在部位及邻近组织、器官的局部病证。例如，眼区周围的睛明、承泣等腧穴能治疗目疾，膝关节周围的膝眼、鹤顶等腧穴能治疗膝痛。此即“腧穴所在，主治所在”。

（二）远治作用

远治作用是十四经腧穴主治作用的基本规律。在十四经穴中，尤其是十二经脉在四肢肘膝关节以下的腧穴，不仅能治疗局部病证，还可治疗本经循行所涉及的远隔部位的组织器官脏腑的病证。如合谷穴不仅可治上肢病，还可治颈部、头面部等本经所过之处的疾患；足三里穴不但治疗下肢病，还能调整消化系统功能。此即“经脉所过，主治所及”。

（三）特殊作用

特殊作用指某些腧穴所具有的双向良性调整作用和相对特异治疗作用。如天枢穴既可治泄泻，又可治便秘；针刺内关穴，在心动过速时可减慢心率，心动过缓时又可提高心率。相对特异治疗作用如大椎退热，至阴矫正胎位等。

五、腧穴的定位方法

取穴的准确与否将直接影响到临床疗效，常用的腧穴定位方法有：骨度分寸定位法、体表解剖标志定位法、手指同身寸定位法、简便定位法。

（一）骨度分寸定位法

骨度分寸定位法，是以人体体表骨节作为主要标志，折量全身各部的长度和宽度，定出分寸，作为腧穴定位的方法。（表2－10）

表2-10 常用骨度折量寸表

部位	起止点	折量寸	度量法
头面部	前发际正中至后发际正中	12	直寸
	前额两发角(头维)之间	9	横寸
	耳后两乳突(完骨)之间	9	横寸
胸腹胁部	胸骨上窝(天突)至胸剑联合中点(歧骨)	9	直寸
	胸剑联合中点至脐中	8	直寸
	脐中至耻骨联合上缘(曲骨)	5	直寸
	两乳头之间	8	横寸
	腋窝顶点至第11肋游离缘(章门)	12	直寸
背腰部	肩胛骨内缘至后正中线	3	横寸
	肩峰缘至后正中线	8	横寸
上肢部	腋前、后纹头至肘横纹(平肘尖)	9	直寸
	肘横纹(平肘尖)至腕掌(背)侧横纹	12	直寸
下肢部	耻骨联合上缘至股骨内上髁上缘	18	直寸
	胫骨内侧髁下方至内踝尖	13	直寸
	股骨大转子至腘窝横纹	19	直寸
	腘窝横纹至外踝尖	16	直寸

(二)体表解剖标志定位法

体表解剖标志定位法，是以人体解剖学的各种体表标志为依据来确定腧穴位置的方法。

1. 固定标志 是指各部位由骨节和肌肉所形成的突起、凹陷、五官轮廓、发际、指(趾)甲、乳头、肚脐等，是在自然姿势下可见的标志，不受人体活动影响。如眉头定攒竹，脐中旁开2寸定天枢等。

2. 活动标志 是指各部的关节、肌肉、肌腱、皮肤随着活动而出现的空隙、凹陷、皱纹等，是在活动姿势下才会出现的标志。如微张口，在耳屏前取听宫；下颌角前上方约一横指当咀嚼时咬肌隆起处取颊车等。

(三)手指同身寸定位法

手指同身寸定位法，是以患者的手指为标准，进行测量定穴的方法。临床常用以下3种。

1. 中指同身寸 是以患者的中指中节屈曲时内侧两端横纹头之间作为1寸，可用于四肢部取穴的直寸和背部取穴的横寸(图2-1)。

2. 拇指同身寸 是以患者拇指指关节的横宽度作为1寸，亦适用于四肢部的直寸取穴(图2-2)。

3. 横指同身寸 又名“一夫法”，是令患者将食指、中指、无名指和小指并拢，以中指中节横纹处为准，四指的宽度为3寸(图2-3)。

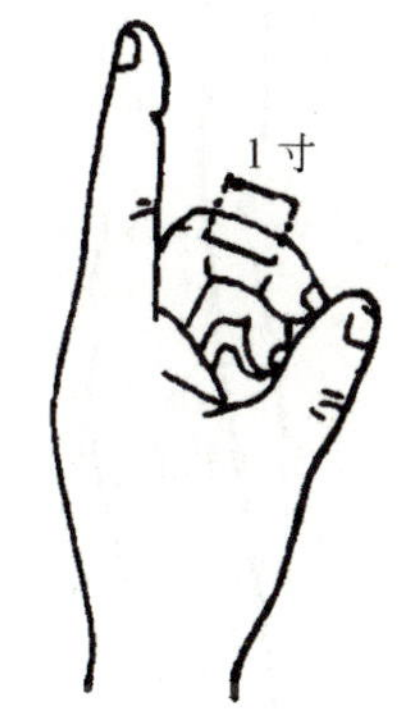

图2-1 中指同身寸

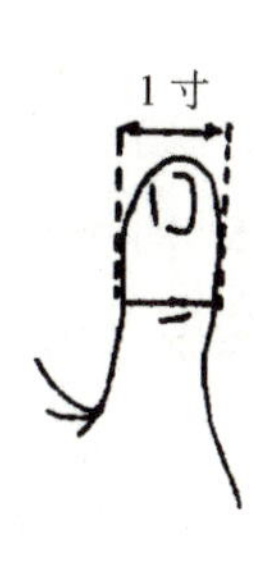

图2-2 拇指同身寸

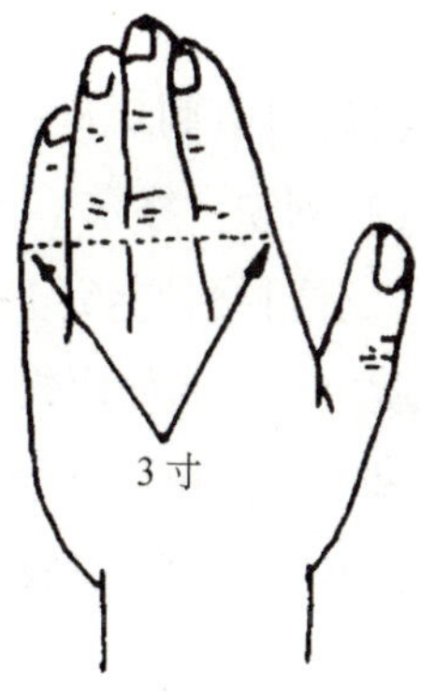

图2-3 横指同身寸

(四)简便定位法

简便定位法，是临床上简便易行的辅助取穴方法。如双手虎口自然平直交叉，一手食指按压在另一手桡骨茎突上方，食指尖下即是列缺穴；直立垂手，股外侧中指端取风市穴。

项目三 经络腧穴各论

一、手三阴经

(一)手太阴肺经

1. 经脉循行 起于中焦，向下联络大肠，回绕胃口，过膈，属于肺脏。从肺系(肺与喉咙相联系的部位)横行出来，沿上臂内侧下行，行于手少阴经和手厥阴经的前面，经肘窝入寸口，沿鱼际边缘，出拇指桡侧端(少商)。手腕后方支脉，从列缺处分出，走向食指桡侧端，与手阳明大肠经相接。(图2-4)

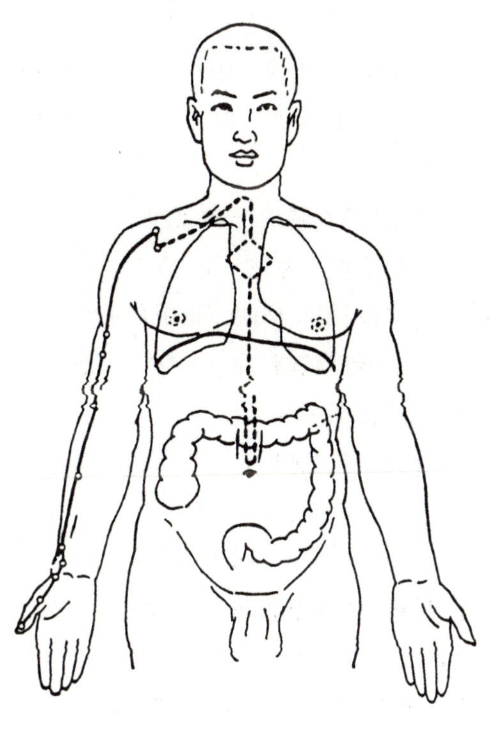

图2-4 手太阴肺经循行示意图

2. 主治概要 本经腧穴主治咳嗽、气喘、咯血等肺系疾患及经脉循行部位的其他病证。

3. 常用腧穴(图 2–5)

(1)尺泽　合穴

【定位】肘横纹中，肱二头肌腱桡侧凹陷中。

【主治】咳嗽、咯血、气喘、咽喉肿痛；小儿惊风、中暑；肘臂挛痛。

【操作】直刺 0.8～1.2 寸。

(2)列缺　络穴、八脉交会穴(通于任脉)

【定位】桡骨茎突上方，腕横纹上 1.5 寸，当肱桡肌与拇长展肌腱之间。简便取穴法：双手虎口自然平直交叉，一手食指按在另一手桡骨茎突上，食指尖下是穴。

【主治】咳喘、咽痛；头痛项强、齿痛、口眼歪斜；手腕无力。

【操作】向上斜刺 0.3～0.5 寸。

(3)太渊　输穴、原穴、八会穴之脉会

【定位】掌后腕横纹桡侧端，桡动脉桡侧凹陷中。

【主治】咳喘、咯血、咽痛；无脉症；腕臂痛。

【操作】避开桡动脉，直刺 0.3～0.5 寸。

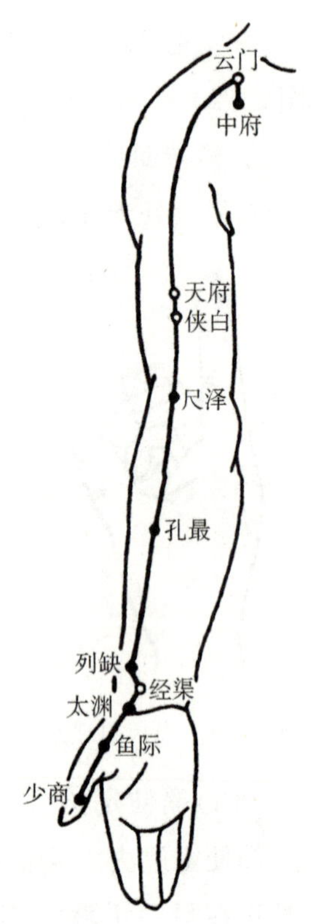

图 2–5　手太阴肺经腧穴总图

(4)鱼际　荥穴

【定位】第 1 掌骨中点桡侧，赤白肉际处。

【主治】咳嗽、咯血、咽喉肿痛；小儿疳积。

【操作】直刺 0.5～0.8 寸。

(5)少商　井穴

【定位】拇指桡侧，指甲角旁约 0.1 寸。

【主治】咽喉肿痛、咳嗽、鼻衄；发热、昏迷、癫狂；手指麻木。

【操作】浅刺 0.1 寸或点刺出血。

(二)手厥阴心包经

1. 经脉循行　起于胸中，出属心包络，向下过膈，从胸至腹依次联络上、中、下三焦。胸部支脉：沿胸中，出于胁肋至腋下(天池)，上行至腋窝中，沿上臂内侧，行于手太阴和手少阴经之间，经肘窝下行于前臂的掌长肌腱与

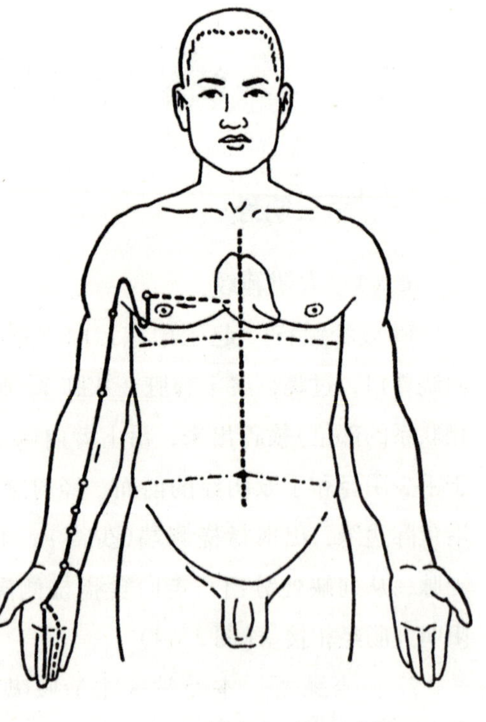
图 2–6　手厥阴心包经循行示意图

桡侧腕屈肌腱之间，进入掌中，沿中指到指端(中冲)。掌中支脉：从劳宫分出，沿无名指到指端(关冲)，与手少阳三焦经相接。(图2－6)

2. 主治概要 本经腧穴主治心、胸、胃、神志病及经脉循行部位的其他病证。

3. 常用腧穴(图2－7)

(1)曲泽　合穴

【定位】肘横纹中，肱二头肌腱尺侧凹陷中。

【主治】心痛、心烦；胃痛、呕吐；泄泻、热病；肘臂挛痛。

【操作】直刺1～1.5寸或点刺出血。

(2)郄门　郄穴

【定位】腕横纹上5寸，掌长肌腱与桡侧腕屈肌腱之间。

【主治】心痛、心悸；咯血、呕血；癫狂痫。

【操作】直刺0.5～1寸。

(3)内关　络穴、八脉交会穴(通于阴维脉)

【定位】腕横纹上2寸，掌长肌腱与桡侧腕屈肌腱之间。

【主治】心痛、心悸、胸闷；胃痛、呕吐、呃逆；癫痫、眩晕、失眠；上肢痹痛、偏瘫。

【操作】直刺0.5～1寸。

(4)劳宫　荥穴

【定位】在掌心，第2、3掌骨间，握拳中指尖下是穴。

【主治】心痛；癫狂痫；口疮、口臭。

【操作】直刺0.3～0.5寸。

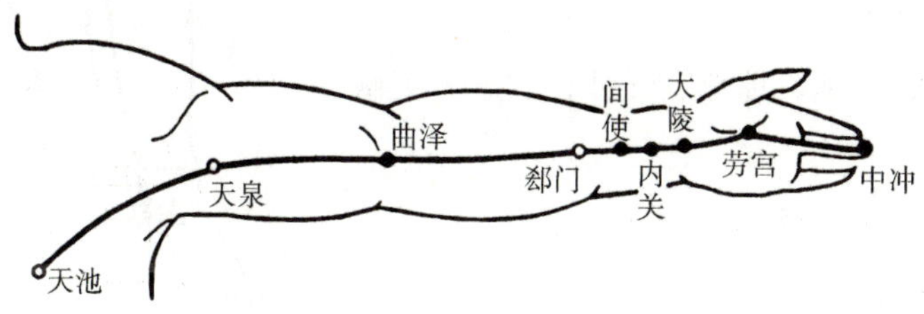

图2－7　手厥阴心包经腧穴总图

(三)手少阴心经

1. 经脉循行 起于心中，出属心系(心与其他脏器相连的部位)，过膈，联络小肠。心系支脉：从心系，夹咽喉上行，连系于目系(眼球连系于脑的部位)。心系直行的脉：从心系，上行于肺部，再向下出于腋窝部(极泉)，沿上臂内侧后缘，行于手太阴和手厥阴经的后面，至掌后豌豆骨部入掌内，沿小指桡侧至末端(少冲)，交于手太阳小肠经。(图2－8)

2. 主治概要 本经腧穴主治心、胸、神志病及经脉循行部位的其他病证。

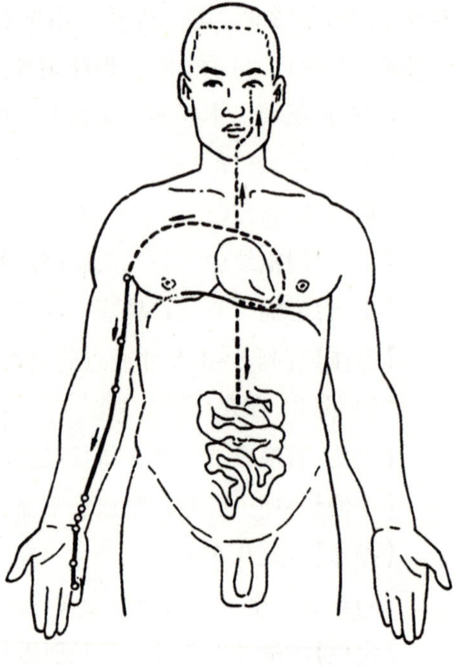

图 2-8 手少阴心经循行示意图

3. 常用腧穴(图 2-9)

(1)少海 合穴

【定位】屈肘，当肘横纹内侧端与肱骨内上髁连线的中点处。

【主治】心痛；瘰疬；肘臂挛痛。

【操作】直刺 0.5～1 寸。

(2)通里 络穴

【定位】腕横纹上 1 寸，当尺侧腕屈肌腱的桡侧缘。

【主治】心悸、怔忡；暴喑、舌强不语；腕臂痛。

【操作】直刺 0.3～0.5 寸。

(3)阴郄 郄穴

【定位】腕横纹上 0.5 寸，尺侧腕屈肌腱的桡侧缘。

【主治】心痛、惊悸；骨蒸盗汗；吐血、衄血。

【操作】直刺 0.3～0.5 寸。

(4)神门 输穴、原穴

【定位】腕横纹尺侧端，尺侧腕屈肌腱的桡侧凹陷中。

【主治】心痛、心烦、惊悸、怔忡；健忘、失眠、癫狂痫。

【操作】直刺 0.3～0.5 寸。

(5)少冲 井穴

【定位】小指桡侧端，指甲角旁约 0.1 寸。

【主治】心悸、心痛；癫狂、热病、昏迷。

【操作】浅刺 0.1 寸或点刺出血。

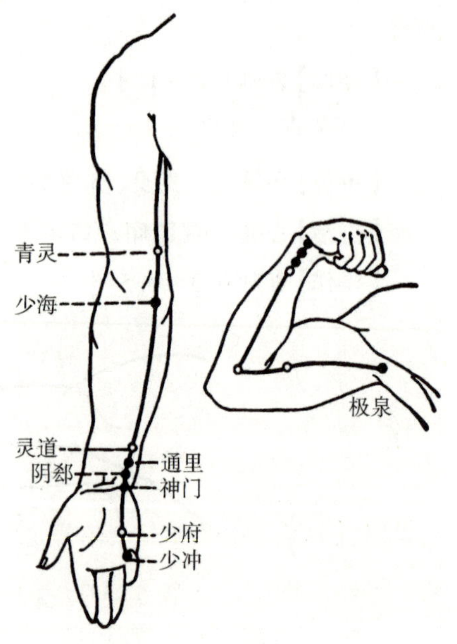

图 2-9 手少阴心经腧穴总图

二、手三阳经

(一)手阳明大肠经

1. 经脉循行 起于食指末端(商阳)，沿食指桡侧向上，通过第 1、2 掌骨之间(合谷)，向上进入两筋(拇长伸肌腱与拇短伸肌腱)之间，沿前臂桡侧缘，并肘部外侧，再沿上臂外侧前缘，上走肩端(肩髃)，沿肩峰前缘，向后交会于大椎穴，再向下入缺盆(锁骨上窝)部，联络肺脏，通过横膈，属于大肠。缺盆部支脉：上走颈部，通过面颊，进入下齿龈，回绕至上唇，交叉于人中，左脉向右，右脉向左，分布在鼻孔两侧(迎香)，与足阳明胃经相接。(图 2-10)

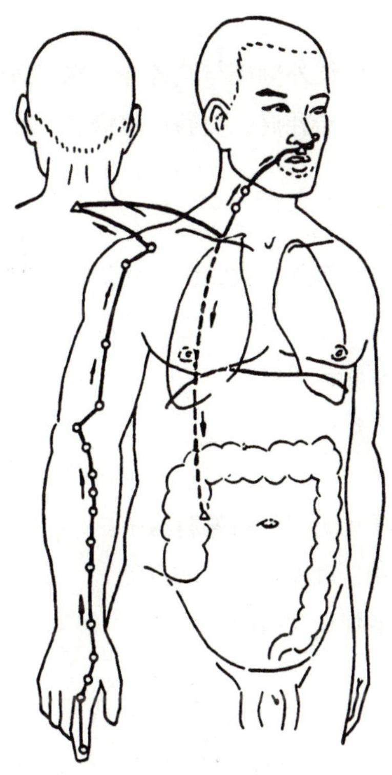

图 2-10　手阳明大肠经循行示意图

2. 主治概要　本经腧穴主治头面病、五官病、咽喉病、热病及经脉循行部位的其他病证。

3. 常用腧穴(图 2-11)

(1)商阳　井穴

【定位】食指桡侧指甲角旁约 0.1 寸。

【主治】齿痛、咽喉肿痛；热病、昏迷；手指麻木。

【操作】浅刺 0.1 寸或点刺出血。

(2)合谷　原穴

【定位】手背，第 1、2 掌骨之间，第 2 掌骨桡侧中点处。简便取穴法：以一手的拇指指间关节横纹，按在另一手拇、食指之间的指蹼缘上，拇指尖下是穴。

【主治】头痛、目赤肿痛、齿痛、鼻衄、牙关紧闭、口眼歪斜、耳聋；热病无汗、多汗；腹痛；经闭、滞产；上肢疼痛不遂。

【操作】直刺0.5~1寸。

(3)手三里

【定位】阳溪穴与曲池穴连线上，肘横纹下2寸。

【主治】腹痛、腹泻；齿痛；肩臂疼痛。

【操作】直刺0.5~1寸。

(4)曲池　合穴

【定位】屈肘成直角，当肘横纹外侧端与肱骨外上髁连线的中点处。

【主治】咽喉肿痛、齿痛、目赤肿痛；瘰疬；隐疹、湿疹；热病；上肢不遂。

【操作】直刺1~1.5寸。

(5)肩髃

【定位】肩峰端下缘，当肩峰与肱骨大结节之间，三角肌上部中央。上臂外展时，肩峰前下方凹陷处。

【主治】肩臂挛痛、上肢不遂；隐疹。

【操作】直刺或向下斜刺0.8~1.5寸。

(6)迎香

【定位】鼻翼外缘中点旁开0.5寸，当鼻唇沟中。

【主治】鼻塞、鼽衄；面肿、口歪；胆道蛔虫症。

【操作】向内上方斜刺或平刺0.3~0.5寸。

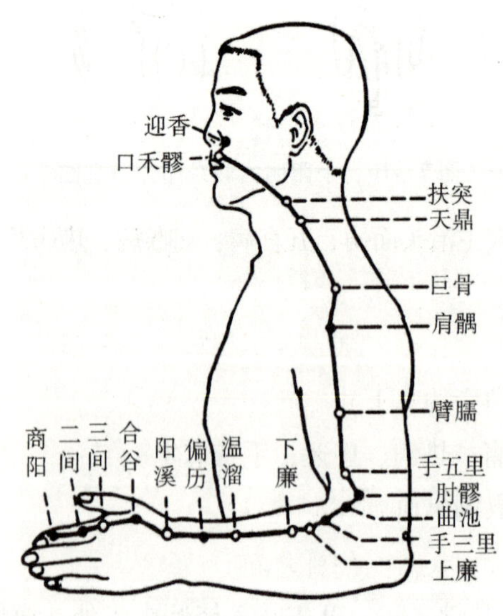

图2-11　手阳明大肠经腧穴总图

(二)手少阳三焦经

1. 经脉循行　起于无名指末端(关冲)，上行于第4、5掌骨间，沿腕背，出于前臂外侧尺桡骨之间，经肘尖沿上臂外侧达肩部，交出足少阳胆经的后面，再向前入缺盆部，分布于胸中，络心包，过膈，从胸至腹，属于上、中、下三焦。胸中支脉：从胸向上出于缺盆部，上走项部，沿耳后直上至额角，再下行经面颊部，至目眶下。耳部支脉：从耳后入耳中，出走耳前，与前脉交叉于面颊部，到目外眦，与足少阳胆经相接。（图2－12）

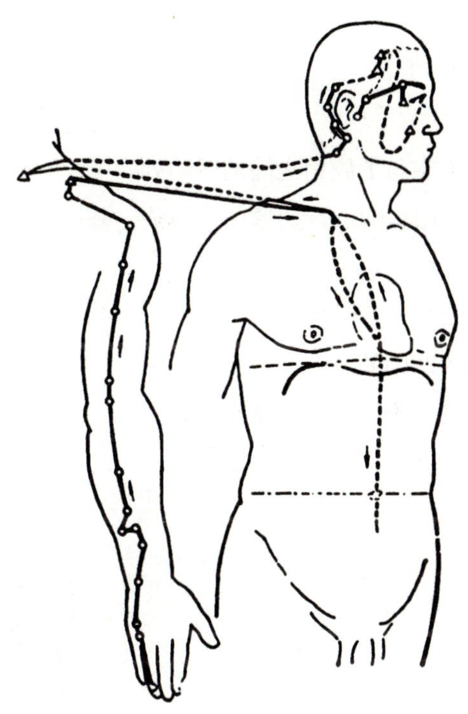

图2－12　手少阳三焦经循行示意图

2. 主治概要　本经腧穴主治侧头、耳、目、胸胁、咽喉病、热病及经脉循行部位的其他病证。

3. 常用腧穴（图2－13）

（1）中渚　输穴

【定位】手背，第4掌指关节后，第4、5掌骨之间的凹陷处。

【主治】热病；头痛、目赤肿痛、耳鸣耳聋；上肢痹痛、手指屈伸不利。

【操作】直刺0.3～0.5寸。

（2）外关　络穴、八脉交会穴（通于阳维脉）

【定位】腕背横纹上2寸，尺骨与桡骨之间。

【主治】热病、头痛、目赤肿痛、耳鸣耳聋；瘰疬；胁肋痛、上肢痹痛。

【操作】直刺0.5～1寸。

（3）支沟　经穴

【定位】腕背横纹上3寸，尺骨与桡骨正中间。

【主治】便秘；胁肋痛；耳鸣耳聋；热病。

【操作】直刺 0.5 ~1 寸。

(4)肩髎

【定位】肩峰后下方，上臂外展时，当肩髃穴后寸许凹陷中。

【主治】肩臂挛痛不遂。

【操作】向肩关节直刺 1 ~1.5 寸。

(5)翳风

【定位】耳垂后方，当乳突与下颌角之间的凹陷处。

【主治】耳鸣、耳聋；口眼歪斜、牙关紧闭、齿痛、颊肿；瘰疬。

【操作】直刺 0.5 ~1 寸。

(6)丝竹空

【定位】面部，当眉梢的凹陷处。

【主治】目赤肿痛、目眩、眼睑瞤动；头痛、齿痛。

【操作】平刺 0.3 ~0.5 寸。

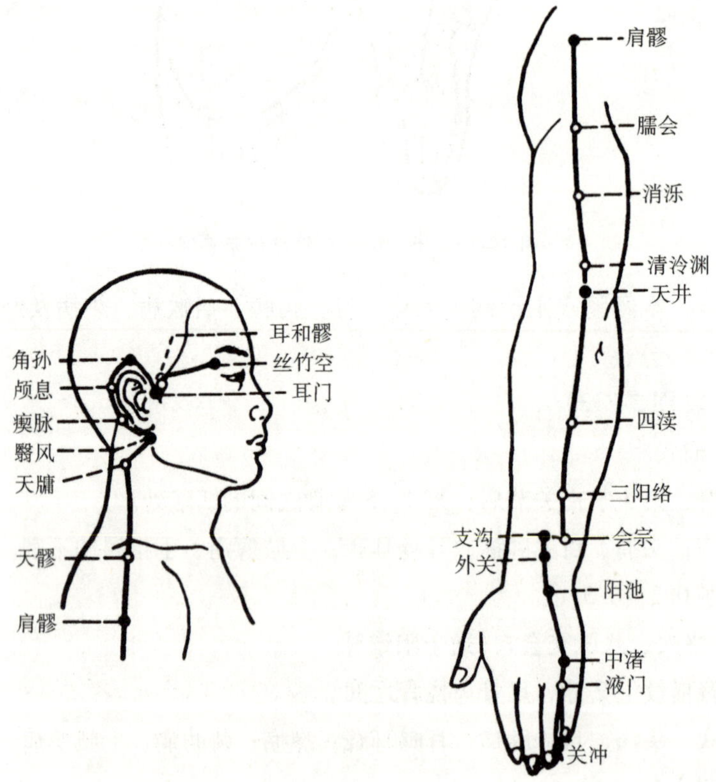

图 2 -13　手少阳三焦经腧穴总图

（三）手太阳小肠经

1. 经脉循行 起于手小指尺侧端（少泽），沿手背外侧至腕部，直上沿前臂外侧后缘，经尺骨鹰嘴与肱骨内上髁之间，出于肩关节，绕行肩胛部，交于大椎穴，向下入缺盆部联络心脏，沿食管过膈达胃，属于小肠。缺盆部支脉：沿颈部上达面颊，至目外眦，转入耳中（听宫）。面颊部支脉：上行目眶下，抵于鼻旁，至目内眦（睛明），交于足太阳膀胱经。（图 2－14）

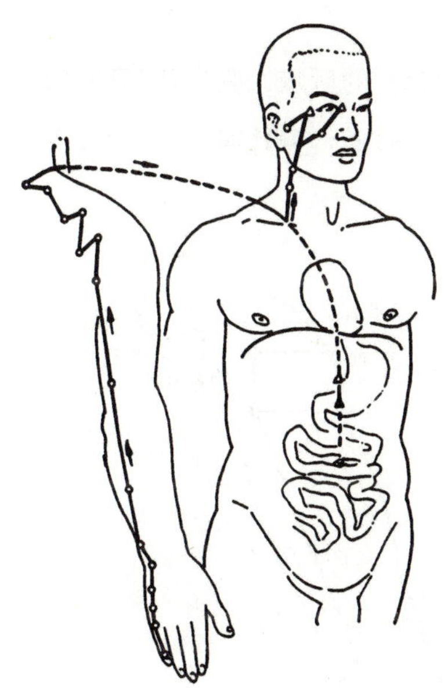

2－14 手太阳小肠经循行示意图

2. 主治概要 本经腧穴主治头、项、耳、目、咽喉病、热病、神志病及经脉循行部位的其他病证。

3. 常用腧穴（图 2－15）

（1）少泽 井穴

【定位】小指尺侧，指甲角旁约 0.1 寸。

【主治】头痛、咽喉肿痛；乳痈、缺乳；昏迷、热病。

【操作】浅刺 0.1 寸或点刺出血。

（2）后溪 输穴、八脉交会穴（通于督脉）

【定位】微握拳，手掌尺侧，第 5 掌指关节的远端掌横纹头赤白肉际处。

【主治】头项强痛、腰背痛、手指及肘臂挛痛；癫狂痫；目赤、耳聋，咽喉肿痛；热病。

【操作】直刺 0.5～1 寸。

（3）养老 郄穴

【定位】掌心向胸，当尺骨茎突桡侧骨缝凹陷中。

【主治】目视不明；肩、背、肘、臂痛。

【操作】直刺或斜刺0.5~0.8寸。

(4)天宗

【定位】肩胛骨冈下窝的中央。

【主治】肩胛痛；气喘；乳痈、乳癖。

【操作】直刺或斜刺0.5~1寸。

(5)听宫

【定位】耳屏前，下颌骨髁状突的后缘，张口呈凹陷处。

【主治】耳鸣、耳聋、聤耳；齿痛；癫狂痫。

【操作】张口，直刺0.5~1寸。

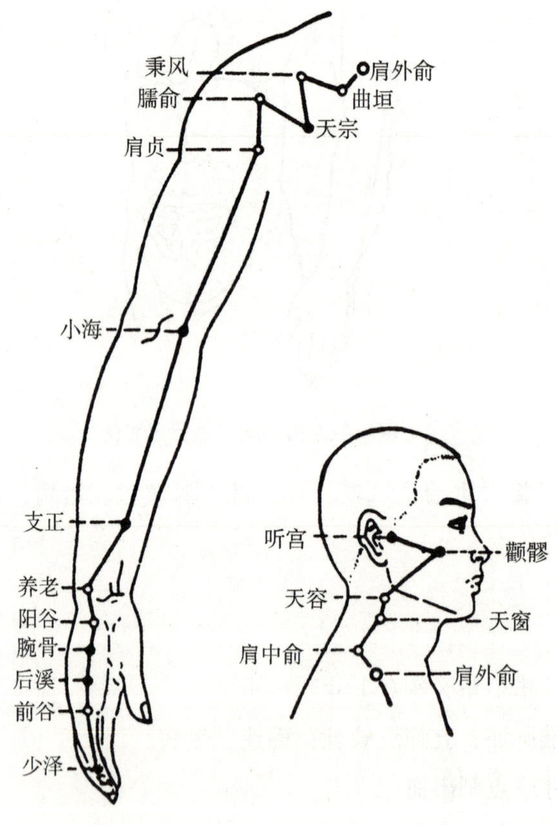

图2-15　手太阳小肠经腧穴总图

三、足三阴经

(一)足太阴脾经

1. 经脉循行　起于足大趾内侧末端(隐白)，沿着大趾内侧赤白肉际，经第1跖趾关节向上行至内踝前，上行小腿内侧，沿着胫骨后面，交出足厥阴经的前面，经膝股部内侧前缘，进入腹部，属脾络胃，过膈上行，夹食管两旁，系舌根，散舌下。胃部支脉：由胃向上过膈，流注于心中，与手少阴心经相接。（图2-16）

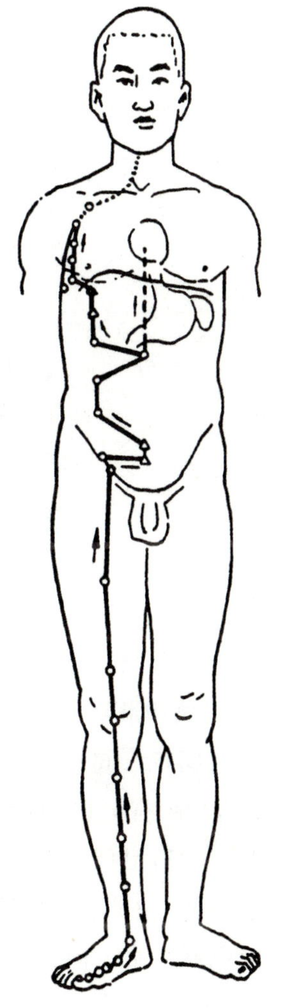

图2-16 足太阴脾经循行示意图

2. 主治概要 本经腧穴主治脾胃病、妇科病、前阴病及经脉循行部位的其他病证。

3. 常用腧穴（图2-17）

（1）隐白 井穴

【定位】足大趾内侧，趾甲根角旁约0.1寸。

【主治】腹胀；便血、尿血、月经过多、崩漏；癫狂、多梦、惊风。

【操作】浅刺0.1寸或点刺出血。

（2）公孙 络穴、八脉交会穴（通于冲脉）

【定位】第1跖骨基底部的前下方，赤白肉际处。

【主治】胃痛、呕吐、腹胀、泄泻、便秘；心烦失眠、嗜卧。

【操作】直刺0.5~1寸。

（3）三阴交

【定位】内踝尖上3寸，胫骨内侧面后缘。

【主治】腹胀、肠鸣、泄泻；月经不调、带下、阴挺、不孕、滞产；遗精、阳痿、遗尿、疝气；失眠；下肢痿痹、脚气。

【操作】直刺1~1.5寸。孕妇禁针。

（4）阴陵泉 合穴

【定位】小腿内侧，胫骨内侧髁后下方凹陷处。

【主治】腹胀、泄泻、水肿、黄疸；小便不利或失禁；膝痛；阴茎痛、妇人阴痛。

【操作】直刺1~2寸。

（5）血海

【定位】大腿内侧，髌底内上缘上2寸，股内侧肌隆起处。

【主治】月经不调、崩漏、经闭；隐疹、湿疹、丹毒。

【操作】直刺1~1.5寸。

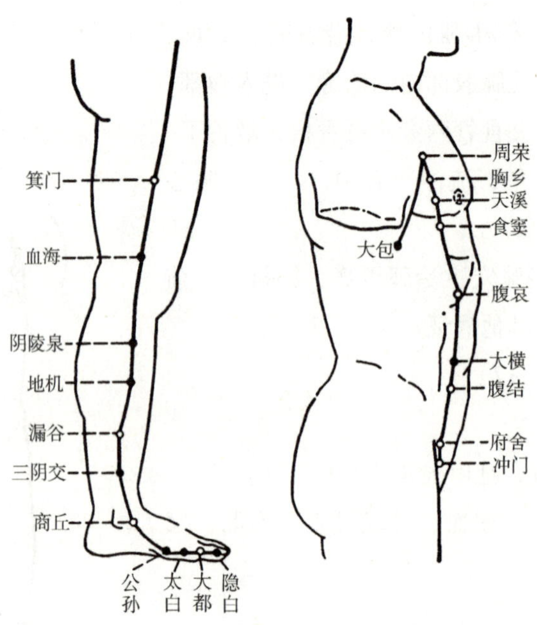

图 2-17 足太阴脾经腧穴总图

(二)足厥阴肝经

1. 经脉循行 起于足大趾毫毛部(大敦),沿着足背,经内踝前向上至内踝上 8 寸处交出于足太阴经之后,上行沿股内侧,进入阴毛中,环绕阴器,上达小腹,夹胃旁,属肝络胆,过膈,分布于胁肋,沿喉咙后面,向上入鼻咽部,连接于目系(眼球连系于脑的部位),上出于前额,与督脉会合于颠顶。目系支脉:下行颊里、环绕唇内。肝部支脉:从肝分出,过膈,向上流注于肺,与手太阴肺经相接。(图 2-18)

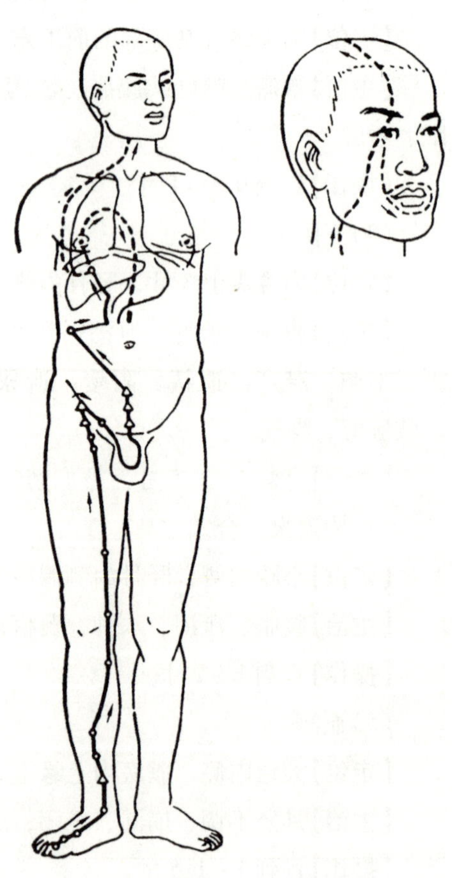

图 2-18 足厥阴肝经循行示意图

2. 主治概要 本经腧穴主治肝病、妇科病、前阴病及经脉循行部位的其他病证。

3. 常用腧穴(图 2-19)

(1)大敦 井穴

【定位】足大趾末节外侧,趾甲角旁约 0.1 寸。

【主治】疝气;遗尿;经闭、崩漏、阴挺;癫痫。

【操作】浅刺 0.1 或点刺出血。

(2)行间 荥穴

【定位】足背,第 1、2 趾间,趾蹼缘后方赤白肉际处。

【主治】头痛、目眩、目赤肿痛、青盲、口歪；胁痛；疝气、小便不利、崩漏、月经不调、痛经、带下；癫痫；足背痛。

【操作】斜刺0.5~0.8寸。

(3)太冲　输穴、原穴

【定位】足背，第1、2跖骨结合部之前凹陷中。

【主治】头痛、眩晕、目赤肿痛；胁痛；遗尿、疝气、崩漏、月经不调；小儿惊风、癫痫；下肢痿痹。

【操作】直刺0.5~0.8寸。

(4)期门　肝之募穴

【定位】乳头直下，第6肋间隙中。

【主治】胸胁胀痛；腹胀、呕吐；乳痈。

【操作】斜刺或平刺0.5~0.8寸。

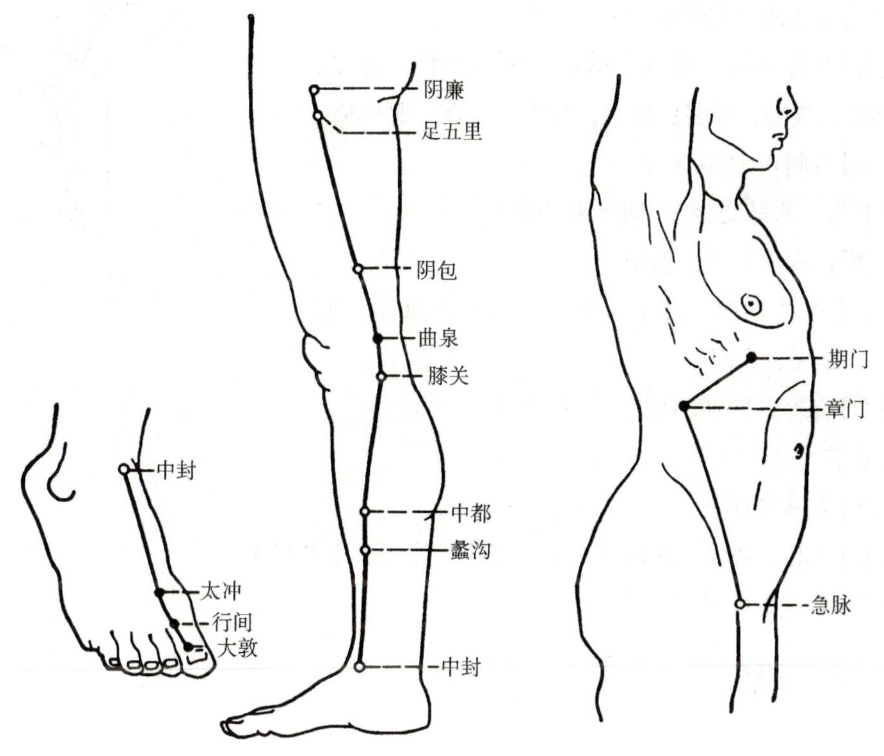

图2-19　足厥阴肝经腧穴总图

(三)足少阴肾经

1. 经脉循行　起于足小趾之下，斜向足心(涌泉)，出于舟骨粗隆下，沿内踝后，进入足跟，向上行于小腿内侧，经股内后缘，通过脊柱(长强)，属于肾脏，联络膀胱。肾部直行脉：从肾向上，通过肝和横膈，进入肺中，沿着喉咙，夹于舌根部。肺部支脉：从肺部出来，络心，流注于胸中，与手厥阴心包经相接。（图 2－20）

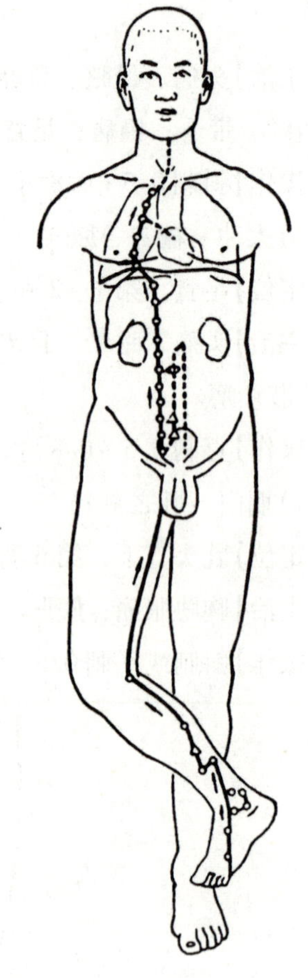
图 2－20　足少阴肾经循行示意图

2. 主治概要　本经腧穴主治妇科病、前阴病，肾、肺、咽喉病及经脉循行部位的其他病证。

3. 常用腧穴（图 2－21）

(1)涌泉　井穴

【定位】足底，约当第 2、3 趾缝纹头端与足跟连线的前、中 1/3 交点处，足趾跖屈时呈凹陷处。

【主治】头痛、头昏、失眠、目眩、失音；便秘、小便不利；小儿惊风、癫狂、昏厥。

【操作】直刺 0.5～0.8 寸。

(2)太溪　输穴、原穴

【定位】足内踝尖与跟腱之间凹陷中。

【主治】月经不调、遗精、阳痿；小便频数、便秘、消渴；咯血、气喘；失眠；腰痛；耳鸣、耳聋；足跟痛。

【操作】直刺 0.5～0.8 寸。

(3)照海　八脉交会穴（通于阴跻脉）

【定位】内踝尖下方凹陷中。

【主治】月经不调、带下、阴挺；尿频、癃闭、便秘；咽干；癫痫、失眠。

【操作】直刺 0.5～0.8 寸。

(4)复溜

【定位】太溪穴直上 2 寸。

【主治】水肿、盗汗、热病汗不止；腹胀、腹泻；下肢痿痹。

【操作】直刺 0.5～1 寸。

四、足三阳经

（一）足阳明胃经

1. 经脉循行　起于鼻旁（迎香），上行到鼻根部与足太阳经交会，沿鼻外侧进入上齿龈内，回出环绕口唇，向下交会于颏唇沟（承浆）处，再向后沿口腮后下方，出于下颌大迎处，沿下颌角颊车，上行耳前，经上关，沿发际，到达前额（神庭）。面部支脉：

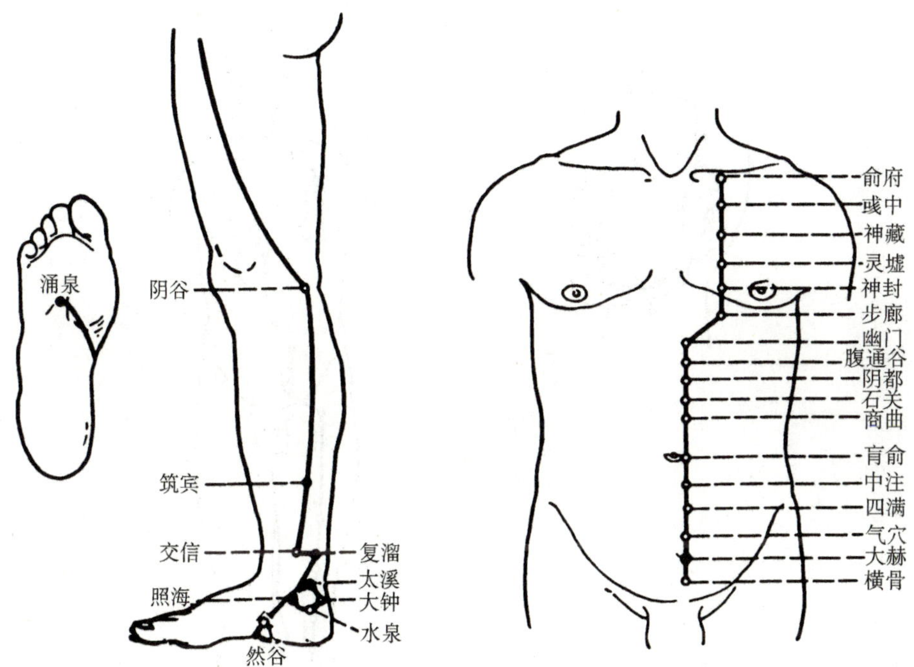

图 2－21　足少阴肾经腧穴总图

从大迎下走人迎，沿着喉咙，进入缺盆部，向下过膈，属胃，络脾。缺盆部直行的脉：经乳头，向下夹脐旁，进入少腹两侧气冲。胃下口部支脉：沿着腹里向下到气冲，与前脉会合，再由此下行至髀关，直抵伏兔部，下至膝盖，沿胫骨外侧前缘，下经足跗，进入第 2 足趾外侧端(厉兑)。胫部支脉：从膝下 3 寸(足三里)处分出，进入足中趾外侧。足跗部支脉：从足跗上分出，进入足大趾内侧端(隐白)，与足太阴脾经相接。(图 2－22)

2. 主治概要　本经腧穴主治胃肠病、头面五官病、神志病、热病及经脉循行部位的其他病证。

3. 常用腧穴(图 2－23)

(1)地仓

【定位】口角旁 0.4 寸，上直对瞳孔。

【主治】口歪、流涎；眼睑瞤动。

【操作】斜刺或平刺 0.5～0.8 寸。

(2)颊车

【定位】下颌角前上方 1 横指凹陷中，咀嚼时咬肌隆起最高点处。

【主治】口歪、齿痛、颊肿、口噤不语。

【操作】直刺 0.3～0.5 寸，或平刺 0.5～1 寸。

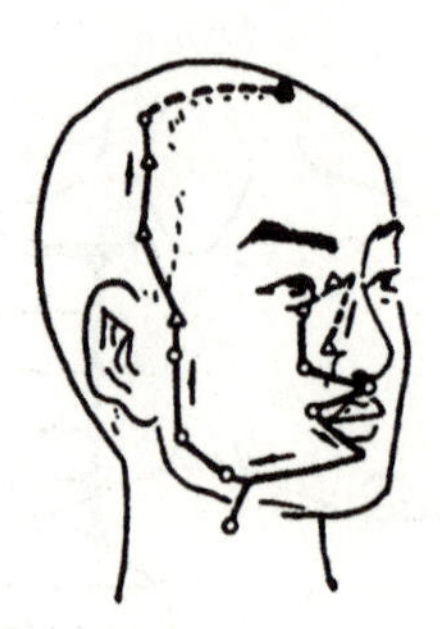

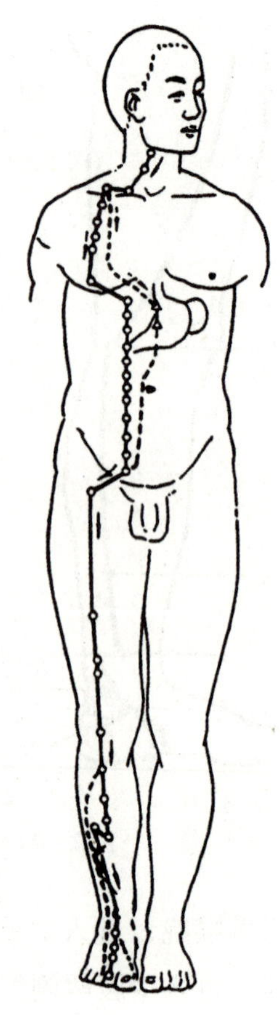

图 2-22　足阳明胃经循行示意图

(3)下关

【定位】颧弓与下颌切迹之间的凹陷中。合口有孔，张口即闭。

【主治】耳聋、耳鸣、聤耳；齿痛、口噤、口眼歪斜。

【操作】直刺 0.5~1 寸。

(4)头维

【定位】额角发际上 0.5 寸，距头前正中线 4.5 寸。

【主治】头痛；目眩、目痛、流泪。

【操作】平刺 0.5~1 寸。

(5)天枢　大肠募穴

【定位】脐中旁开 2 寸。

【主治】腹胀、肠鸣、绕脐痛、便秘、泄泻、痢疾；月经不调、痛经。

【操作】直刺 1~1.5 寸。

(6)归来

【定位】脐中下 4 寸，前正中线旁开 2 寸。

【主治】痛经、月经不调、带下病；茎中痛、疝气；少腹疼痛。

【操作】直刺 1～1.5 寸。

(7)足三里　合穴、胃下合穴

【定位】犊鼻穴下 3 寸，胫骨前嵴外一横指处。

【主治】胃痛、呕吐、噎膈、腹泻、痢疾、便秘；水肿；癫狂；下肢痿痹；虚劳羸瘦。本穴有强壮作用，为保健要穴。

【操作】直刺 1～2 寸。

(8)上巨虚　大肠下合穴

【定位】足三里穴下 3 寸。

【主治】肠鸣、腹泻、腹痛、便秘、肠痈；下肢痿痹、脚气。

【操作】直刺 1～2 寸。

(9)丰隆　络穴

【定位】外踝尖上 8 寸，胫骨前嵴外 2 横指处。

【主治】头痛、眩晕；痰多、咳嗽；呕吐、便秘；水肿；癫狂痫；下肢痿痹。

【操作】直刺 1～1.5 寸。

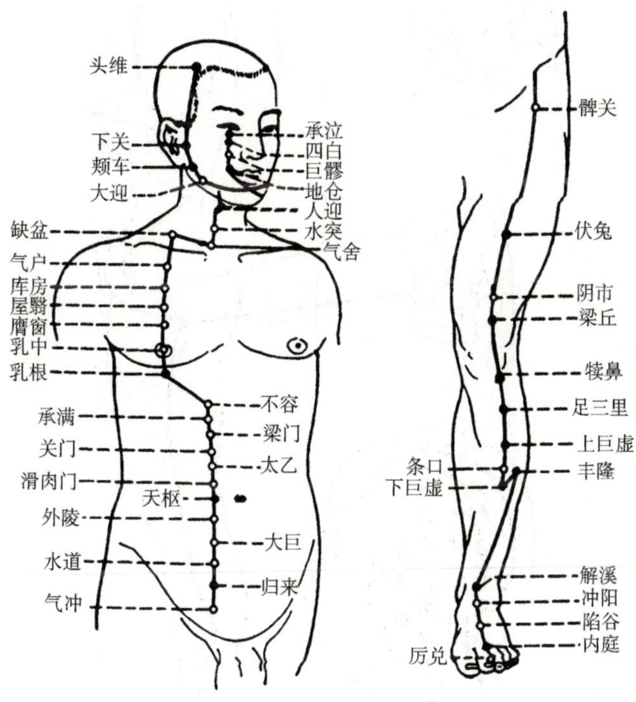

图 2－23　足阳明胃经腧穴总图

(10)内庭　荥穴

【定位】足背第 2、3 趾间，趾蹼缘后方赤白肉际处。

【主治】齿痛、咽喉肿痛、口歪、鼻衄；胃痛吐酸、腹胀、泄泻、便秘；热病；足背肿痛。

【操作】直刺或斜刺 0.5 ~0.8 寸。

（二）足少阳胆经

1. 经脉循行 起于目外眦（瞳子髎），向上到额角，返回下行至耳后，沿颈部向后交会大椎穴，再向前入缺盆部。耳部支脉：从耳后入耳中，出走耳前，到目外眦后方。外眦部的支脉：从目外眦分出，下走大迎，合手少阳经到目眶下，下行经过颊车穴，由颈部向下会合前脉于缺盆部，进入胸中，通过横膈，络肝，属胆，沿着胁肋，出于少腹两侧腹股沟处，经过外阴毛际处，横行进入髋关节部。缺盆部直行的脉：从缺盆部下行，达腋下，沿着胸胁，经过季胁，向下会合前脉于髋关节部，沿着大腿的外侧，经腓骨前，直下到外踝前，进入足第 4 趾外侧端（足窍阴）。足背部支脉：从足临泣处分出，沿第 1、2 跖骨之间，至大趾端（大敦）与足厥阴经相接。（图 2 –24）

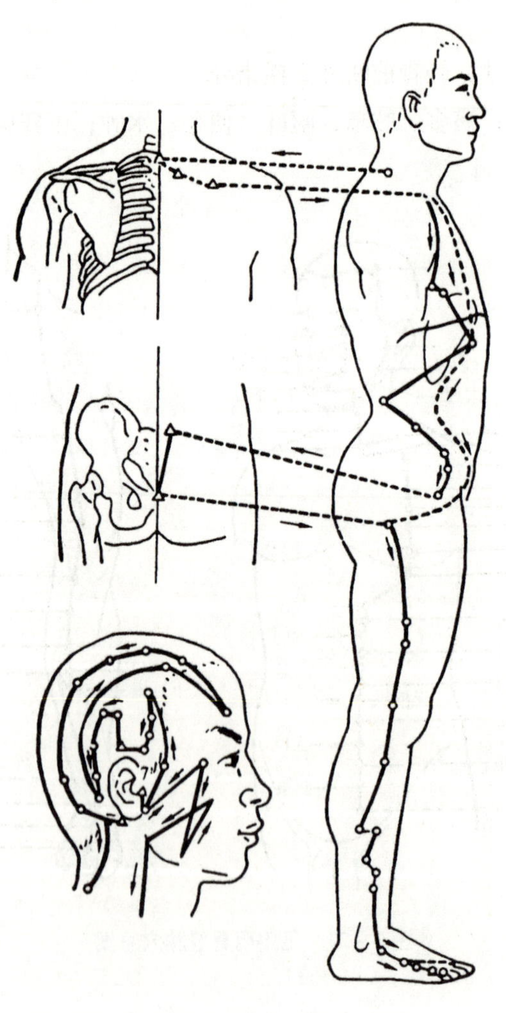

图 2 –24 足少阳胆经循行示意图

2. 主治概要 本经腧穴主治肝胆病，侧头、目、耳、咽喉、胁肋病，神志病、热病及经脉循行部位的其他病证。

3. 常用腧穴(图 2-25)

(1)听会

【定位】耳屏间切迹前，下颌骨髁状突后缘，张口呈凹陷处。

【主治】耳鸣、耳聋；齿痛、口歪。

【操作】微张口，直刺 0.5~0.8 寸。

(2)阳白

【定位】目正视，瞳孔直上，眉上 1 寸。

【主治】头痛；目痛、视物模糊、眼睑瞤动。

【操作】平刺 0.5~0.8 寸。

(3)风池

【定位】在颈后区，枕骨之下，与风府相平，胸锁乳突肌与斜方肌上端之间的凹陷中。

【主治】头痛、眩晕、目赤肿痛；鼻渊、鼻衄、耳鸣；颈强项痛；感冒、发热；癫痫、中风。

【操作】针尖向鼻尖斜刺 0.8~1.2 寸，深部中间为延髓，必须严格掌握针刺角度与深度。

(4)环跳

【定位】侧卧屈股，股骨大转子高点与骶管裂孔连线的外 1/3 与内 2/3 交点处。

【主治】下肢痿痹、腰痛；风疹。

【操作】直刺 2~3 寸。

(5)风市

【定位】大腿外侧正中，腘横纹上 7 寸。

【主治】下肢痿痹、遍身瘙痒、脚气。

【操作】直刺 1~1.5 寸。

(6)阳陵泉　合穴、胆下合穴、八会穴之筋会

【定位】在小腿外侧，腓骨小头前下方凹陷中。

【主治】胁痛、口苦、呕吐、黄疸；下肢痿痹、脚气；小儿惊风。

【操作】直刺 1~1.5 寸。

(7)悬钟　八会穴之髓会

【定位】在小腿外侧，外踝尖上 3 寸，腓骨前缘。

【主治】咽喉肿痛、项强；半身不遂、下肢痿痹；痔疾。

【操作】直刺0.5～0.8寸。

(8)丘墟　原穴

【定位】外踝前下方，趾长伸肌腱外侧凹陷中。

【主治】胸胁胀痛；下肢痿痹；疟疾。

【操作】直刺0.5～0.8寸。

(9)足临泣　输穴、八脉交会穴(通于带脉)

【定位】在足背，第4跖趾关节后方，小趾伸肌腱外侧凹陷中。

【主治】头痛目眩、耳鸣耳聋、目赤肿痛；胸胁疼痛、乳痈；热病。

【操作】直刺0.5～0.8寸。

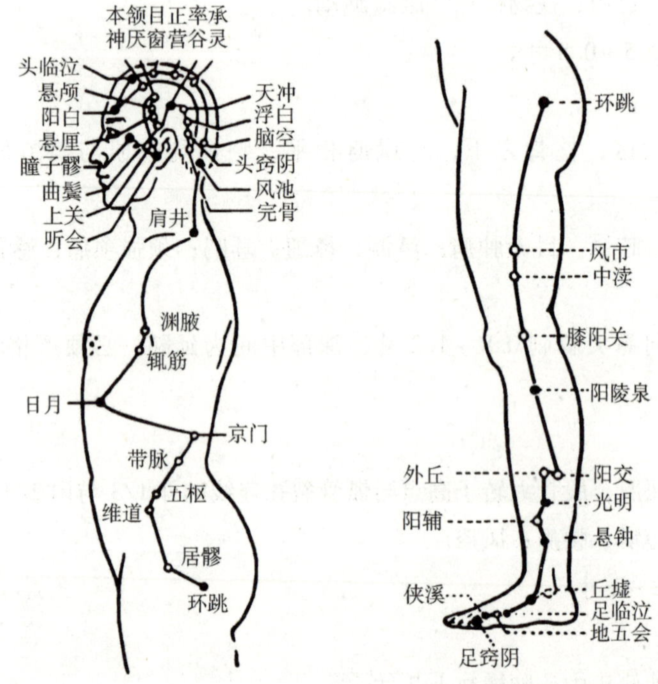

图2－25　足少阳胆经腧穴总图

(三)足太阳膀胱经

1. 经脉循行　起于目内眦，上额交会于巅顶(百会)。巅顶部支脉：从头顶到耳上角。巅顶部直行的脉：从头顶入里联络于脑，回出分开下行项后，沿肩胛部内侧，夹脊柱，到达腰部，从脊旁肌肉进入体腔，联络肾脏，属于膀胱。腰部支脉：向下通过臀部，进入腘窝内。后项部支脉：通过肩胛骨内缘直下，经过臀部下行，沿大腿后外侧与腰部下来的支脉会合于腘窝中，向下通过腓肠肌，出于外踝后，沿着第5跖骨粗隆，至小趾外侧端(至阴)，与足少阴经相接。(图2－26)

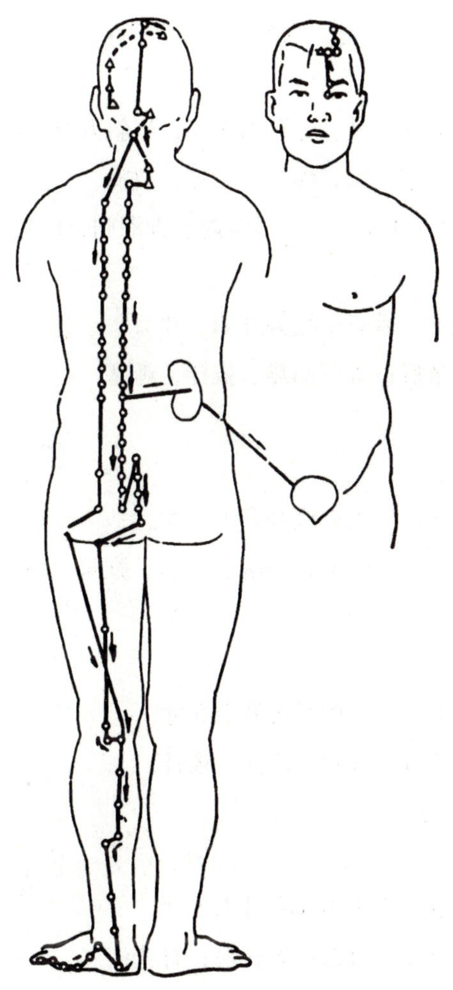

图 2－26　足太阳膀胱经循行示意图

2. 主治概要　本经腧穴主治头、项、目、背、腰、下肢部病证及神志病，背部第 1 侧线的背俞穴及第 2 侧线相平的腧穴，主治与其相关的脏腑组织器官病证。

3. 常用腧穴(图 2－27)

(1)睛明

【定位】目内眦内上方，眶内侧壁凹陷中。

【主治】目赤肿痛、流泪、视物不清、近视、夜盲、色盲；急性腰扭伤。

【操作】嘱患者闭目，医者左手轻推眼球向外侧固定，右手缓慢进针，紧靠眶缘直刺 0.5～1 寸。不捻转，不提插，出针后按压针孔片刻，以防出血。禁灸。

(2)攒竹

【定位】眉头凹陷中，约在目内眦直上。

【主治】头痛；呃逆；口眼歪斜、眼睑下垂、目视不明、流泪、目赤肿痛。

【操作】平刺或斜刺0.3~0.5寸。禁灸。

(3)天柱

【定位】后发际正中直上0.5寸，旁开1.3寸，当斜方肌外缘凹陷中。

【主治】头痛、颈强；鼻塞；癫狂痫；肩背痛；热病。

【操作】直刺或斜刺0.5~0.8寸。不可向内上方深刺，以免伤及延髓。

(4)肺俞　肺之背俞穴

【定位】第3胸椎棘突下，后正中线旁开1.5寸。

【主治】咳嗽、气喘、咯血；骨蒸潮热、盗汗；鼻塞。

【操作】斜刺0.5~0.8寸。

(5)心俞　心之背俞穴

【定位】第5胸椎棘突下，后正中线旁开1.5寸。

【主治】心痛、惊悸、咳嗽、吐血；失眠、健忘、癫痫；盗汗、梦遗。

【操作】斜刺0.5~0.8寸。

(6)膈俞　八会穴之血会

【定位】第7胸椎棘突下，后正中线旁开1.5寸。

【主治】呕吐、呃逆；咳嗽、气喘；潮热、盗汗。

【操作】斜刺0.5~0.8寸。

(7)肝俞　肝之背俞穴

【定位】第9胸椎棘突下，后正中线旁开1.5寸。

【主治】黄疸、胁痛；目赤、目眩；癫狂病；脊背痛。

【操作】斜刺0.5~0.8寸。

(8)脾俞　脾之背俞穴

【定位】第11胸椎棘突下，后正中线旁开1.5寸。

【主治】腹胀、黄疸、呕吐、泄泻、痢疾、便血、水肿；背痛。

【操作】斜刺0.5~0.8寸。

(9)肾俞　肾之背俞穴

【定位】第2腰椎棘突下，后正中线旁开1.5寸。

【主治】遗尿、遗精、阳痿、月经不调、白带；耳鸣、耳聋；水肿、腰痛。

【操作】直刺0.5~1寸。

(10)大肠俞　大肠之背俞穴

【定位】第4腰椎棘突下，后正中线旁开1.5寸。

【主治】腹胀、肠鸣、泄泻、便秘；腰痛。

【操作】直刺0.8~1.2寸。

(11)次髎

【定位】当第2骶后孔中。

【主治】疝气、月经不调、痛经、带下、遗精；小便不利；腰痛、下肢痿痹。

【操作】直刺1~1.5寸。

(12)委中　合穴、膀胱下合穴

【定位】腘横纹中点。

【主治】腰痛、背痛、下肢痿痹；腹痛、吐泻；小便不利、遗尿；丹毒。

【操作】直刺1~1.5寸，或用三棱针点刺腘静脉出血。

(13)承山

【定位】在小腿后面正中，腓肠肌两肌腹之间凹陷的顶端。

【主治】痔疾、便秘；腰腿拘急挛痛。

【操作】直刺1~2寸。不宜强刺激，以免引起腓肠肌痉挛。

(14)昆仑　经穴

【定位】外踝尖与跟腱之间的凹陷中。

【主治】头痛、项强、目眩、鼻衄；癫痫；难产；腰骶疼痛、脚跟肿痛。

【操作】直刺0.5~0.8寸。孕妇禁用，妇女经期慎用。

(15)申脉　八脉交会穴(通于阳跻脉)

【定位】外踝下缘凹陷中。

【主治】头痛、眩晕、目赤肿痛；癫狂痫、失眠；腰腿麻痛。

【操作】直刺0.3~0.5寸。

(16)至阴　井穴

【定位】足小趾末节外侧，趾甲角旁约0.1寸。

【主治】头痛、目痛；鼻塞、鼻衄；胎位不正、难产。

【操作】浅刺0.1寸。胎位不正用灸法。

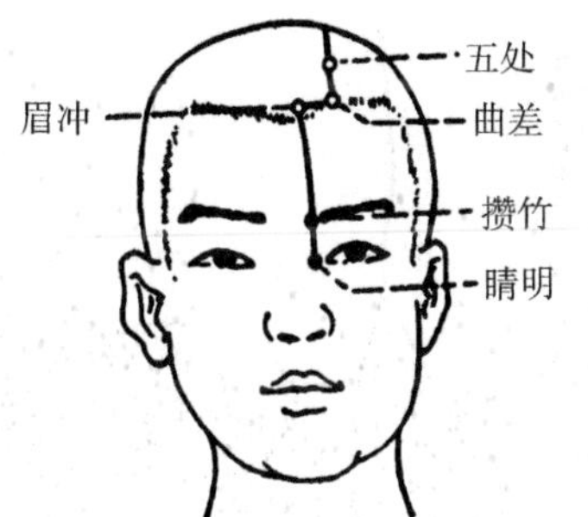

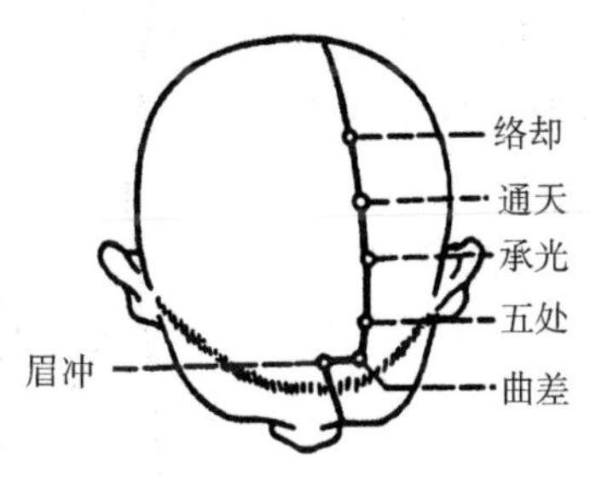

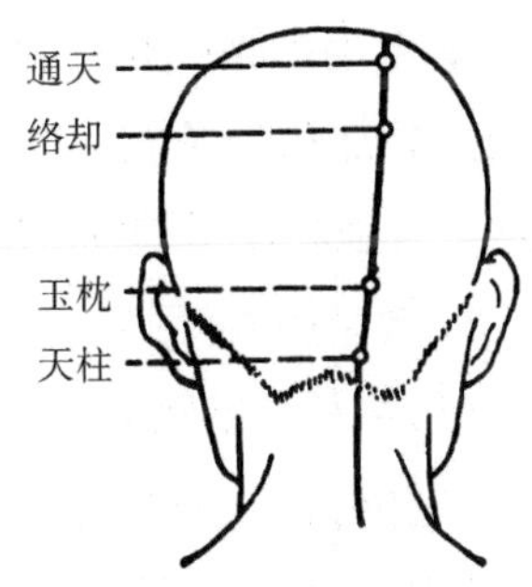

(1)

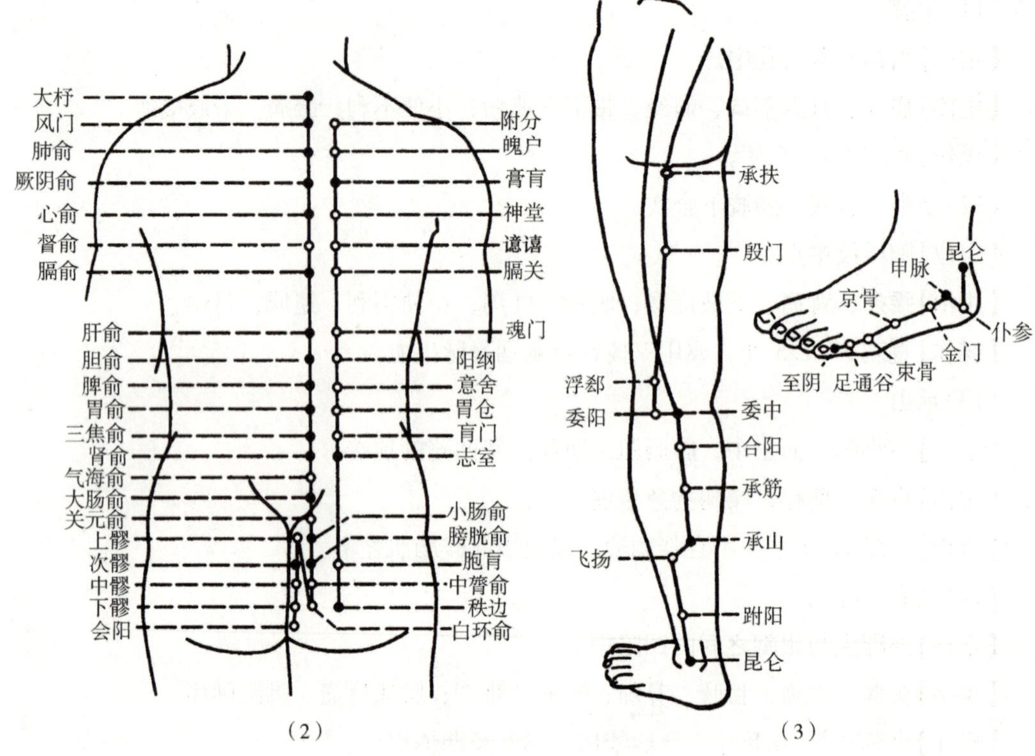

图 2－27　足太阳膀胱经腧穴总图

五、任督二脉与常用经外奇穴

（一）任脉

1. 经脉循行　起于小腹内，下出会阴部，向上行于阴毛部，沿腹内向上经前正中线到达咽喉部，上行至颏部（承浆穴），环绕口唇，经面部入目眶下。（图 2－28）

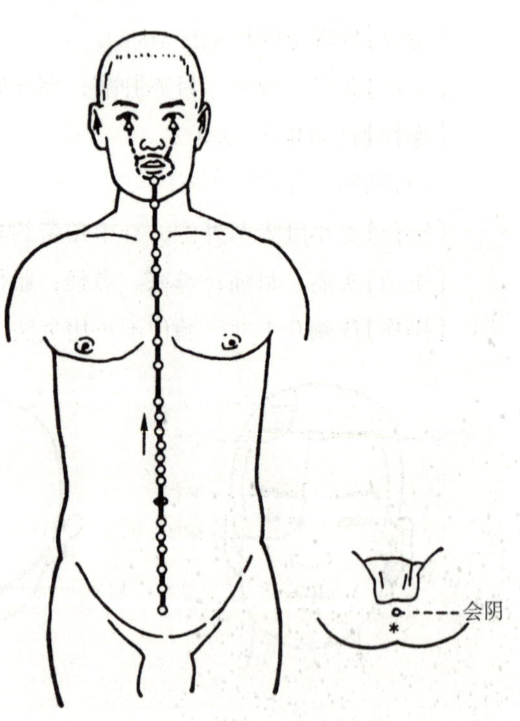

图 2－28　任脉循行示意图

2. 主治概要　本经腧穴主治腹、胸、颈、头面的局部病证及相应的内脏器官疾病。少数腧穴有强壮作用或可治疗神志病。

3. 常用腧穴（图 2－29）

（1）中极　膀胱募穴

【定位】在前正中线上，当脐下 4 寸。

【主治】遗尿、尿频、尿闭；泄泻、腹痛；遗精、阳痿、疝气、月经不调、带下、不孕；

虚劳羸瘦。

【操作】直刺1～1.5寸。穴位深部是膀胱，故应在针前排尿。

(2)关元　小肠募穴

【定位】在前正中线上，当脐下3寸。

【主治】中风脱证、虚劳羸瘦、元气虚损；腹痛、泄泻；遗尿、癃闭；遗精、阳痿、月经不调、不孕、恶露不尽。本穴有强壮作用，为保健要穴。

【操作】直刺1～1.5寸。

(3)气海　肓之原穴

【定位】在前正中线上，当脐下1.5寸。

【主治】中风脱证、虚劳羸瘦、元气虚损；腹痛、泄泻；遗尿、癃闭；遗精、阳痿、月经不调、不孕、恶露不尽。本穴有强壮作用，为保健要穴。

【操作】直刺1～1.5寸。

(4)神阙

【定位】在腹中部，脐中央。

【主治】腹痛、腹胀、肠鸣、久痢脱肛；水肿；脱证。

【操作】禁针。可灸(多用艾炷隔盐灸或隔姜灸)。

(5)中脘　胃募穴、八会穴之腑会

【定位】在前正中线上，当脐上4寸。

【主治】胃痛、呕吐、吞酸、泄泻；黄疸；癫狂。

【操作】直刺1～1.5寸。

(6)膻中　心包募穴、八会穴之气会

【定位】在前正中线上，平第4肋间，两乳头连线的中点处。

【主治】胸闷、咳嗽、气喘；心悸、胸痛；呕吐、呃逆；产妇乳少、乳痈、乳癖。

【操作】平刺0.3～0.5寸。

(7)廉泉

【定位】在颈部，在前正中线上，喉结上方，舌骨体上缘中点凹陷处。

【主治】舌强不语、暴喑；口舌生疮、流涎；咽喉肿痛、吞咽困难。

【操作】针尖向舌根方向斜刺0.5～0.8寸。

(8)承浆

【定位】颏唇沟的正中凹陷处。

【主治】口歪、齿龈肿痛、流涎；暴喑、癫狂。

【操作】斜刺0.3～0.5寸。

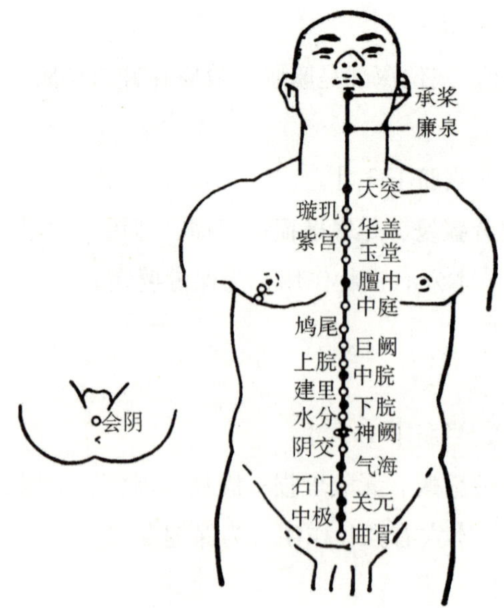

图 2-29 任脉腧穴总图

(二)督脉

1. 经脉循行 起于小腹内，下出于会阴部，向后、向上行于脊柱的内部，上达项后风府，进入脑内，上行巅顶，沿前额下行鼻柱，经人中沟，止于上唇内(龈交)。(图 2-30)

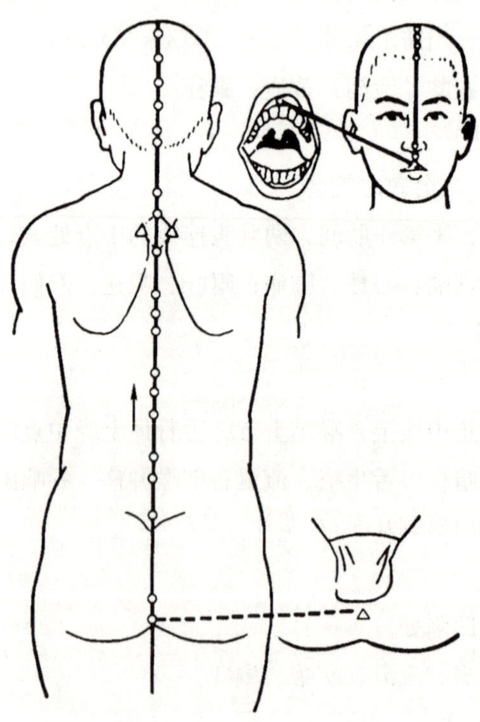

图 2-30 督脉循行示意图

2. 主治概要 本经腧穴主治神志病，热病，腰骶、背、头项局部病证及相应的内脏疾病。

3. 常用腧穴(图2－31)

(1)腰阳关

【定位】在后正中线上，第4腰椎棘突下。

【主治】阳痿、遗精、带下、月经不调；泄泻；腰脊强痛。

【操作】向上斜刺0.5~1寸。

(2)大椎

【定位】在后正中线上，第7颈椎棘突下凹陷中。

【主治】热病、疟疾、喘咳；骨蒸盗汗；癫痫；头痛项强；风疹。

【操作】向上斜刺0.5~1寸。

(3)哑门

【定位】在项部，后发际正中直上0.5寸，第1颈椎下。

【主治】暴喑、舌强不语；癫狂痫；头痛、项强。

【操作】直刺或向下斜刺0.5~1寸。不可深刺或向上斜刺，以免伤及延髓。

(4)百会

【定位】在头部，在前发际正中直上5寸。

【主治】头痛、眩晕、中风失语、癫狂；脱肛、阴挺；不寐。

【操作】平刺0.5~0.8寸。

(5)水沟

【定位】在人中沟的上1/3与下2/3交界处。

【主治】癫狂痫、小儿惊风、昏迷；口眼歪斜；腰脊强痛；消渴。

【操作】向上斜刺0.3~0.5寸。

(6)印堂

【定位】在额部，当两眉头的中间。

【主治】头痛、眩晕；鼻渊、鼻衄；失眠、健忘；小儿惊风。

【操作】平刺0.3~0.5寸。

(三)经外奇穴

1. 四神聪

【定位】在头顶部，当百会前后左右各1寸处，共4穴(图2－32)。

【主治】头痛、眩晕；失眠、健忘、癫狂痫。

【操作】平刺0.5~0.8寸。

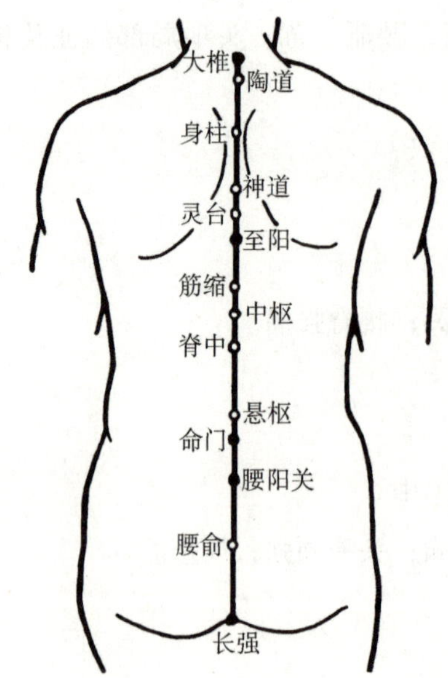

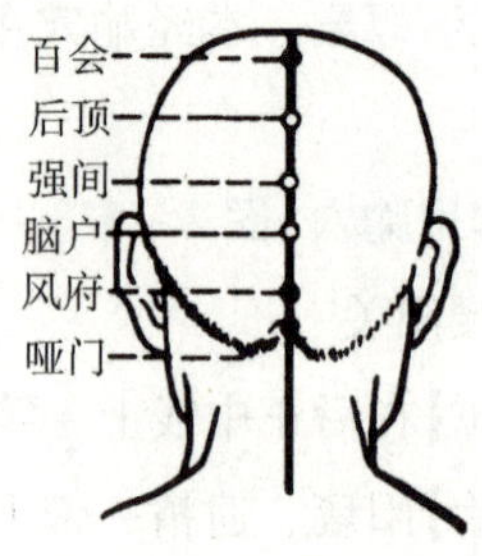

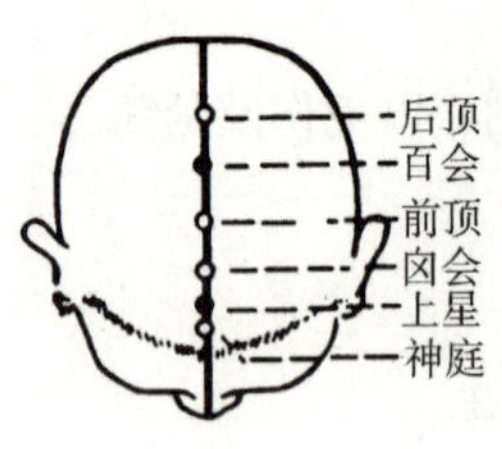

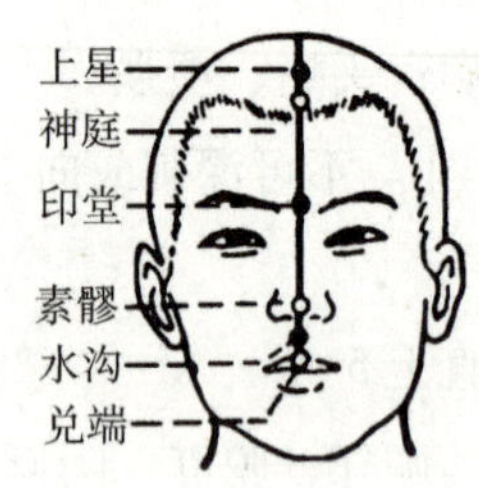

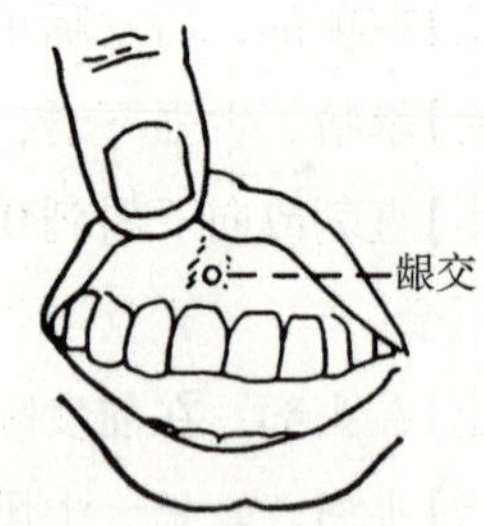

图 2-31 督脉腧穴总图

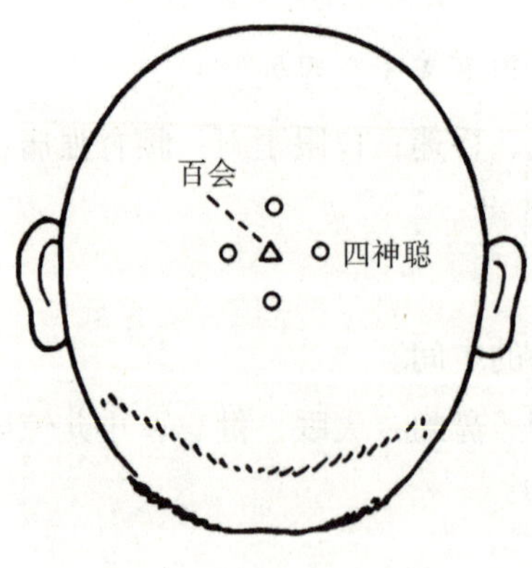

图 2-32

2. 太阳

【定位】在颞部，当眉梢与目外眦之间，向后约一横指的凹陷处(图 2-33)。

【主治】头痛、目眩；口眼歪斜。

【操作】直刺或斜刺 0.3～0.5 寸，或三棱针点刺出血。

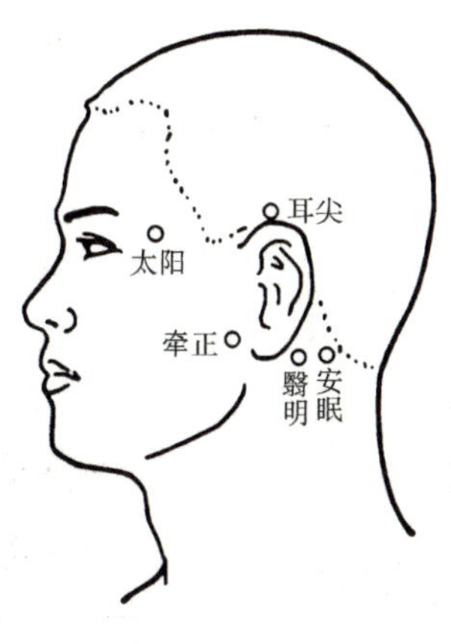

图 2－33

3. 夹脊

【定位】在背腰部，当第 1 胸椎至第 5 腰椎棘突下两侧，后正中线旁开 0.5 寸。一侧 17 穴，左右共 34 穴（图 2－34）。

【主治】胸 1～胸 5 夹脊穴主治心、肺、胸部及上肢病证；胸 6～胸 12 夹脊穴主治肝、胆、脾、胃肠病证；腰 1～腰 5 夹脊穴主治腰、骶、小腹及下肢病证。

【操作】直刺或稍向内斜刺 0.3～0.5 寸，严格掌握进针的角度、深度，防止伤及内脏。

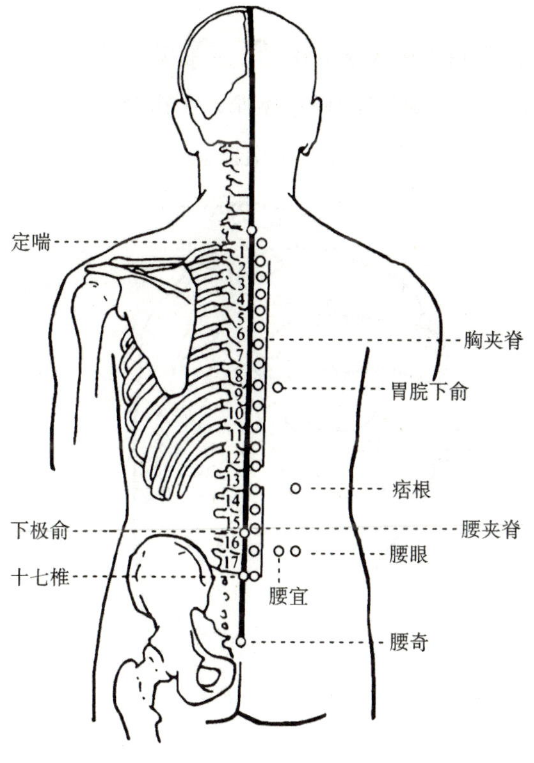

图 2－34

4. 外劳宫

【定位】在手背部，第2、3掌骨之间，掌指关节后0.5寸(图2-35)。

【主治】落枕；手指麻木。

【操作】直刺0.5~0.8寸。

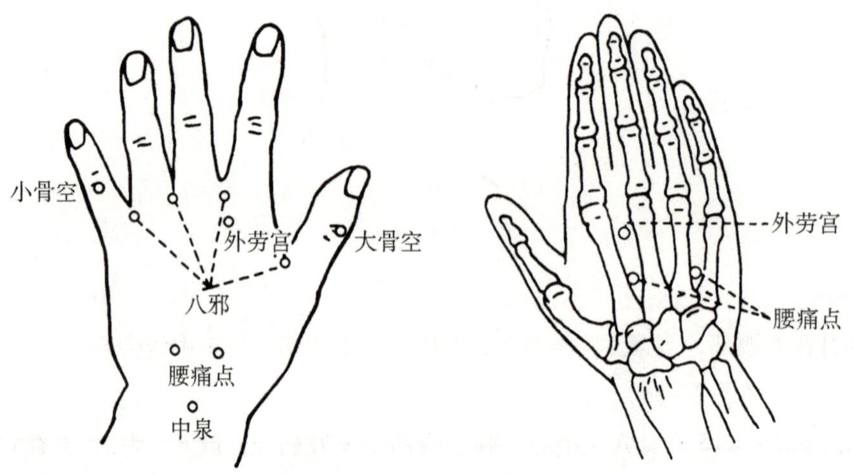

图2-35

5. 十宣

【定位】在十指尖端，距指甲游离缘0.1寸，左右共10穴(图2-36)。

【主治】昏迷、高热、中暑、咽喉肿痛；癫痫；手指麻木。

【操作】直刺0.1~0.2寸，或三棱针点刺出血。

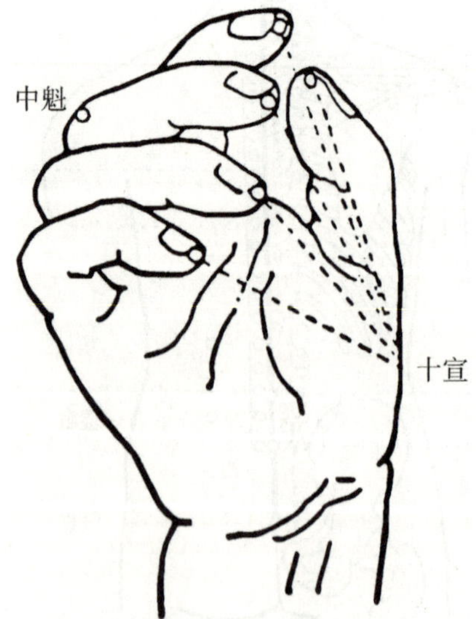

图2-36

6. 膝眼

【定位】屈膝，在髌韧带两侧凹陷处，在内侧的称内膝眼，在外侧的称外膝眼（图2－37）。

【主治】膝部肿痛。

【操作】向膝中斜刺0.5～1寸。

7. 胆囊

【定位】在小腿外侧，阳陵泉穴直下2寸（图2－38）。

【主治】急慢性胆囊炎、胆石症；下肢痿痹。

【操作】直刺1～2寸。

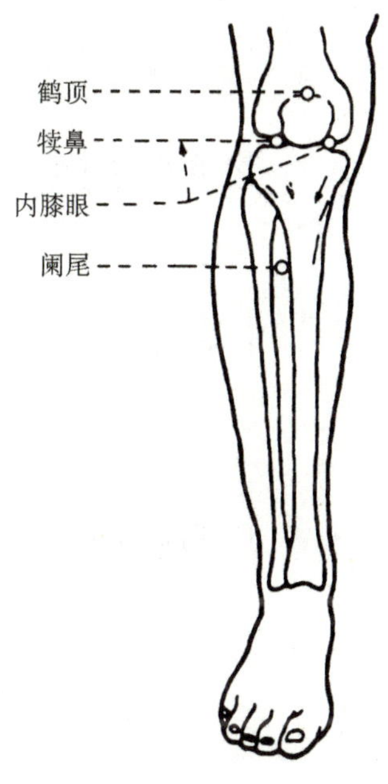

图2－37

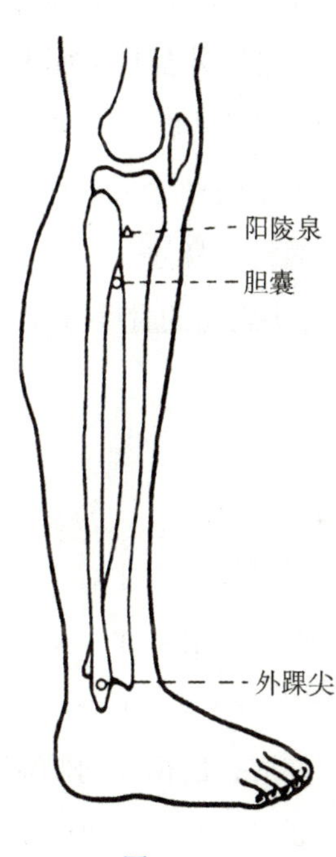

图2－38

8. 阑尾

【定位】在小腿外侧，当髌韧带外侧（外膝眼）凹陷下5寸，胫骨前嵴外一横指处（图2－37）。

【主治】急慢性阑尾炎；消化不良；下肢痿痹。

【操作】直刺1.5～2寸。

复习思考

一、选择题（A1型题）

1. 手足三阳经在四肢的分布规律一般是（　　）。

A. 太阳在前，少阳在中，阳明在后　　B. 少阳在前，阳明在中，太阳在后
C. 太阳在前，阳明在中，少阳在后　　D. 阳明在前，少阳在中，太阳在后
E. 阳明在前，太阳在中，少阳在后

2. 十二经脉中同名的阳经与阳经交接在(　　)。
A. 背腰部　　B. 头面部　　C. 上肢部
D. 胸腹部　　E. 下肢部

3. 奇经八脉与十二经脉的不同之处，下列哪项描述是错误的(　　)。
A. 不直属脏腑　　B. 无表里配合
C. 没有十二正经那样的循环流注关系　　D. 没有专属的腧穴
E. 除带脉外都自下而上走行

4. “一夫法”是指(　　)。
A. 手指同身寸　　B. 中指同身寸　　C. 拇指同身寸
D. 横指同身寸　　E. 以上都不是

5. 两乳头之间的骨度分寸是(　　)。
A. 8 寸　　B. 6 寸　　C. 12 寸
D. 9 寸　　E. 10 寸

6. 手三里位于(　　)。
A. 肘横纹下 3 寸　　B. 肘横纹下 4 寸　　C. 肘横纹上 3 寸
D. 肘横纹上 4 寸　　E. 肘横纹下 2 寸

7. 曲池位于(　　)。
A. 屈肘，肘横纹内侧端与尺骨鹰嘴连线的中点
B. 屈肘，肱二头肌腱的桡侧端
C. 屈肘，肘横纹外侧端与尺骨鹰嘴连线的中点
D. 屈肘，肘横纹外侧端与肱骨外上髁连线的中点
E. 屈肘，肘横纹内侧端与肱骨内上髁连线的中点

8. 三阴交位于(　)。
A. 内踝尖上 4 寸，胫骨内侧缘后方　　B. 内踝尖上 3 寸，胫骨内侧缘后方
C. 内踝尖上 3 寸，胫骨内侧缘前方　　D. 外踝尖上 3 寸，腓骨前缘
E. 外踝尖上 2 寸，腓骨前缘

9. 下列井穴中，具有催乳作用的是(　)。
A. 少商　　B. 关冲　　C. 少泽
D. 中冲　　E. 以上都不是

10. 按辨位归经，侧头痛属于(　)。

A. 阳明头痛　　B. 太阳头痛　　C. 少阳头痛

D. 厥阴头痛　　E. 少阴头痛

二、名词解释

1. 经络　2. 腧穴　3. 奇经八脉

三、简答题

1. 试述经络系统的组成。
2. 试述腧穴的治疗作用。

扫一扫，看课件

扫一扫，看课件

模块三 针灸技术

【学习目标】

1. 掌握毫针刺法、艾灸法、拔罐法、刮痧法、三棱针法、耳针法、头针法、火针法、穴位埋线法的操作方法与临床应用。

2. 熟悉毫针刺法、艾灸法、拔罐法、刮痧法、三棱针法、耳针法、头针法、火针法、穴位埋线法的作用与注意事项。

3. 了解毫针刺法、艾灸法、拔罐法、刮痧法、三棱针法、耳针法、头针法、火针法、穴位埋线法的作用机理。

项目一 毫针刺法

一、定义

毫针为古代“九针”之一，是临床应用最为广泛的一种针具。毫针刺法是以毫针为工具，刺激人体腧穴等特定部位，以防治疾病的一种方法。毫针刺法是针灸康复疗法中最主要、最常用的一种治疗方法，主要用于慢性病、老年病及各种病证的康复治疗。

二、作用机理

（一）传统医学认识

传统医学认为，针刺通过调节人体内的经气，即机体的机能发挥其作用。针刺疗法是一种在体表操作，既能治疗体表疾患，又能治疗内脏疾患的物理疗法，从古至今一直被广泛应用于临床各科疾病的康复治疗。针刺防治疾病，主要是通过刺激经络腧穴来调节人体内经气的虚实，疏通经络，调和气血，使气血在经脉中按规律顺畅地运行。针刺还可促使人体阴阳的平衡，调节人体脏腑气血的功能，从而达到防治疾病的目的。

（二）现代医学研究

现代医学研究证明，针刺防治疾病是通过多种途径综合作用的结果。神经－体液－内分泌系统直接或间接参与了整个调节过程。大量科学实验研究证明，针刺能对机体产生兴奋和镇静的双向调节作用。这种双向调节作用包括对神经、内脏的兴奋和抑制，对血管的收缩和扩张，对新陈代谢的增进和减退，以及对内分泌的调节。这些反应和作用的产生，主要取决于机体所处的状态。当机体处于兴奋状态时，针刺可使之抑制；当机体处于抑制状态时，针刺可使之兴奋。另外，针刺对机体还可产生强壮作用。针刺治疗疾病不是直接杀死病原体，而是通过增强机体的免疫功能，提高白细胞网状内皮系统的吞噬功能，从而杀灭病菌。可见，针刺对机体是一种双向的良性调节作用，机体功能被调节，同时抗病能力也得到了提高。

三、操作技术

（一）选择针具

现代临床多选用具有较高强度和韧性的不锈钢毫针。在使用前，要认真检查其质量，保证针刺舒适度。毫针有不同的规格，应根据患者的性别、年龄、肥瘦、体质、病情、病位及所取腧穴，选择长短、粗细适宜的毫针。《灵枢·官针》曰："九针之宜，各有所为，长短大小，各有所施也。"如男性、形肥、体壮、病位较深者，可选稍粗而长的毫针；女性、形瘦、体弱、病位较浅者，宜选较短而细的毫针。临床上选针常以将针刺入腧穴应至之深度，针身部分露在皮肤外为宜。

（二）选择体位

针刺时选择适宜的体位对于腧穴的正确定位、施术操作、持久留针及防止晕针、滞针、弯针及折针等都有重要的意义。临床常用的基本体位有两种，即卧位和坐位。卧位又可分为仰卧位、俯卧位、侧卧位；坐位又可分为仰靠坐位、俯伏坐位、侧伏坐位。（图3－1）

（三）消毒

针刺在临床中提倡"一针一穴一棉球"，以减少反复使用可能造成的感染。临床上最好使用一次性无菌针。针刺应严格无菌操作，切实做好针具及器械、医者双手及针刺部位的消毒。针具及与针接触的盘子、镊子等器械消毒可采用高压蒸汽消毒30分钟以上，或75%乙醇浸泡30分钟，或煮沸消毒20分钟左右，以高压蒸汽消毒最佳。医者双手应用肥皂洗刷干净，再用75%的乙醇棉球擦拭后施术。针刺部位可用75%乙醇棉球或棉签擦拭消毒，也可先用2%碘酊涂搽，再用75%乙醇棉球或棉签擦拭脱碘。

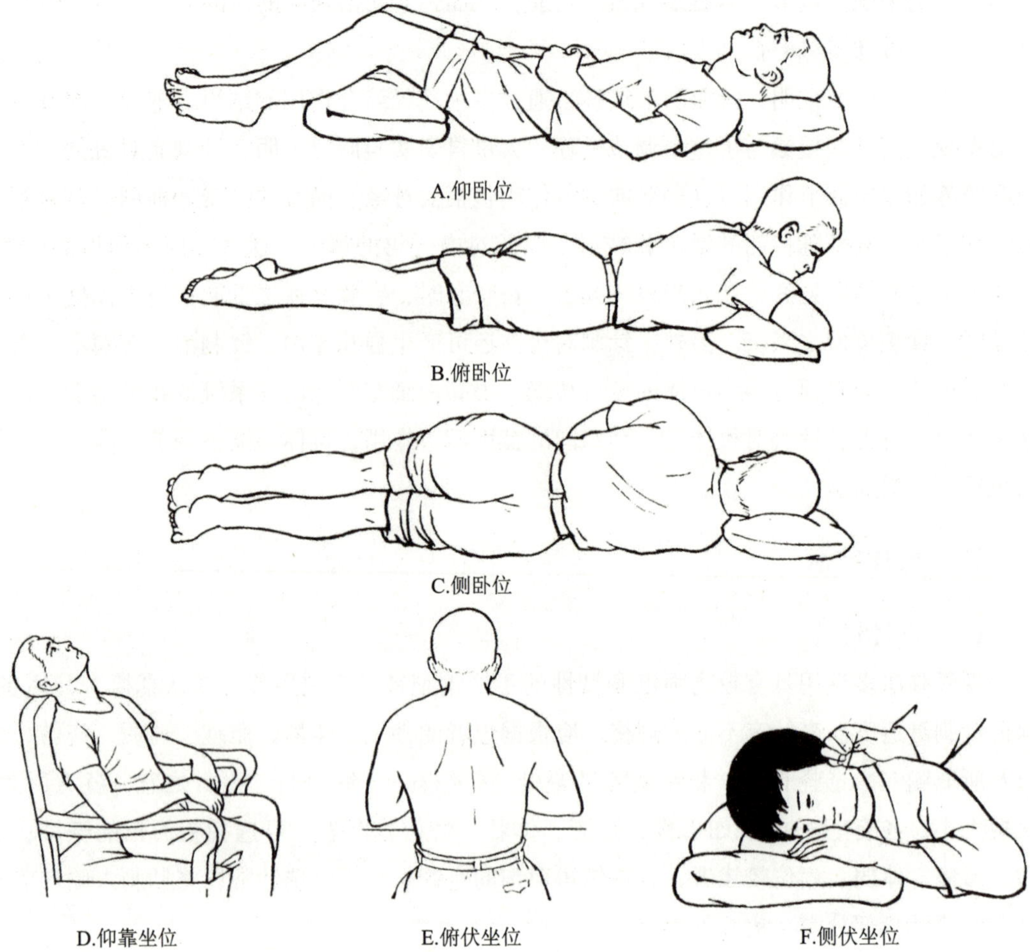

A.仰卧位

B.俯卧位

C.侧卧位

D.仰靠坐位　E.俯伏坐位　F.侧伏坐位

图3－1　临床常用体位

（四）进针法

在临床上进行针刺操作时，一般以双手协同操作。右手多用于持针，称为“刺手”，即用右手拇、食、中三指夹持针柄，无名指抵住针身、指腹紧靠针身下端，其状如持笔(图3－2)。左手多用于切按腧穴局部、辅助进针，称为“押手”。进针法主要包括单手进针法、双手进针法。

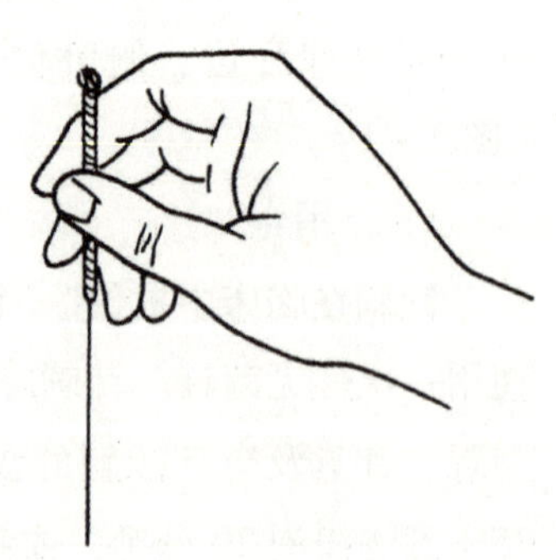

图3－2　持针姿势

1. 单手进针法　多用于较短的毫针。以右手拇、食指持针，中指端抵住腧穴部位，指腹紧靠针体中部，当拇、食指向下用力时，中指也随之屈曲，将针刺入，直至所需求的深度(图3－3)。

2. 双手进针法

(1)指切进针法　又称爪切进针法，以左手拇指或食指端切按在腧穴位置旁，右手持针，紧靠左手指甲缘将针刺入(图3-4)。此法多用于短针的进针。

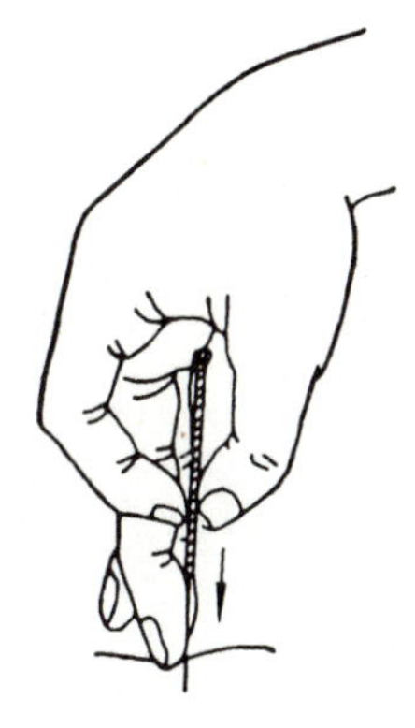

图3-3　单手进针法

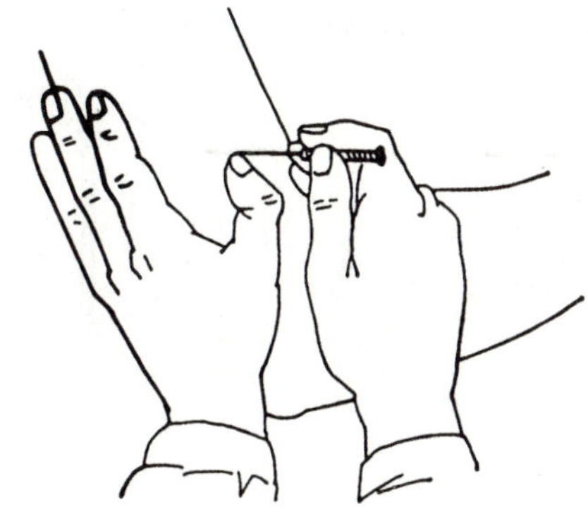

图3-4　指切进针法

(2)夹持进针法　以左手拇、食二指持捏消毒干棉球，夹住针身下端，将针尖固定在腧穴表面，右手捻动针柄，将针刺入腧穴(图3-5)。此法多用于长针的进针。

(3)舒张进针法　以左手拇、食二指将所刺腧穴部位的皮肤向两侧撑开，使皮肤绷紧，右手持针，使针从左手拇、食二指的中间刺入(图3-6)。此法多用于皮肤松弛部位的腧穴。

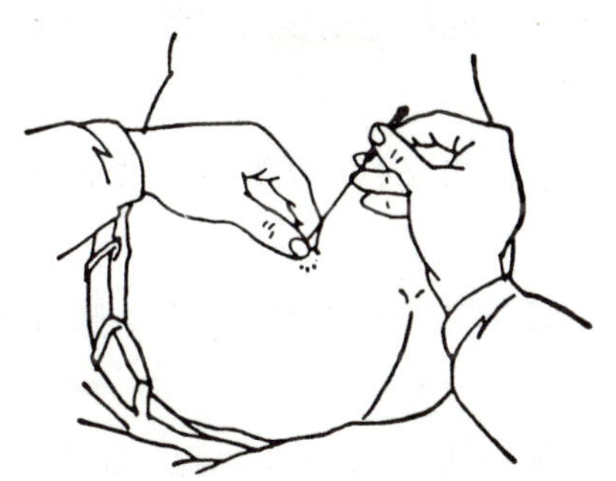

图3-5　夹持进针法

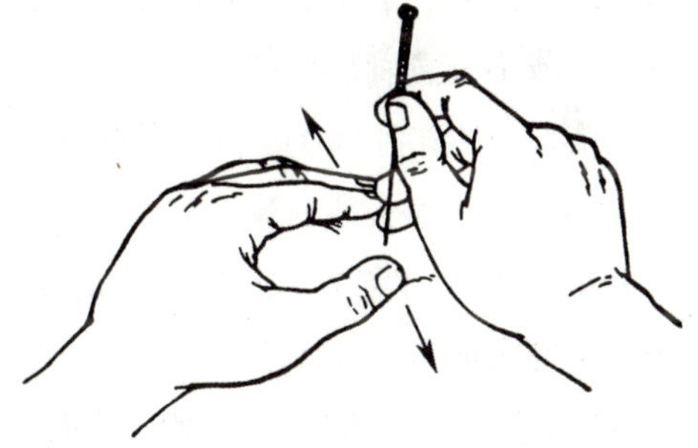

图3-6　舒张进针法

(4)提捏进针法　以左手拇、食二指将针刺部位的皮肤捏起，右手持针，从捏起的上端将针刺入(图3-7)。此法主要用于皮肉浅薄部位的腧穴进针，如攒竹、印堂等。

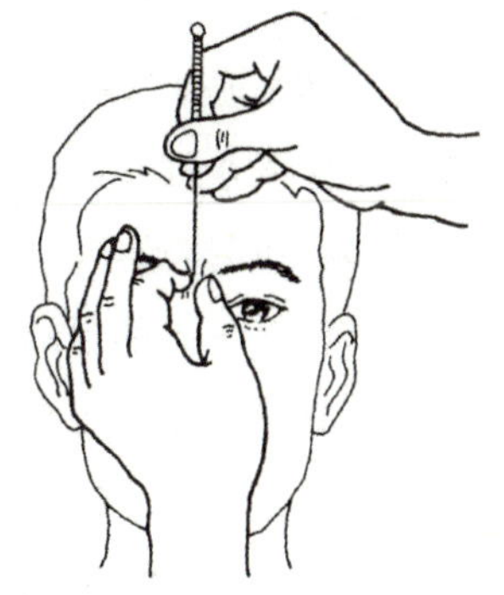

图3-7　提捏进针法

(五)针刺的角度、方向和深度

针刺过程中，正确掌握针刺的角度、方向和深度，有助于增强针感、提高疗效、防止意外事故的发生，是针刺入皮下后的基本操作要求。同一腧穴，由于针刺角度、方向和深度的不同，所产生的针感强弱、感传的方向和疗效会有明显差异。临床上所取腧穴的针刺方向、角度和深度，主要根据施术部位、病情需要及患者体质强弱、形体胖瘦等具体情况灵活掌握。

1. 针刺角度 针刺角度是指进针时针身与皮肤表面所形成的夹角。可根据腧穴的解剖特点和治疗要求而定。包括直刺、斜刺和平刺三种(图 3－8)。

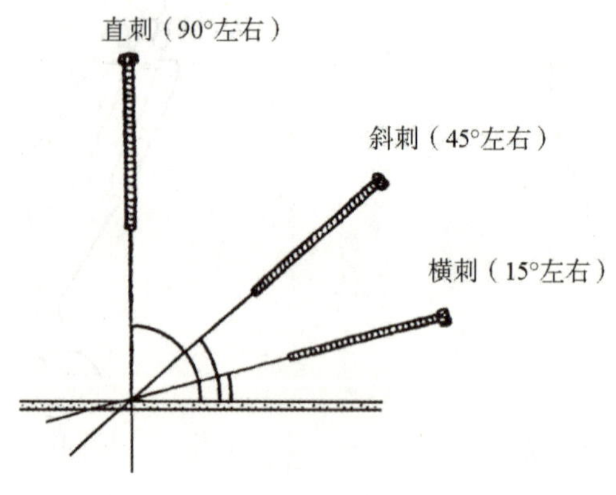

图 3－8 针刺角度

(1)直刺 指针身与皮肤表面成 90°角左右垂直刺入。此法适用于人体大部分腧穴，尤其是肌肉丰厚处，如臀部、四肢部、腹部等。

(2)斜刺 指针身与皮肤表面成 45°角左右倾斜刺入。此法适用于肌肉浅薄处或内有重要脏器，或不宜直刺、深刺的穴位。

(3)平刺 即横刺、沿皮刺，指针身与皮肤表面成 15°角左右沿皮刺入。此法适用于皮薄肉少的部位，如头部的腧穴等。

2. 针刺方向 针刺方向是指进针时针尖的朝向，主要根据经脉循行方向、腧穴部位特点和治疗要求而定。

(1)依经脉循行定方向 根据经脉循行方向，或顺经而刺，或逆经而刺，以达到“迎随补泻”的目的。一般来说，顺经为补，逆经为泻。

(2)依腧穴部位定方向 根据腧穴所在部位的特点，某些穴位必须朝某一特定的方向刺入，以保证针刺的安全。如针刺哑门穴，针尖应朝下颌方向徐徐刺入；针刺背俞穴，针尖要朝脊柱方向刺入等。

(3)依病情治疗需要定方向 根据病情治疗需要，针刺时针尖朝向病变所在部位，以达到“气至病所”的目的。

3. 针刺深度 针刺深度是指针身刺入腧穴内的深浅程度。针刺深度需要结合患者年龄、体质、病情、部位、季节等因素，以既有针感又不伤及重要脏器为原则。

(1)年龄 中青年身体强壮者可深刺；年老体弱和小儿娇嫩之体宜浅刺。

(2)体质 身强体肥者可深刺；体型瘦弱者应浅刺。

(3)病情　里证、实证、阴证、久病宜深刺；表证、虚证、阳证、新病宜浅刺。

(4)部位　四肢、臀、腹等肌肉丰厚处宜深刺；头面和胸背等肌肉浅薄处宜浅刺。

(5)季节　一般来说，春夏宜浅刺，秋冬宜深刺。

针刺的角度、方向和深度三者之间有着密切的关系。一般来说，深刺多用直刺，浅刺多用斜刺或平刺。对颈项部(延髓部)、眼区，胸背部腧穴，因内有重要脏器，尤其要注意掌握好针刺角度、方向和深度。

(六)行针法

行针亦名运针，是指将针刺入腧穴后，为了使之得气，加强或调节针感，以及进行补泻而采取的操作手法。行针方法包括基本手法和辅助手法两类。

1. 基本手法

(1)提插法　是将针刺入腧穴一定深度后，使针在穴位内进行上提下插的操作方法(图3－9)。将针由下向上退为提；由上向下刺入为插。提插幅度的大小，层次的深浅，频率的快慢以及操作时间的长短等，应根据患者的体质、病情和腧穴部位以及治疗目的等灵活掌握。通常认为提插幅度大且频率快的，刺激量就大；提插幅度小且频率慢的，刺激量就小。

(2)捻转法　是将针刺入腧穴一定深度后，以右手拇指和中、食二指持住针柄，进行一前一后的来回旋转捻动的操作方法(图3－10)。捻转角度的大小、频率的快慢、操作时间的长短等，应根据患者的体质、病情和腧穴的特点及治疗目的等灵活运用。通常认为捻转幅度大且频率快的，刺激量就大；捻转幅度小且频率慢的，刺激量就小。以上两种基本手法，既可单独使用，也可配合使用。

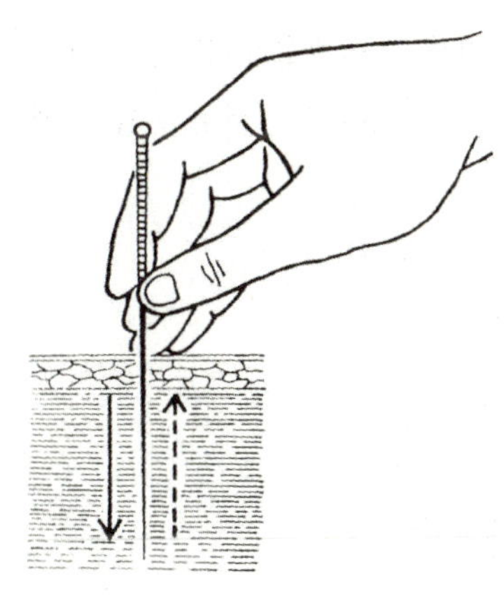

图3－9　提插法

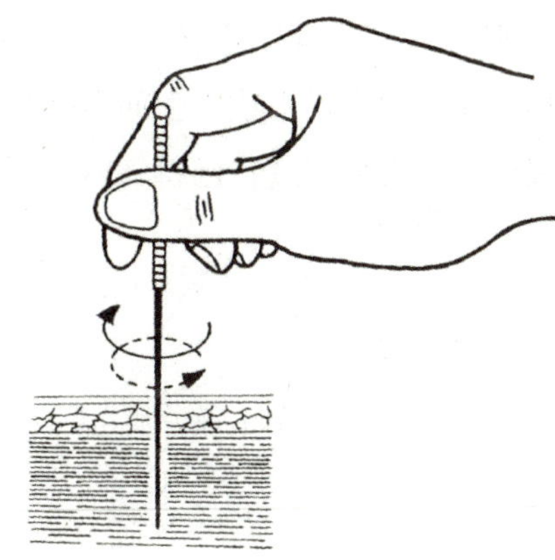

图3－10　捻转法

2. 辅助手法

(1)循法　用手指沿针刺腧穴所属经脉循行路线的上下左右轻轻地叩击或按揉的方法(图3－11)。此法在针刺后无针感，或得气不明显时使用，具有推动气血、激发经气、行气的作用。

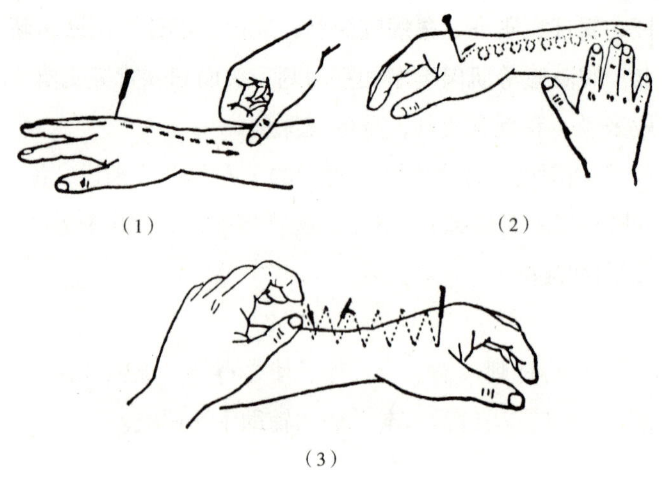

图 3-11 循法

(2)弹法 是将针刺入腧穴一定深度后，以手指轻弹针柄，使针体轻微振动的方法(图 3-12)。此法具有催气、行气的作用。

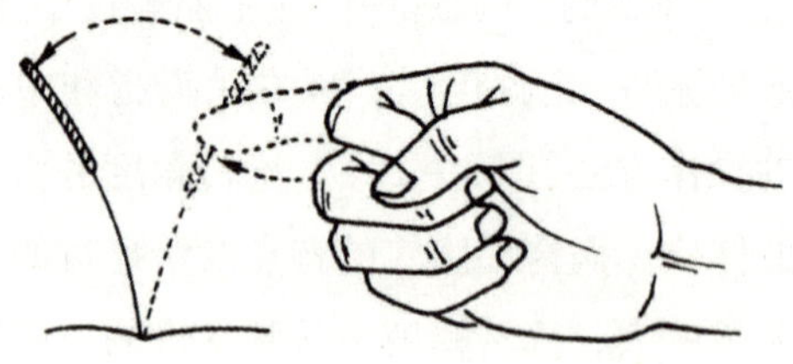

图 3-12 弹法

(3)刮法 是将针刺入腧穴一定深度后，以食指或拇指的指腹抵住针尾，用拇指、食指或中指指甲，由下而上或由上而下频频刮动针柄的方法(图 3-13)。此法在不得气时使用可激发经气，促使得气；已得气时使用可加强针感。

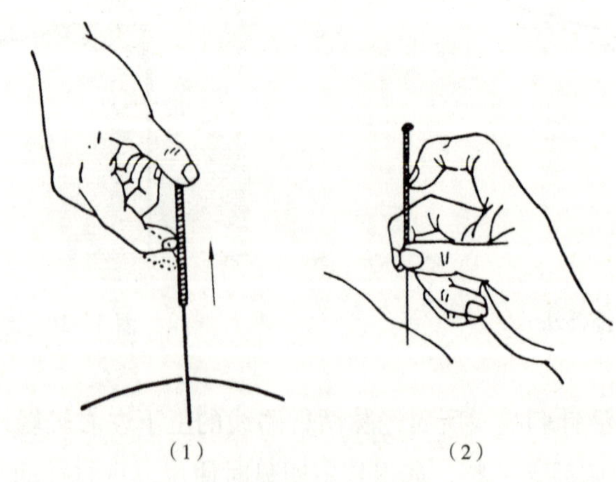

图 3-13 刮法

（4）摇法　是将针刺入腧穴一定深度后，手持针柄，使针轻轻摇动的方法（图 3－14）。可直立针身而摇，以加强针感；也可卧倒针身而摇，以加强经气的感传。

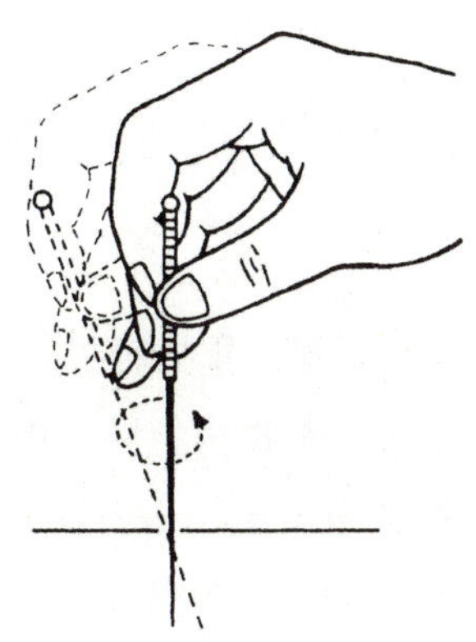

图 3－14　摇法

（5）震颤法　是将针刺入腧穴一定深度后，右手拇、食指夹持针柄做小幅度、快频率的提插捻转动作，使针身产生轻微震颤的方法（图 3－15）。此法具有促进得气、加强针感的作用。

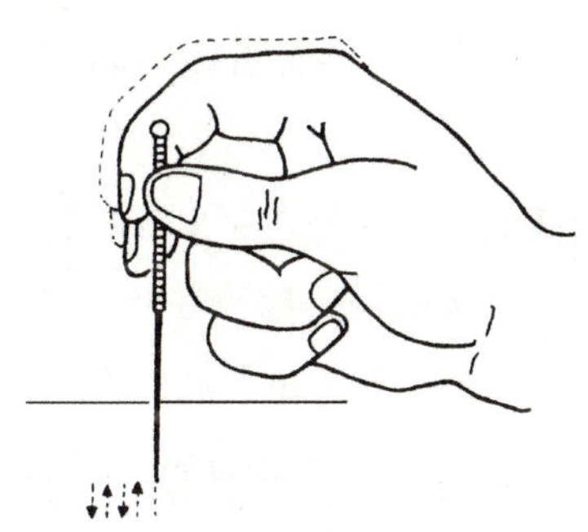

图 3－15　震颤法

（6）飞法　是指用拇、食二指持针，大幅度捻转数次，而后放手，即拇、食二指张开，如飞鸟展翅，一捻一放，如此反复操作，称为飞法（图 3－16）。

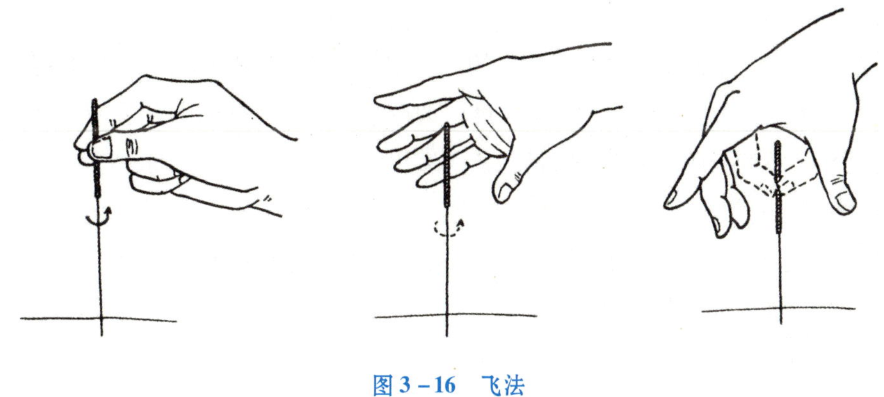

图 3－16　飞法

（七）补泻手法

针刺补泻是根据《黄帝内经》中“实则泻之，虚则补之”的理论而确立的两种不同的治疗原则和方法。即通过针刺腧穴，并采用一定的手法激发经气，以达扶助正气、疏泄邪气，从而调节人体脏腑经络功能，促进阴阳平衡而恢复健康的方法。临床上常用以下针刺补泻手法。

1. 单式补泻法

（1）提插补泻　针下得气后，先浅后深，重插轻提，提插幅度小，频率慢，操作时间短者为补法；先深后浅，轻插重提，提插幅度大，频率快，操作时间长者为泻法。

（2）捻转补泻　针下得气后，捻转角度小，用力轻，频率慢，操作时间短者为补法；捻转角度大，用力重，频率快，操作时间长者为泻法。

（3）徐疾补泻　进针时徐徐刺入，少捻转，疾速出针者为补法；进针时疾速刺入，多捻转，徐徐出针者为泻法。

（4）迎随补泻　进针时针尖随着经脉循行去的方向刺入为补法；针尖迎着经脉循行来的方向刺入为泻法。

（5）呼吸补泻　患者呼气时进针，吸气时出针为补法；吸气时进针，呼气时出针为泻法。

（6）开阖补泻　出针后迅速揉按针孔为补法；出针时摇大针孔而不立即揉按为泻法。

（7）平补平泻　针刺得气后均匀地提插、捻转后出针为平补平泻。

2. 复式补泻法　是由单式补泻手法进一步发展组合而成的复合手法。即将操作形式完全不同，而其基本作用相同的手法结合在一起应用，以达到补泻作用的操作方法。临床常用的有烧山火、透心凉两种方法。

（1）烧山火　视穴位的可刺深度分为浅、中、深三层（天、地、人三部），先浅后深，每层依次各紧按慢提（或用捻转补法）九数，然后退至浅层，称为一度。如此反复操作数度，即将针按至深层留针。在操作过程中，可配合呼吸补泻法中的补法。多用于治疗顽麻冷痹、虚寒性疾病等。

（2）透天凉　将针刺入后直插深层，按深、中、浅的顺序，在每一层中紧提慢按（或捻转泻法）六数，然后插至深层，称为一度。如此反复操作数度，将针紧提至天部留针。在操作过程中，可配合呼吸补泻法中的泻法。多用于治疗热痹、急性痈肿等实热性疾病。

（八）留针与出针

1. 留针　是指进针后，将针置于穴内不动，以加强针感和便于行针。留针过程中不再行针，称之为静留针；留针过程中间歇行针，称之为动留针。留针与否及留针时间的长短依患者病情而定。一般病证，只要针下得气，施术完毕后即可出针或留针 15～30 分钟。对于慢性、疼痛性、顽固性、痉挛性疾病，可适当增加留针时间，并在留针过程中间歇行针，以增强疗效。对急性腹痛、破伤风、角弓反张者，必要时留针可达数小时。对老人、小儿和昏厥、虚脱者，不宜久留针。重要脏器附近的腧穴要慎用留针或过长时间留针。

2. 出针 出针是整个毫针刺法过程中最后一个操作程序，又称起针或退针，是将针刺操作完毕后或留针后，达到一定的治疗要求时将针拔除的操作方法。出针时，以左手持消毒干棉球按压针孔周围皮肤，右手将针轻轻捻转并慢慢提至皮下，然后快速拔出，并用干棉球按压针孔防止出血。出针后应检查针数，防止遗漏。

（九）针刺异常情况的处理和预防

1. 晕针

原因　患者精神紧张，体质虚弱，或疲劳、饥饿、大汗、大泻、大出血后，或体位不当，或医者手法过重而致脑部暂时缺血。

现象　患者突然出现头晕目眩、恶心欲吐等，甚见面色苍白、心慌气短、四肢厥冷、脉沉细等，严重者出现神昏倒地、唇甲青紫、大汗淋漓、二便失禁、脉微欲绝等。

处理　立即停止针刺，将针全部起出。让患者平卧，放低头部，松解衣带，注意保暖。轻者静卧片刻，给予温开水或糖水后即可恢复；重者在上述处理的基础上，指掐或针刺人中、素髎、内关、足三里、涌泉等穴，并可灸百会、气海、关元等穴；必要时应进行现代医学急救措施。晕针缓解后，仍需适当休息方能离去。

预防　对于初次接受针刺治疗和精神紧张者，应先做好思想工作，消除顾虑；正确选择舒适持久的体位（尽量采取卧位），取穴不宜太多，手法不宜过重；对于过度饥饿、疲劳者，不予针刺。留针过程中，应随时注意观察患者的神色，询问其感觉，一旦有晕针先兆，可及早采取处理措施。

2. 滞针

原因　患者精神紧张或疼痛导致肌肉强烈收缩，或行针时连续单向捻转操作而使肌纤维缠绕针身。

现象　进针后，提插捻转及出针困难。若勉强提插、捻转，患者疼痛难忍。

处理　嘱患者放松，消除紧张状态。因单向捻转过度而致者，需反向捻转。或按摩局部肌肉，或在针刺部位旁再刺一针，转移患者注意力，随之将针取出。

预防　对精神紧张者，先做好解释工作，消除紧张顾虑；行针时捻转角度不宜过大，更不可单向连续捻转。

3. 弯针

原因　医者进针时用力过猛或碰到坚硬组织，留针过程中患者体位改变，针柄受到外力的压迫、撞击，滞针未及时处理等。

现象　针身弯曲，针柄改变了进针时的方向和角度，提插捻转和出针均感困难，患者感觉疼痛。

处理　轻微弯曲者，不可再行提插捻转，应慢慢将针退出；弯曲角度过大者，应顺着弯曲方向将针退出；因患者体位改变而致者，应嘱患者恢复原体位，放松局部肌肉，再行退针，切忌强行拔针。

预防　医生进针手法要熟练，指力要轻巧；患者留针时不得随意改变体位；针刺部位和针柄避免受到外物碰撞和压迫；如有滞针应及时正确处理。

4. 断针

原因　针具质量欠佳，针根或针身有剥蚀损坏，针前疏于检查；针刺时针身全部刺入；行针时强力提插捻转，引起肌肉痉挛；留针过程中患者改变体位；滞针和弯针未及时处理等。

现象　针身折断，残端或露于皮肤外，或全部没于皮肤下。

处理　嘱患者放松，不要乱动，以防断端向肌肉深层陷入；如断端还在体外，可用手指或镊子取出；如断端与皮肤相平，可挤压针孔两旁，使断端暴露体外，再用镊子取出；如针身完全没入肌肉，应在X线下定位，并施以外科手术取出。

预防　认真检查针具，对不符合质量要求的应剔出不用；选针时，针身的长度要比应刺入的深度长5分；进针时，不要将针身全部刺入，应留一部分在体外；如有滞针和弯针，应及时正确处理，不可强行拔出。

5. 血肿

原因　针尖带钩损伤皮肉，或针刺时误伤血管。

现象　出针后，局部肿胀疼痛或呈青紫色，或少量出血。

处理　针孔局部小块青紫或少量出血，系小血管受损引起，一般不必处理，可自行消退；如局部青紫较重或活动不便者，先冷敷止血再行热敷，或按揉局部，促使局部瘀血消散。

预防　仔细检查针具，熟悉人体解剖部位，避开血管针刺。

6. 气胸

原因　针刺胸、背部及邻近穴位不当，刺伤肺脏，使空气进入胸膜腔。

现象　针刺后患者突感胸闷、胸痛、心悸气短，严重者呼吸困难、冷汗、发绀、精神紧张、烦躁，甚至出现血压下降、休克等。

处理　一旦发生气胸，应立即起针；让患者半卧位休息，保持心情平静，尽量减少体位翻转。轻者可自然吸收，如有症状，可给予镇咳、镇痛、消炎等药物对症处理；重者，应立即组织抢救，如胸腔排气、少量慢速输氧等。

预防　医者针刺时要集中思想，为患者选好适当体位，根据患者体形肥瘦，严格掌握针刺角度、方向和深度，行提插手法的幅度不宜过大。胸背部腧穴应斜刺、横刺，不宜久留针。

四、临床应用

（一）适应证

毫针刺法的适应证非常广泛，适用于内、外、妇、儿、骨伤、五官、皮肤等临床各科病证。

1. 内科病证 如中风、头痛、面瘫、痹证、不寐、感冒、胃痛、泄泻、便秘、脱肛等。

2. 骨伤科病证 如颈椎病、落枕、肩周炎、腰肌劳损、腰椎间盘突出症、扭挫伤等。

3. 皮外科病证 如乳痈、风疹、痄腮、疝气、扭伤、腱鞘囊肿、牛皮癣、痤疮等。

4. 妇儿科病证 如月经不调、痛经、经闭、崩漏、胎位不正、产后缺乳、遗尿、小儿惊风、疳积、小儿脑瘫等。

5. 五官科病证 如目赤肿痛、近视、耳鸣耳聋、咽喉肿痛、牙痛等。

（二）注意事项

1. 患者在饥饿、疲劳及精神紧张状态下，不宜立即给予针刺治疗。

2. 妇女怀孕 3 个月以内者，下腹部禁针；怀孕 3 个月以上者，腹部及腰骶部不宜针刺。三阴交、合谷、昆仑、至阴等穴有通经活血作用，孕妇禁针；即使在平时，妇女也应慎用。妇女经期，若非为了调经，应慎用针刺。

3. 小儿囟门未合时，其头顶部腧穴不宜针刺。

4. 皮肤有感染溃疡、瘢痕或肿瘤的部位，不宜针刺。

5. 避开血管针刺，防止出血；常有自发性出血或出血不止的患者，不宜针刺。

6. 特殊部位的腧穴，如胸、胁、腰、背等脏腑所居之处和头颈部（如延髓）的腧穴，不宜直刺、深刺，以防止对重要脏器的损伤；对肝脾肿大、心脏扩大、肺气肿等患者更应特别注意。

7. 针刺眼区腧穴，要掌握一定的角度和深度，不宜大幅度提插捻转或长时间留针，防止刺伤眼球和出血。

项目二　艾灸法

一、定义

灸，烧灼的意思。艾灸法是指用艾绒或其他药物点燃后放置在穴位或患处烧灼、温熨，借灸火的温热刺激及药物的药理作用，以达防病治病的一种外治方法。《灵枢・官能》指出："针所不为，灸之所宜。"《医学入门・针灸》载："药之不及，针之不到，必须灸之。"说明艾灸法有其独特的疗效。

二、作用机理

(一)传统医学认识

中医学认为，艾叶性温，其味芳香，除了具有易燃的特点外，还具有理气活血、祛除寒湿、温经、止血、安胎的作用。《本草纲目》云：“艾叶，生则微苦太辛，熟则微辛太苦，生温熟热，纯阳也……灸之则透诸经而治百种病邪。”“艾叶，能通十二经脉，而尤为肝脾肾之药……或用灸百病，或炒热熨敷可通经络，或袋盛包裹可温脐膝，表里生熟，俱有所宜。”说明艾叶具有广泛的治疗作用。

(二)现代医学研究

现代研究表明，蕲艾含挥发油约0.002%，主要成分为苦艾醇、苦艾酮，此外尚含胆素钾盐以及维生素A、B、C、D等。苦艾醇、苦艾酮有兴奋中枢作用；苦艾中含有钾类、鞣酸、氯化钾等，有解热、止血、镇痛的作用。在灸治过程中艾绒燃烧，除了使人感到特别舒适外，其药性可通过体表穴位进入体内，渗透诸经，调节脏腑经络，起到治疗作用。

三、操作技术

(一)艾炷灸

艾炷灸是将纯艾绒用手搓成大小不等的圆锥形艾炷，放置于施灸部位点燃而防治疾病的方法。艾炷通常分三种规格，小炷如麦粒，中炷如黄豆，大炷如蚕豆(图3－17)。施灸时每燃烧一个艾炷，称为一壮。艾炷灸分为直接灸和间接灸两种。

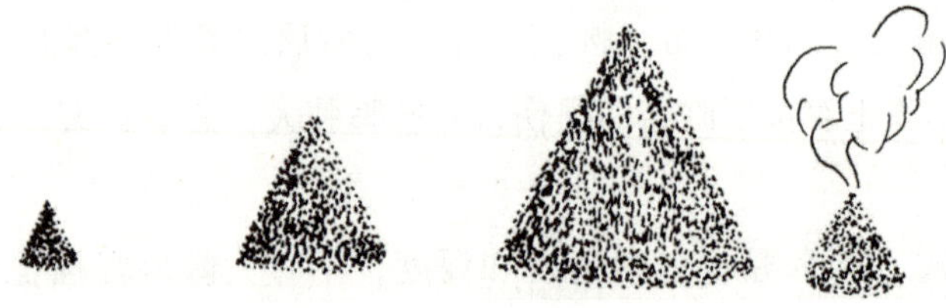

图3－17　艾炷

1. 直接灸　是将艾炷直接放在皮肤上施灸的方法(图3－18)。根据灸后有无烧伤化脓，又分为化脓灸和非化脓灸。

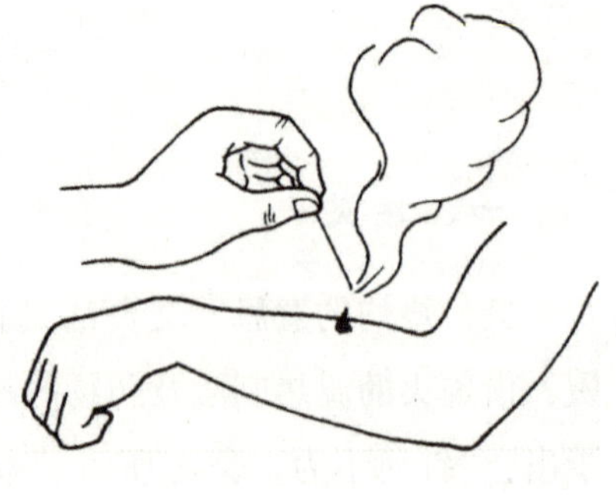

图3－18　直接灸

(1)化脓灸(瘢痕灸)　施灸前在所灸部位涂以少量的大蒜汁，以增强黏附和刺激作用，然后用中等大小的艾炷直接放在穴位上施灸，局部皮肤烫伤起疱，形成无感染性化脓，结痂后形成灸疮，留下瘢痕，故又称瘢痕灸。灸时需注意每壮艾炷必须燃尽，除去灰烬后，方可继续易炷再灸，一般可灸 7～9 壮。灸时如有疼痛，可在施灸周围轻轻拍打缓解疼痛。一般情况下，灸后 1 周左右，施灸部位化脓成疮，5～6 周灸疮自行愈合，结痂脱落后留下瘢痕。化脓灸能改善体质，增强机体的抵抗力，从而起到保健和治疗作用。现代临床多用于一些疑难病证，如哮喘、慢性胃肠疾病、肺痨、瘰疬等，并可预防中风，但不易被患者接受。

(2)非化脓灸(无瘢痕灸)　灸时以达到温烫为主，灸至局部皮肤红晕而不起疱，灸后不化脓、不留瘢痕称为非化脓灸。其方法是先将施灸部位涂以少量凡士林，然后将小艾炷放在穴位上点燃，不等艾火烧到皮肤，当患者感到灼痛时，即用镊子将艾炷移除，更换艾炷再灸，灸满规定的壮数为止。一般每穴灸 3～7 壮，以局部皮肤出现轻度红晕为度。本法因其不留瘢痕，易被患者接受，一般虚寒性疾患均可采用。

2. 间接灸　又称隔物灸，是将艾炷与皮肤之间衬隔某种物品而施灸的方法。根据所隔物品的不同，又将其分了很多灸法，临床上最常用的有隔姜灸、隔盐灸、隔蒜灸、隔附子饼灸等。

(1)隔姜灸　取新鲜生姜，将其切成厚约 0.3cm 的薄片，中间用针穿刺数孔，上置艾炷，放在穴位处或患处点燃施灸(图 3－19)。当患者感到灼热难忍时，将姜片提起片刻，或缓慢移动姜片。艾炷燃尽后依前法再灸，直至皮肤潮红为度。一般每穴灸 5～7 壮。隔姜灸具有温胃止呕、散寒止痛的作用，常用于因寒而致的呕吐、腹痛及风寒痹痛等。

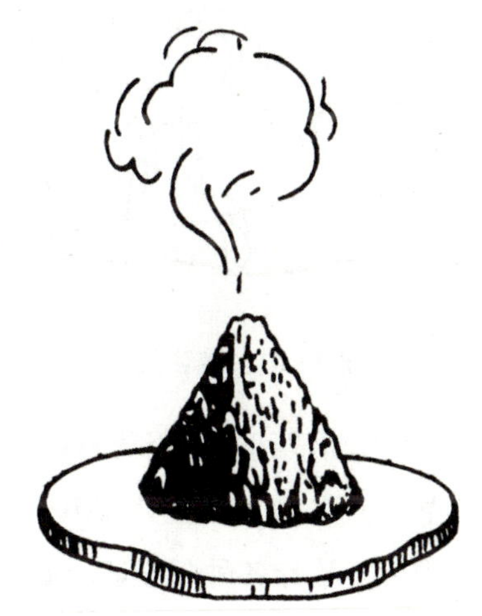

图 3－19　隔姜灸

(2)隔蒜灸　取独头大蒜，将其切成厚约 0.3cm 的薄片，中间用针穿刺数孔，上置艾炷，放在穴位处或患处点燃施灸(图 3－20)。当患者感到灼热难忍时，易炷再灸，一般每穴灸 5～7 壮。也可将大蒜捣成蒜泥，敷于患处，上置艾炷点燃施灸。隔蒜灸具有清热解毒、杀虫的作用，多用于治疗肺痨、腹中积块及乳痈、疖肿、瘰疬、神经性皮炎等。

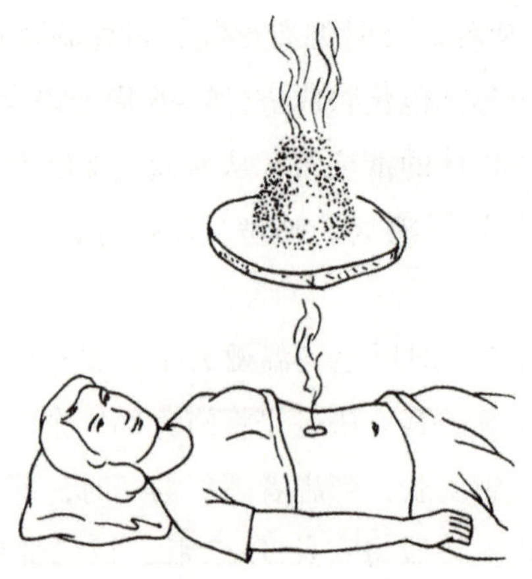

图 3-20　隔蒜灸

(3)隔盐灸　又称神阙灸，本法只适用于脐部。取干燥纯净的食盐，将其填平脐窝，上置艾炷点燃施灸(图 3-21)。当患者感到灼痛时，易炷再灸，灸满规定的壮数为止。一般可灸 5~7 壮。如患者脐部凸出，可用湿面条围脐如井口，再填盐于脐中，依上法施灸；或在食盐上再置一薄姜片，上置艾炷施灸，加施姜片的目的是隔开食盐和艾炷的火源，以免食盐遇火起爆，导致烫伤。隔盐灸具有回阳救逆的作用，多用于急性腹痛、吐泻、痢疾、四肢厥冷和虚脱等。

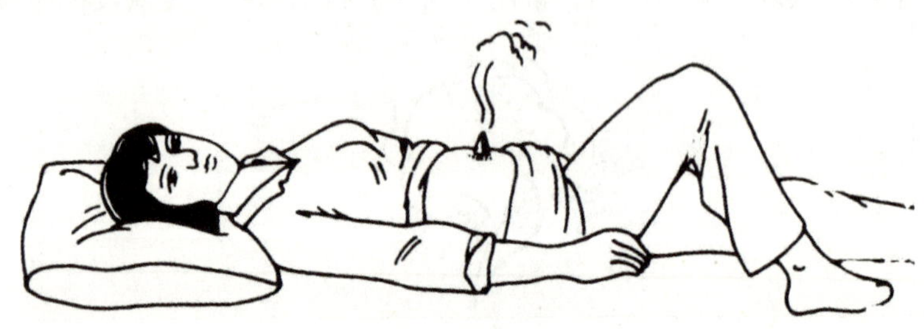

图 3-21　隔盐灸

(4)隔附子饼灸　取生附子，将其研成细末，用黄酒调制成饼，厚 0.3~0.5cm，直径 1~2cm，中间用针穿刺数孔，上置艾炷，放在穴位处或患处点燃施灸。附子辛温大热，有温肾补阳、补益命门的作用，故多用于治疗各种阳虚证。如灸关元、命门等穴，可用于治疗阳痿、早泄、遗尿、尿频、宫寒不孕、痛经等。外科疮毒、窦道、盲管久不收口，或既不化脓又不消散的阴性虚性外证，可在患处灸至皮肤红晕，以利于疮毒的好转。

(二)艾条灸

艾条灸是将艾条点燃，置于应灸部位上施灸的一种操作方法。一般分为悬起灸和实按灸两种。

1. 悬起灸　是将艾条点燃悬于施灸部位上的一种灸法。艾火距离皮肤 2~3cm 为宜，灸 10～15 分钟，至皮肤红晕为度。悬起灸又分为温和灸、雀啄灸和回旋灸。

（1）温和灸　点燃艾条的一端，对准施灸部位，距离皮肤 2～3cm 进行熏烤（图 3－22），使局部有温热感而无灼痛为宜，一般每穴灸 10～15 分钟，至皮肤红晕为度。如遇到昏厥或局部知觉减退的患者及小儿时，医者可将食、中两指分开置于施灸部位两侧，通过医者的手指来测知患者局部受热程度，便于随时调节施灸距离，掌握施灸时间，防止烫伤。

（2）雀啄灸　施灸时，艾条点燃的一端与施灸部位的皮肤并不固定在一定的距离，而是像鸟雀啄食一样，一上一下地移动（图 3－23）。

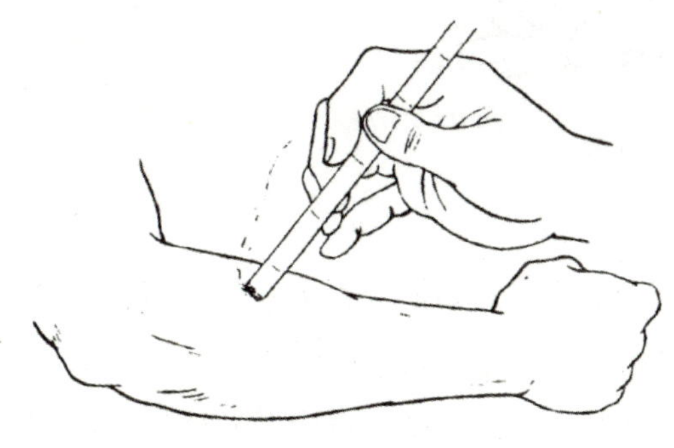

图 3－22　温和灸

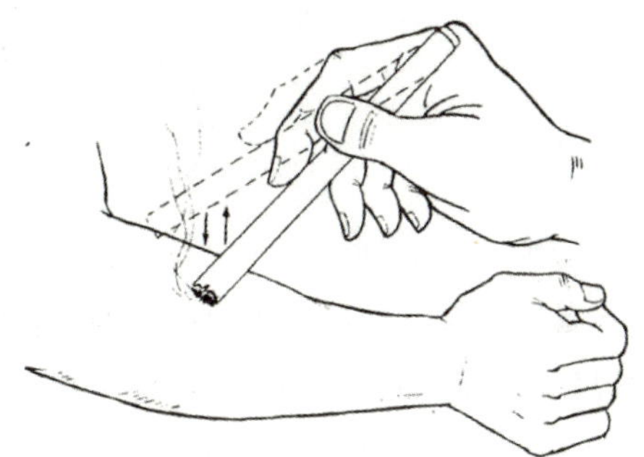

图 3－23　雀啄灸

（3）回旋灸　施灸时，艾条点燃的一端与施灸皮肤虽保持一定的距离，但位置不固定，而是向左右方向均匀地移动或反复旋转地进行灸治（图 3－24）。

2. 实按灸　实按灸多用药艾条，施灸时，先在施灸部位处垫布或数层纸，然后点燃艾条一端实按在施术部位上，使热力透达深部（图 3－25）。古代的太乙针、雷火针等即为此法。

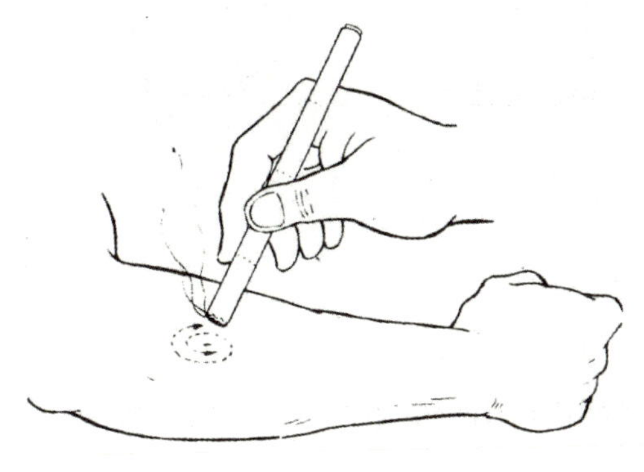

图 3－24　回旋灸

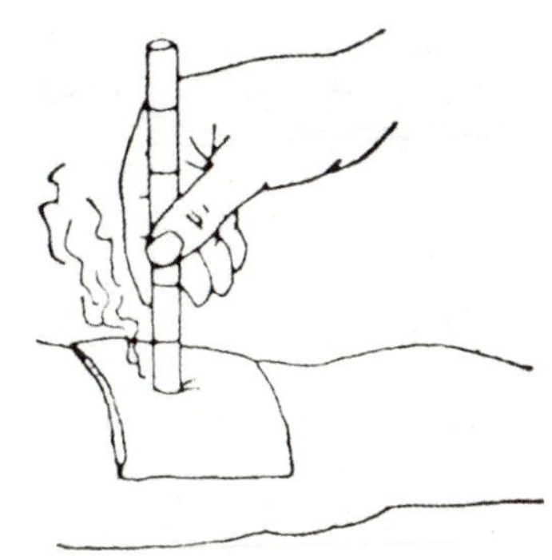

图 3－25　实按灸

（三）温针灸

温针灸是将针刺与艾灸结合应用的一种方法，适用于既需要留针又需施灸的病证。方法是针刺得气后，将针留在适当的深度，将长约 1.5cm 的艾条点燃插在针柄上，或将少许艾绒捏至针尾点燃施灸（图 3－26）。待艾条或艾绒燃尽后除去灰烬，将针取出。此法具有针刺与艾灸的双重功效，是一种简便易行的针灸并用方法，值得推广。需要注意的是，为防止艾火掉落烫伤，可在施灸下方垫一纸片。

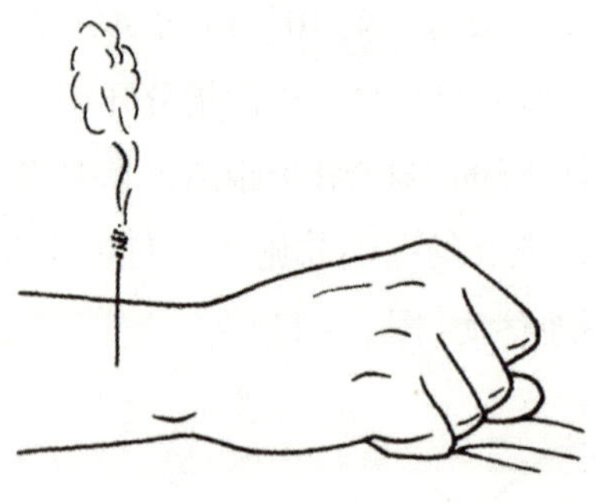

图 3－26 温针灸

(四)温灸器灸

温灸器是一种便于施灸的器械，用温灸器施灸的方法称为温灸器灸。常用的有温灸盒和温灸筒(图 3－27)。方法是将艾绒装入温灸器的小筒，点燃后，用盖盖好，然后放置于施灸部位，进行熨灸，直至所灸处红晕为度。此法具有调和气血、温中散寒的作用，适宜于病变部位较大、小儿、妇女及惧怕灸治者。

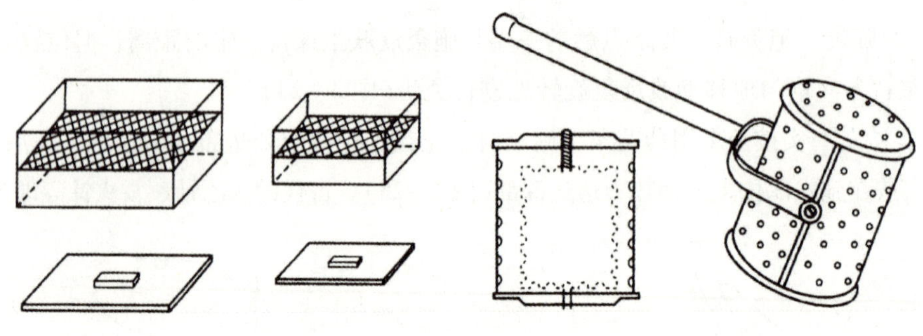

图 3－27 温灸器

四、临床应用

(一)适应证

艾灸法的适用范围非常广泛，寒热虚实各种病证均能适用。尤其适用于寒证、阴证、虚证和久病，虚证中以阳气虚弱为主。

1. 艾灸有温经通络、行气活血、祛湿散寒的作用，可用于风寒湿邪所致的病证及气血虚引起的眩晕、贫血、乳少、闭经等。

2. 艾灸有温补中气，回阳固脱的作用，可用于久泻、久痢、遗尿、崩漏、脱肛、阴挺及寒厥等。

3. 艾灸有消瘀散结的作用。对于乳痈初起、瘰疬、痈肿未化脓者，有一定疗效。

4. 常灸关元、气海、足三里、命门、肾俞等腧穴，可鼓舞人体正气，增强抗病能力，起到防病保健的作用。

5. 隔姜灸有解表散寒，温中止呕的作用，可用于外感表证、虚寒性呕吐、腹泻、腹痛等。

6. 隔蒜灸有清热、解毒、杀虫的作用，可用于疔肿疮疡、毒虫咬伤，对哮喘、脐风、肺痨、瘰疬等也有一定疗效。

7. 隔附子饼灸有温肾壮阳的作用，可用于命门火衰而致的遗精、阳痿、早泄等。

8. 隔盐灸有温中散寒、扶阳固脱的作用，可用于虚寒性呕吐、泄泻、腹痛、虚脱、产后血晕等。

9. 温针灸具有针刺和艾灸的双重作用，一般针刺和艾灸的共同适应证均可运用。

10. 近几十年来，灸法亦应用于慢性肝炎、恶性肿瘤、艾滋病等，可改善症状、减轻放化疗副作用。

11. 近代医者对灸法治疗实热证或虚热证进行了大量的临床观察，证实了灸法可治疗实热证或虚热证。如温和灸治疗急性乳腺炎、急性化脓性中耳炎、急性结膜炎等；艾炷灸治疗带状疱疹、急性细菌性痢疾、流行性出血热、糖尿病等，均取得了良好的疗效。

（二）注意事项

1. 施灸前的准备 施灸前做好解释工作，取得患者配合，并让患者采取耐久舒适的体位，便于医者操作。

2. 施灸顺序 一般先上后下；先灸背腰部，后灸腹部；先灸头身，后灸四肢；先灸阳经，后灸阴经；壮数是先少后多，艾炷是先小后大。但对特殊情况要灵活运用，如灸治气虚下陷的脱肛则宜先下后上，即先灸长强以收肛，再灸百会以举陷。

3. 禁灸与慎灸的部位 颜面部、五官、心区、大血管部位及关节部位不宜采用瘢痕灸；孕妇腹部和腰骶部不宜施灸；对昏迷、肢体麻木不仁及感觉迟钝的患者，勿灸过量，以免引起烧伤。

4. 施灸的疗程 一般初灸 1 次/天，灸 3 次后，1 次/2～3 天，急性病也可 2～3 次/天，慢性病可灸数月。

5. 灸后的处理 施灸过量，时间过长，容易出现水疱，不要擦破，可任其自然吸收；若水疱过大，可用消毒针刺破水疱，挤出水液，再涂以甲紫，并以消毒纱布敷盖。化脓灸时，在灸疮化脓期间，要注意适当休息，加强营养，保持清洁，可用敷料保护灸疮，防止感染。若有继发感染，应及时对症处理，灸疮脓液呈黄绿色或有渗血现象者，可用消炎药膏或玉红膏涂敷，尤其灸治呼吸系统疾病患者更应注意。

6. 其他 施灸室内注意通风，保持空气清新，避免烟尘污染；施灸时，防止艾火脱落烧伤衣物或皮肤。

知识链接

三伏灸

三伏灸是在三伏天时采用天灸治病的方法，是中国传统医学最具特色的伏天保健疗法，类似于现代预防医学。具体做法是利用全年中阳气最盛的三伏天(初伏、中伏、末伏)，在对应穴位贴上中药，以达灸治效果。常用的中药有玄胡、白芥子等，按比例用姜汁调成膏状，用胶布将块状药膏贴于穴位上。常贴的穴位有大椎、中脘、关元、足三里、命门、涌泉等。初伏、中伏、末伏各贴一次。成人一般贴2~4小时/次，儿童贴1~2小时/次，贴药后皮肤有发热感、灼痛感，以耐受为度。三伏灸是利用“冬病夏治”的原理，在夏天治疗冬天好发的疾病，以预防和减少病证在冬季发作。它主要适用于两类疾病：一是过敏性疾病，如哮喘、反复呼吸道感染(咽炎、扁桃体炎、支气管炎、支气管肺炎等)；二是虚寒性疾病，如胃痛、肠炎、关节痛、虚寒头痛、肾虚腰痛等。三伏灸需要注意的是孕妇、年老体弱、2岁以下小儿及皮肤过敏患者应慎用或禁用；敷贴期间应禁食生冷刺激性食物、肥甘厚腻及海鲜等发物；贴药10小时内不宜冲凉洗澡；皮肤有破损或患有肺结核、支气管扩张、急性咽喉炎等疾病，都不宜用三伏灸贴敷。

项目三　拔罐法

一、定义

拔罐法是以罐为工具，利用燃烧、抽气、蒸汽等方法排出罐内空气，造成负压，使罐吸附于体表，产生良性刺激，以防治疾病的方法。

拔罐法，或称吸筒疗法，古称角法，最早见于马王堆汉墓出土的帛书《五十二病方》，晋代葛洪著的《肘后备急方》也记载了用制成罐状的兽角拔脓血以治疗疮疡脓肿的疗法。随着医学的发展，罐具也在不断改进，由最初的角罐发展到竹罐、陶罐、玻璃罐、抽气罐等。玻璃罐透明，易于观察罐内皮肤的情况，临床上最常用。

二、作用机理

(一)传统医学认识

1. 平衡阴阳　阴阳是中医基础理论的核心。因外感六淫、七情及损伤等因素使阴阳的平衡遭到破坏时，就会导致“阴胜则阳病，阳胜则阴病”等病理变化，而产生“阳盛则热，阴盛则寒”等临床证候。拔罐疗法可促使阴阳消长和转化，如拔大椎穴，可清泻阳热；

拔关元穴可温阳散寒；取足阳明经穴、足太阴经穴及背俞穴(天枢、足三里、脾俞、三阴交)等灸罐操作，可温阳祛寒，用于治疗脾胃虚寒的泄泻；肝阳上亢的项背病、头痛、眩晕等，取大椎穴用三棱针点刺出血后拔火罐，可清泻肝之阳热。

2. 调理脏腑 脏腑是人体内脏的总称。脏腑之间相互联系，脏腑和其他人体部位也有密切的关系。拔罐疗法通过平衡阴阳、扶正祛邪、疏通经络、通畅气血等作用，在脏腑功能正常时，可调节其达最佳状态；当脏腑功能低下时，可促进其功能增强；当脏腑功能亢奋时，可挫其锐势，最终达到防病强身保健的目的。

3. 疏通经络 经络是联系内外、沟通上下、运行气血、纵横交错的网络通道。经络把人体五脏六腑、四肢百骸、五官九窍、筋骨皮肉等联成一个有机整体，经络通，气血行，生命活动则正常。经络闭阻，气血运行受阻，就会产生各种病变。拔罐疗法通过对经络穴位、病变部位吸拔作用，可引起局部经络反应，起到激发和调整经气的作用，并通过经络影响到所连属的脏腑、组织、肢节的功能活动，以调节机体的生理、病理状况，达到百脉疏通，五脏安和，使人体恢复正常生理功能的目的。临床常用的循经拔罐有多罐、走罐、刺络拔罐等。

4. 行气活血 气血是人体生命活动的物质基础，具有濡养、推动、温煦等作用。气血阻滞，就会产生各种病证。如临床常见的疼痛，中医讲“不通则痛”，气血不通则引起疼痛症状，拔罐疗法通过振奋鼓舞气血，可使气血行，营卫通，瘀血散，从而有效地缓解疼痛。拔罐疗法可使体表产生充血、出血等变化，鼓动气血，通滞化瘀，使经络脏腑得到濡养。

5. 扶正祛邪 拔罐疗法可拔除体内各种邪气(瘀血、湿毒等)，调节脏腑经络功能，提高整个机体抗病能力。扶正祛邪主要通过不同的拔罐方法和经络腧穴配伍来实现。如对风寒湿邪引起的痹证，在阿是穴或脊柱两侧进行刺络拔罐，可祛病邪，调气血而达到治疗效果。再如虚寒性脾胃病证，可选上腹部穴位和背俞穴留罐治疗，使脾胃健壮，以达扶正的目的。

6. 祛毒排脓 拔罐法操作时罐内形成负压，吸附力很强。对于毒气郁结、恶血阻滞之证，有明显疗效；脓未成时，用刺络拔罐可使毒气吸出，气血疏通，壅滞消散；已成脓时，可托毒排脓，消尽恶血，经络通畅，气血和调，疾病痊愈。

(二)现代医学研究

1. 物理方面

(1)负压作用　拔罐时罐内负压作用，可使皮肤表面有大量气泡逸出，加强了局部组织的气体交换，从而加速体内毒素的排出。负压产生的吸拔、摩擦、牵拉、挤压等机械刺激，不仅调节了血液循环，也刺激了神经、皮下腺体、肌肉等多系统，引起一系列的神经-内分泌反应。如走罐，大面积物理刺激作用于背部神经根，反射于大脑皮层，中枢神经得到兴奋，使得背部发生持续一天以上的舒适感与反射性温热感。

(2)温热作用　罐内负压产生吸拔后，人为造成局部血流血压的变化，使得局部温度逐渐升高，尤其在肌肉丰厚处，温度升高的面积更大些。再加上火罐本身的温热作用，可产生数小时至数日的持续高温，加快了血液循环，改善了代谢状况，从而增强了组织耐受力和抗病能力。

2. 生物方面

(1)改善皮肤生理功能　拔罐后，可加快皮肤新陈代谢；通过刺激局部分泌增加，增强抗感染能力。

(2)促进血液循环　拔罐所产生的充血及血液往复灌注，使毛细血管扩张，血液循环加快，调节器官组织的血液供应，改变全身代谢。

(3)提高免疫力　拔罐产生的负压作用，使得局部毛细血管破裂，引起自身溶血现象，释放出多种神经介质，通过神经体液调节机制，使白细胞吞噬能力和血清补体效价有很大提高，激活多种免疫反应途径，增强了机体的抗病能力。

(4)缓解疼痛　拔罐时通过对皮肤的刺激，改善了局部组织的新陈代谢，减轻或消除了致痛物质对神经末梢的刺激，痉挛缓解，痛阈提高，疼痛症状得以缓解或消失。

(5)修复损伤　拔罐可加快血液循环，提高痛阈，缓解紧张，伸展肌肉，松解粘连，消除压迫，从而调整组织结构和功能，修复损伤。

三、操作技术

(一)罐的种类

罐的种类很多，常用的有竹罐、陶罐、玻璃罐、抽气罐等(图3-28)。

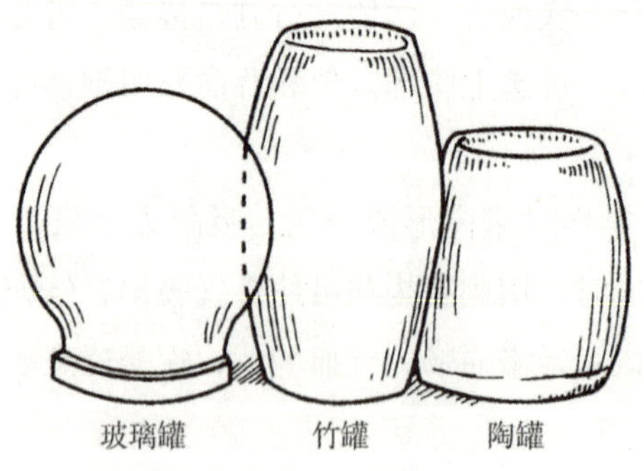

图3-28　常用罐具

1. 竹罐　将直径3~5cm的竹子，制成6~10cm长的竹筒，一端留节作底，另一端磨光作罐口，用刀刮去青皮及内膜，制成厚3~9mm、形如腰鼓的竹罐。其优点是取材容易、轻巧价廉，不易摔坏，适于煎煮。缺点是容易燥裂漏气，吸附力不大，且质地不透明，难以观察罐内情况，不适用于刺血拔罐。

2. 陶罐 用陶土烧制而成，罐口较小，且大小不一，肚大而圆，状如瓷鼓。其优点是吸附力大。缺点是质地较重，易于摔碎。

3. 玻璃罐 是由耐热质硬的玻璃烧制而成，口平腔大底圆，罐口平滑，口边外翻，大小规格多样。其优点是质地透明，易于观察罐内情况。缺点是容易摔碎。

4. 抽气罐 是用有机玻璃或塑料等制成的带有抽气装置的罐具，分为罐体和抽气筒两部分，其罐口有大小不同的规格。其优点是可随意调节罐内负压，控制吸拔力，操作简单，不会引起烧烫伤。缺点是没有火力的温热刺激。

（二）拔罐的方法

1. 罐的吸拔方法

（1）拔罐前的准备　拔罐前，应准备好要用的物品，如各种型号的罐、95%乙醇、打火机或乙醇灯、75%乙醇、镊子、棉球等。应用刺络拔罐时，还要准备三棱针、皮肤针等；若用煮沸法和药罐，应准备煮沸用的相关物品和药物。

（2）罐的吸拔方法

1）火罐法　是指借助燃烧火力，排出罐内空气，使之形成负压，将罐吸附于体表的方法。根据用火方式的不同，又有不同的分类。

①闪火法：用镊子或止血钳夹95%乙醇棉球（或用7～8号粗铁丝，一头缠绕线带或石棉绳，做成乙醇棒），点燃后，在罐内中段绕1～2圈随即退出，并迅速将罐扣于吸拔部位（图3－29）。此法无燃烧物坠落，不易引起烧烫伤，操作比较安全，是临床最常用的拔罐方法，可用于闪罐、留罐、走罐等。需要注意的是棉球蘸乙醇不要太多，防止其滴落烫伤皮肤。

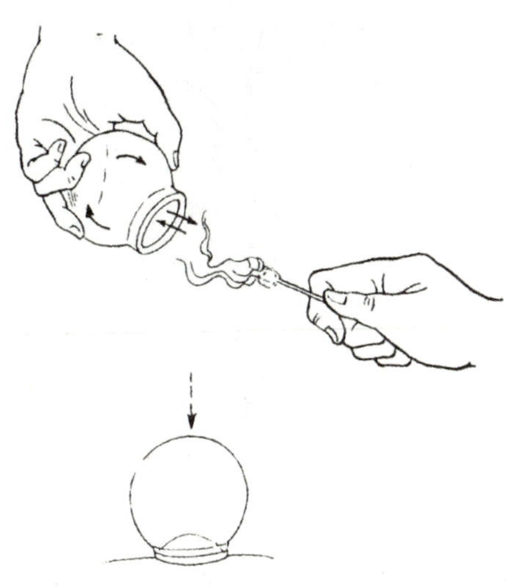

图3－29　闪火法

②投火法：将易燃的软纸卷(片)，或乙醇棉球点燃后投入罐内，不等其燃尽，迅速将罐扣在应拔的部位上(图3－30)。此法罐内燃烧物易坠落烫伤皮肤，故多用于身体侧面横向拔罐。

③架火法：取一不易燃烧及传热的块状物(如胶木瓶盖等)，上置95%乙醇棉球，放在应拔的部位上，点燃后迅速将罐扣上，可产生较强的吸附力(图3－31)。

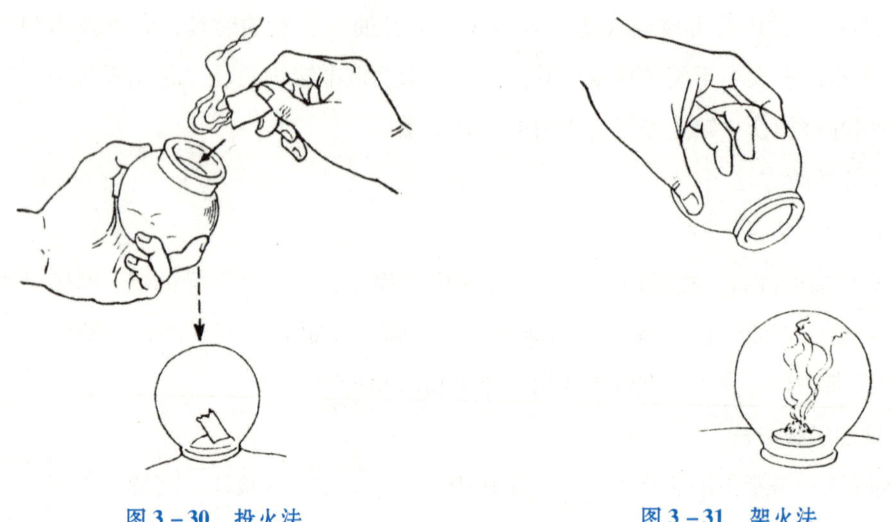

图3－30 投火法　　图3－31 架火法

2)抽气法　先将抽气罐紧扣在应拔部位上，用抽气筒抽出罐内空气，使之产生负压，即可吸住(图3－32)。

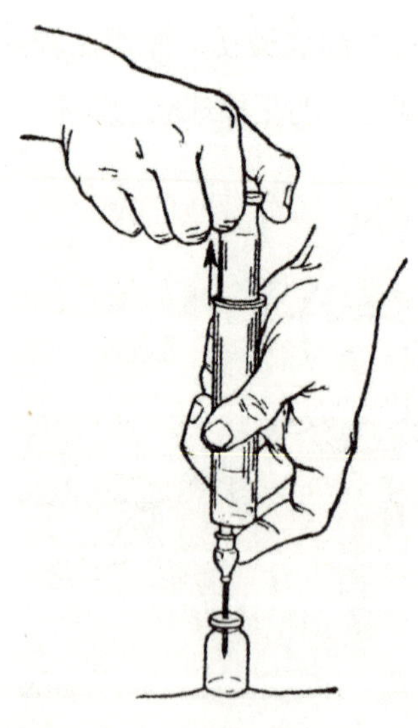

图3－32 抽气法

3)水罐法　将竹罐放在水或药液中煮沸2～3分钟，然后用镊子将罐口朝下夹住，甩去水液，或用湿冷毛巾紧扪罐口，趁热按在皮肤上，轻按半分钟即能吸住。

2. 拔罐的运用方法 根据病变部位和疾病性质，拔罐法在临床上有不同的运用方法。

(1)留罐 又称坐罐，拔罐后将罐留置一段时间，一般5~15分钟。罐大吸附力强的应适当缩短留罐时间；肤薄敏感者、老年人和儿童留罐时间也不宜过长。此法适用于临床各科，尤其是急慢性软组织损伤、关节病变等，单罐、多罐均可用。

(2)闪罐 用闪火法将罐拔好，随即取下，再拔再起，如此反复多次，直至皮肤潮红为度。此法多用于局部皮肤麻木、疼痛或功能减退等疾患，如面瘫等。尤其适用于不宜留罐的患者，如小儿、年轻女性的面部。

(3)走罐 又称推罐，选用罐口较大的玻璃罐，先在拔罐部位涂上凡士林、润肤霜、刮痧油等润滑剂，将罐拔上后，用手握住罐体稍用力慢慢向前推动，方向为或上下，或左右，或循经，反复推拉数次，至皮肤潮红为度(图3－33)。此法适用于面积较大、肌肉丰厚部位，如脊背、腰臀、大腿等部位。

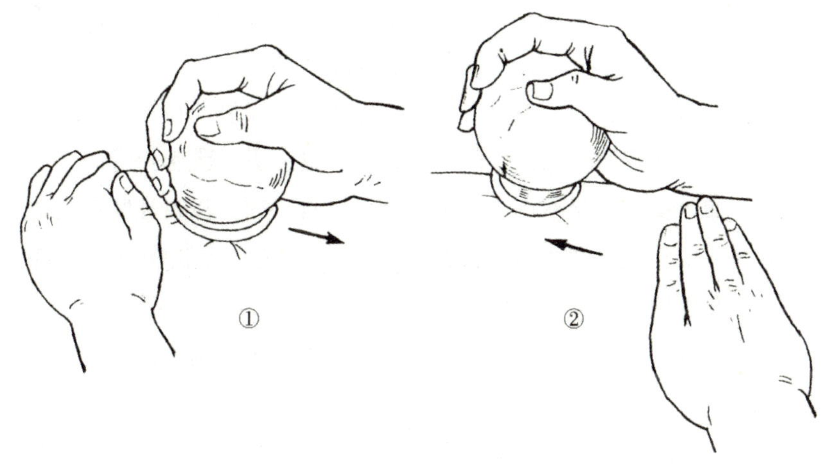

图3－33 走罐

(4)排罐 沿某一经脉循行路线或某一肌束的体表位置，按一定顺序排列成行吸拔多个罐具，称为排罐。

(5)针罐 即针法与罐法的配合应用。使用的针具不同，又有不同的方法。

①留针拔罐：毫针针刺留针时，以针为中心拔罐，留置适当时间后，起罐再起针。因罐内负压易加深针刺深度，故此法不适用于胸背部，以免引起气胸。

②刺络拔罐：刺血疗法与拔罐疗法的配合应用。用三棱针、皮肤针在施术部位点刺出血，然后拔罐、留罐，直至拔出恶血为度。起罐后用消毒棉球擦干血迹。此法多用于热证、痛证、瘀血证及皮肤病等，如各种急慢性软组织损伤、皮肤瘙痒症、神经性皮炎、痤疮、丹毒、哮喘、乳痈、坐骨神经痛等。需要注意的是，不可在大血管上进行刺络拔罐，以免出血过多，发生危险。

3. 起罐方法　一手握住罐体稍倾斜，另一手拇指或食指按压罐口边缘的皮肤，使罐口与皮肤间产生空隙，空气进入罐内即可将罐取下(图3－34)。切不可生拉硬拔，以免损伤皮肤。

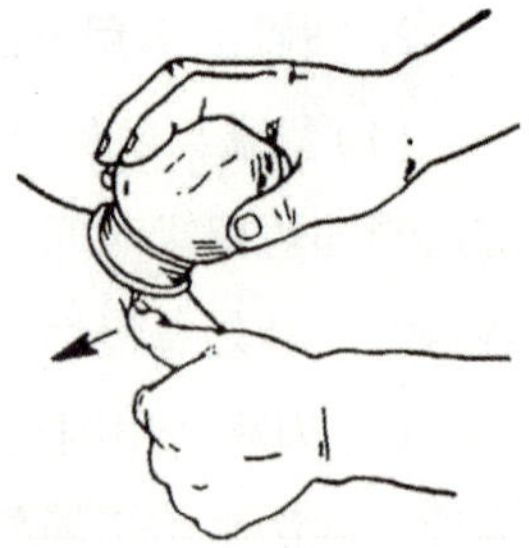

图3－34　起罐法

四、临床应用

(一)适应证

拔罐法的适用范围非常广泛，尤其对于各类疼痛、软组织损伤、风寒湿痹证、急慢性炎症，以及经络不通、脏腑功能失调所引起的各种病证均有较好的疗效。临床上已从早期的疮疡发展到包括内、外、妇、儿、皮肤、五官等一百多种疾病的治疗。

1. 内科病证　如感冒、咳嗽、发热、急慢性支气管炎、支气管哮喘等肺系疾病；呕吐、胃痛、便秘、慢性腹泻、胃肠痉挛等消化系统疾病；另外还有头痛、面瘫、高血压、神经衰弱、中风后遗症、尿潴留、尿失禁等其他内科疾病。

2. 外科病证　如疖、疔、痈、疽、丹毒、虫蛇咬伤、脱肛、痔疮等。

3. 妇科病证　如月经不调、痛经、闭经、带下、盆腔炎、乳腺炎等。

4. 儿科病证　如厌食、消化不良、腹泻、遗尿、百日咳、流行性腮腺炎等。

5. 皮肤科病证　如痤疮、荨麻疹、湿疹、神经性皮炎、皮肤瘙痒症、带状疱疹、白癜风，还可用于养颜美容等。

6. 五官科病证　如牙痛、口腔溃疡、鼻炎、慢性咽喉炎、扁桃体炎等。

(二)禁忌证

1. 过饥、过饱、醉酒、过度疲劳者，精神失常、精神病发作期、破伤风、狂犬病等不能配合者禁止拔罐。

2. 婴幼儿，孕妇的腹部、腰骶部、前后阴、乳房部慎用拔罐。

3. 有出血倾向或损伤后出血不止的患者，如血友病、白血病、血小板减少性紫癜等禁止拔罐。

4. 高热、抽搐和痉挛发作者禁止拔罐。

5. 有严重肺气肿的患者胸部及肺部不宜负压吸拔；心衰患者心尖区、体表大动脉搏动处、静脉曲张处禁止拔罐。

6. 骨折未愈合，急性关节、韧带、肌腱严重损伤者禁止拔罐。

7. 眼耳口鼻等五官孔窍处禁止拔罐。

8. 皮肤严重过敏者或皮肤有溃疡、破裂处禁止拔罐。

9. 肺结核、恶性肿瘤、瘰疬、疝气处禁止拔罐。

10. 急性严重疾病、慢性全身虚弱性疾病及接触性传染病患者禁止拔罐。

(三)注意事项

1. 体位的选择 患者体位要舒适，局部肌肉放松，拔罐时不要随意移动体位，以免罐具脱落。

2. 拔罐部位的选择 一般应选肌肉丰满、皮下组织充实的部位。

3. 罐具大小的选择 要根据所拔部位的面积大小而选择大小适宜的罐。

4. 吸拔手法操作要求 手法要熟练，动作轻、快、稳、准。一定要注意安全，尤其是棉球蘸乙醇不宜过多，以免滴下烫伤皮肤。应用贴棉法时，要将棉花紧贴在火罐的上中段；用架火法时，扣拔要准确，不要将燃着的烧火架撞翻；用水罐法时，要甩净罐中的热水；用投火法时，火要旺，动作要快，罐口向上倾斜。

5. 拔罐运用 留针拔罐，选择罐具宜大，毫针针柄宜短，以免吸拔时罐具碰触针柄而造成折针；多罐操作时，火罐排列距离不且太近，以免互相牵拉产生疼痛或罐具脱落；走罐时，不能在骨突处推拉，以免损伤皮肤；刺络拔罐时，出血量不宜过多。

6. 晕罐的处理 拔罐过程中若出现头晕、胸闷、恶心呕吐、冷汗淋漓、肢体发软，甚至休克等晕罐现象，应立即起罐。患者呈头低脚高卧位，必要时饮用温开水或糖水，或掐人中穴等。同时密切注意血压、心率变化，严重时按晕厥处理。

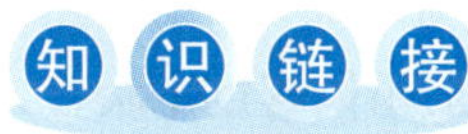

天灸罐

天灸罐是将天灸常用中药的有效成分提炼出来，混合在医用硅胶中制成拔罐器，吸拔在穴位或病变部位，其兼具天灸和拔罐的双重作用，操作安全，方法简便，能克服传统天灸不易控制刺激强度、易起疱、易留疤、药物只能一次性使用的缺点。

项目四　刮痧法

一、定义

刮痧是中国传统康复疗法之一，是以中医经络皮部理论为基础，运用刮痧器具刮拭体表的一定部位或穴位形成痧痕，从而防治疾病的一种方法。

二、作用机理

(一)传统医学认识

刮痧法以中医脏腑经络学说为理论指导，施术部位在人体的体表，即经络中的皮部。

皮部是十二经脉在体表的分区，是经络在体表的反应。《素问·皮部论》论述了十二脏的病变传变次序和规律，指出内在的病变可在皮部有所表现。在皮部进行刮痧，通过对体表经络腧穴的良性刺激，以达疏通经络、行气活血、调整脏腑等功能。具体作用及原理如下：

1. 调整脏腑阴阳 刮痧能够根据证候的属性，通过腧穴配伍和刮痧手法来调节阴阳的偏盛偏衰，使机体趋于"阴平阳秘"，恢复其正常的生理功能，从而达到治愈疾病的目的。刮痧对脏腑阴阳的调整具有双向良性特点，如肠蠕动亢进者，在腹部和背部进行刮痧，可使蠕动亢进的肠道受到抑制而恢复正常；反之，肠蠕动功能减退者，可增强其肠蠕动功能使其恢复正常。

2. 活血化瘀通络 内外损伤常导致经络气血不通畅，瘀血不消，疼痛不止。在病变局部或相应腧穴进行刮痧治疗，可使瘀血消，新血生，经络畅通，气血运行，达到通则不痛之目的。

3. 清热消肿止痛 根据中医"热则疾之"的治疗原则，通过放痧手法的刺激，使热邪疾出，以达清热之目的，使内部阳热之邪透达体表，最终排出体外，以清体内之瘀热、肿毒，从而达到消肿止痛的目的。

4. 祛痰散结止痛 由痰湿所致的体表包块，通过刮痧、放痧治疗，使腠理宣畅，痰热脓毒外泄，有明显的散结止痛效果。

（二）现代医学研究

1. 镇痛 肌肉、肌腱、韧带和关节囊等受损伤时，损伤组织可形成不同程度的炎症，产生粘连、纤维化或瘢痕化，造成疼痛和肌肉紧张、痉挛。刮痧可加强局部血液循环，消除炎症；其刺激作用可提高局部组织的痛阈；使紧张、痉挛的肌肉得以舒展，从而消除疼痛。

2. 信息调整 人体的各个脏器都有其特定的生物信息。刮痧通过作用于体表的特定部位，产生一定的生物信息，通过信息传递系统输入到有关脏器，对失常的生物信息加以调整，从而起到对病变脏器的调整作用。

3. 自身溶血 刮痧出痧的过程是一种血管扩张渐至毛细血管破裂，血流外溢，皮肤局部形成瘀血瘀斑的现象，此等血凝块(出痧)不久即能溃散，而起到自体溶血作用，这样可使局部组织血液循环加快，新陈代谢旺盛，营养状况改善，同时使机体的防御能力增强，从而起到预防和治疗疾病的作用。自身溶血是一个延缓的良性弱刺激过程，其不但可以刺激免疫机能，使其得到调整，还可以通过神经作用于大脑皮质，继续起到调节大脑的兴奋与抑制过程和内分泌系统的平衡。

三、操作技术

（一）刮痧器具和介质

1. 刮痧器具 刮痧器具很多，有刮痧板、铜钱、硬币、汤匙、贝壳、木梳、玉石片等光滑的硬物。临床最常用的是刮痧板，一般用水牛角或玉石制成，可在人体各部分使用。刮痧板形状各异，有鱼形、三角形、长方形等，无论哪种形状，使用时最好选择两边厚薄不一致的，厚的一边可用于日常保健，薄的一边用于理疗。

2. 刮痧介质 多选用刮痧油、麻油、红花油、液状石蜡等具有润滑或兼有药理作用的物质。

（二）刮痧方法

1. 持板法 即手握持刮痧板的方法。将刮痧板的底边横靠在手掌心部位，拇指与其余四指自然弯曲，分别放在刮痧板的正反两面。

2. 刮拭法 在操作部位涂上刮痧油（头发处除外），操作者手持刮痧板，用力刮拭一定部位，直至皮肤表面出现痧痕为止。刮拭的力度因人而异，需根据患者的体质、病情及耐受能力而定。每次刮拭应力求匀速、平稳，不要忽轻忽重。刮拭时还需注意点、线、面的结合，这是刮痧的一个特点。点即穴位，线即经脉，面即刮痧板边缘接触皮肤的部分。点、线、面结合刮拭，就是在疏通经络的同时，加强重点穴位的刺激，并掌握一定的刮拭宽度，有助于提高疗效。

3. 常用刮痧法

（1）梳刮法 用刮痧板从前额发际处及双侧太阳穴处向后发际处有规律地单向刮痧，刮痧板与头皮成45°角左右，动作宜轻柔缓和，如梳头状，故名梳刮法。此法适用于头晕、头痛、疲劳、失眠和精神紧张等病证。

（2）边刮法 用刮痧板的长条棱边，与体表成45°或90°角，按一定方向进行刮拭，又称斜刮法和竖刮法。此法适用于大面积部位的刮拭，如背部、腹部和下肢等。

（3）角刮法 用刮痧板的棱角与体表成45°角进行刮拭，顺序是自上而下、由里向外。手法应灵活、轻柔，避免用力过猛而损伤皮肤。此法适用于小面积部位或沟、窝、凹陷部位，如鼻沟、耳屏、神阙、听宫、听会、肘窝、关节等处。

（4）点按法 又称点穴法。用刮痧板的边角直接点按穴位，力量由轻到重，由浅入深，以患者能耐受为度，保持数秒后抬起，重复5～10次。此法适用于肌肉丰厚处的穴位，或刮痧力量不能深达处，或不宜直接刮拭的骨骼关节凹陷部位，如环跳、委中、犊鼻和背部脊柱棘突之间。

（5）揉按法 用刮痧板的一角，成20°角倾斜按压在操作部位上，点压按揉，注意刮痧板要紧贴皮肤不滑动，频率是50～100次/分。此法适用于对人体有强壮作用的腧穴，以及后颈、背、腰部等的腧穴。

4. 刮痧的补泻手法 刮痧的补泻，取决于操作力量的轻重、速度的急缓、时间的长短、刮拭的方向等诸多因素，分为补法、泻法和平补平泻法。

（1）力量轻、速度慢、刺激时间长者为补法，适用于年老体弱、久病、重病或消瘦之虚证患者；力量大、速度快、刺激时间短为泻法，适用于年轻体壮、新病、急病、形体壮实的患者；平补平泻法介于补法和泻法之间，常用于保健或虚实兼杂证的治疗。

(2)痧痕的点数少者为补法；痧痕的点数多者为泻法。

(3)从操作的方向来看，顺经而刮为补法；逆经而刮为泻法。

(4)刮痧后加温灸者为补法；刮痧后加拔罐者为泻法。

5. 刮痧顺序与方向

(1)刮痧顺序　一般按照头颈部—脊柱及其两侧—胸部—腹部—四肢部及关节的顺序刮拭。

(2)刮拭方向　由上而下，由内到外，由左到右刮拭。

6. 刮痧的疗程与反应

(1)疗程　一般每个部位刮20次左右，以患者能耐受或出痧为度。每次刮拭时间20~25分钟为宜。初刮时间宜稍短，手法宜轻，不必追求出痧。间隔5~7天后或患处无痛感时再进行第2次刮拭。通常连续治疗7~10次为1个疗程，间隔10天再进行下1个疗程。

(2)反应　一般刮后30分钟，皮肤表面的痧点会逐渐融合成片，刮后24~48小时，出痧表面的皮肤触摸时有痛感或自觉有微微热感，均属于正常反应。刮出的痧痕3~7天后才会消失，几天后即可恢复正常。

四、临床应用

(一)适应证

刮痧疗法具有通经活络、开窍泻热、通达阳气、泻下污浊、排除毒素等作用，临床应用十分广泛，适用于内、外、妇、儿、五官等各种病证，还可用于强身健体、美容、减肥等。尤其对实热或湿热引起的急性"痧证"，或因气滞血瘀所致的疼痛、酸胀类病证有很好的疗效。

1. 痧证　夏秋季节好发，症见形寒微热，头晕、恶心、呕吐，胸腹胀痛，甚则上吐下泻。可取脊背两侧自上而下刮治，如见神昏可配印堂穴、太阳穴。

2. 中暑　症见发热、头晕、口渴、面色潮红、多汗、面色苍白、血压下降、脉搏增快等，重则昏迷休克。取脊柱两旁自上而下轻轻刮治，逐渐加重。伤暑表证，取颈项双侧刮治；伤暑里证，主刮背部，可配胸部、颈部刮治。

3. 感冒　取葱白、生姜各10g，切碎末和匀布包，蘸酒先刮擦前额、太阳穴，再刮脊背两侧，也可配肘窝、腘窝处进行刮治。如有呕恶者加刮胸部。

4. 发热咳嗽　取颈部向下至第4腰椎处顺刮，同时加刮曲池穴。如咳嗽明显，再刮治胸部。

5. 风热喉痛 取第7颈椎至第7胸椎两旁蘸盐水刮治，并拧提颈前两侧胸锁乳突肌50次左右。

6. 湿温初起 见厌食、低热、倦怠等。取背部自上而下顺刮，配用苎麻蘸油在后颈、肘窝、腘窝部刮擦。

7. 呕吐 取脊背两旁自上而下至腰部顺刮，也可同时刮治胸腹部。

8. 疳积 从长强穴至大椎穴刮治。

（二）禁忌证

1. 有出血倾向的疾病，忌用或慎用本法治疗，如血小板减少性疾病、白血病、过敏性紫癜等。

2. 凡危重病证，如急性传染病、重症心脏病、急性腹痛、急性骨髓炎、结核性关节炎等，不宜刮痧。

3. 新发骨折患部不宜刮痧，待骨折愈合后方可刮治。

4. 传染性皮肤病如疖肿、痈疮、溃烂及皮肤不明原因的包块等，不宜直接在患处刮拭。外科术后瘢痕处应在2个月以后方可进行刮痧。

5. 孕妇、妇女经期，禁刮下腹部及三阴交、合谷、足三里等穴位；年老体弱者、空腹、饱食后及过度疲劳，不宜刮痧。

（三）注意事项

1. 刮痧前

（1）刮痧场所应空气流通（不能有过堂风）、保暖和避风，皮肤应充分暴露。

（2）施术者双手及刮痧工具要严格消毒，防止感染。刮拭前应仔细检查刮痧器具，以免刮伤皮肤。

（3）刮拭前应向患者做好解释工作，消除其恐惧心理，并选择舒适的刮痧体位，以免晕刮。

2. 刮痧时

（1）刮痧手法要用力均匀，直至出痧为止，但不可一味追求出痧，以患者能耐受为度。

（2）不可一味追求出痧而用重手法或延长刮痧时间。一般情况下，实证、热证、血瘀证出痧多；虚证、寒证出痧少。

（3）刮拭过程中如遇晕刮，出现精神疲惫、头晕、恶心、心慌、面色苍白、四肢发凉或血压下降、神志昏迷时，应立即停止刮痧，让患者平卧，并饮温开水或糖水即可恢复。

3. 刮痧后

（1）刮治结束，用干净的医用棉球或卫生纸擦干患者身上的水渍、油渍、润肤剂等，让患者穿好衣服，坐下来休息片刻，或饮用温开水一杯，嘱其注意休息，隔1～2天后再进行第二次施刮。

（2）刮治结束后不可立即洗浴，须待皮肤毛孔闭合后方可进行，一般为3小时左右。

知识链接

关于刮痧时间

刮痧每次刮多长时间合适？隔多长时间可以再刮？要分两种情况来看。一种是保健刮痧的情况。保健刮痧力度小一点，时间短一点，刮到皮肤有热感或者皮肤微微发红即可，不需要出痧，故保健刮痧每天都可以进行，没有间隔之说。二是治疗刮痧的情况。治疗刮痧就是要涂上刮痧油进行刮拭的，希望出痧治病。一般刮痧总体时间在20分钟左右，不超过40分钟(采用速度缓慢的平补平泻法刮拭)。初次刮拭和体弱者还要适当缩短时间。体质虚弱，容易出痧者，只要有痧出现，疼痛减轻即可停止刮拭。体质强壮，可刮到没有新痧出现时再停止。在不易出痧的部位，只要毛孔张开即可停止刮拭。在有结节、肌肉紧张、僵硬的部位，只要毛孔开泄或局部结节稍软，肌肉紧张僵硬有所缓解即可停止。头部治疗刮痧只要局部有热感即可停止。两次治疗刮痧之间的间隔，要等局部皮肤恢复正常，疲劳和触痛感消失，痧斑全部消退为准。

需要注意的是，刮痧时间不可绝对，如果刮拭速度缓慢，刮拭时间可以适当延长。面部美容刮痧，速度缓慢柔和，可以刮拭30分钟。

项目五　三棱针法

一、定义

三棱针法是用三棱针刺破浅表血络或腧穴，放出适量血液或挤出少量液体，或挑断皮下纤维组织，以防治疾病的方法。又称放血疗法、刺血疗法或刺络放血疗法。

三棱针来源于古代九针之中的“锋针”。《灵枢·九针十二原》指出：“锋针者，刃三隅，以发痼疾。”经过两千多年漫长岁月，锋针外形无大改变，仍是针尖和三个边棱组成的尖利锥体，便于刺破血管，使小创口形成稳定的三角形针孔出血，针身是圆柱形，方便持针操作。现代三棱针一般用不锈钢制成，针长约6cm，针柄呈圆柱状，针身呈三角锥形，针尖锋利(图3-35)。

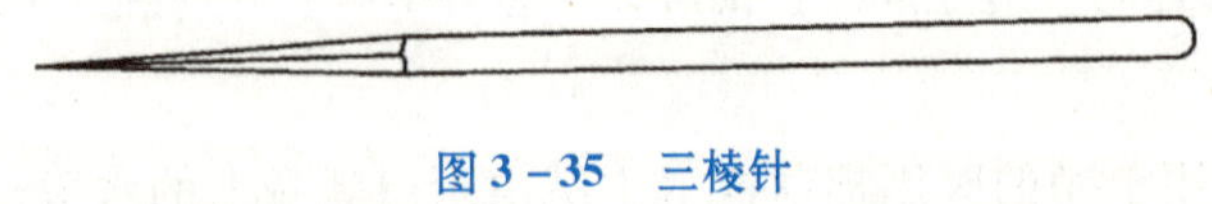

图3-35　三棱针

三棱针刺络放血具有开窍泻热、通经活络、祛瘀消肿的作用，是一种具有简、便、廉、验特点的传统民间疗法，被广泛应用于临床。

二、作用机理

（一）传统医学认识

《灵枢·九针十二原》指出：“凡用针者，虚则实之，满则泄之，菀陈则除之，邪胜则虚之。”综观论述针刺治疗的手段，几乎半数以上均是采取刺经、刺络、绝脉、起脉的放血疗法。其作用机理如下：

1. 疏通经络 经络气血阻滞会引起以疼痛为主的诸多病证。三棱针刺络放血疗法可疏通经络，行气活血，达到“通则不痛”的治疗效果。

2. 调节虚实 人体经络脏腑中经气的虚实，决定了脏气的盛衰。三棱针刺络放血通过泻实祛邪，使正气得以恢复，从而达到祛邪扶正的目的。

3. 调和阴阳 康复医学是以“功能”为核心，着眼于功能的恢复。中医的阳气即代表人体的功能。在康复疗法过程中，就是解决阴阳消长，阴阳平衡的过程。三棱针刺络放血疗法采取“阳实泻之”“阴盛除之”，恢复阴平阳秘的作用，在解除病痛方面，起到事半功倍的效果。

（二）现代医学研究

1. 改善血液循环 外界环境对人体的某些刺激，会导致机体组织细胞功能障碍，如大脑皮层功能紊乱、兴奋与抑制功能失调、细小动脉的长时间痉挛、内分泌功能的失衡等，从而加大了血液循环系统的外周阻力，出现血流速度减慢，局部缺血、缺氧等。三棱针刺络放血疗法能更直接、快速地改善血液循环障碍，使致病元素得到稀释、降解、转运与释放。

另一方面，血液循环障碍是许多疾病的中间环节，调节和扭转这一中间环节是治病的关键。三棱针刺络放血疗法是最直接的活血化瘀手段，故此法适用范围非常广泛，常见病、多发病、慢性病、疑难病、危重病均适用，且疗效显著。

2. 消除机体内源性致病因子（内皮素） 内皮素（ET－1）是迄今为止发现的作用最强的缩血管物质，其引起的血管收缩、心肌缺血、代谢紊乱和细胞增殖是与血管损伤有关的疾病的共同致病因素。用三棱针刺络放血疗法直接作用于病灶，能快速直接地缓解组织细胞的缺血、缺氧状态，抑制了由此造成的血管内皮过度释放内皮素，使血液流速、流变、压力、浓度、黏度、生化物质等恢复正常微循环动态平衡。如中风急性期的急救，脑细胞在短期缺血缺氧后，形成了不可逆转的损伤，最终造成病灶区脑细胞死亡而遗留严重的后遗症。对十二经穴刺络放血，可明显改善缺血区脑组织的急性缺氧状态，抑制了内皮素的分泌，缓解乳酸堆积造成的酸中毒，减轻因细胞外钾、钠离子失衡引起的脑水肿的发展，起到保护脑细胞，快速修复损伤的作用，从而达到中风急救的目的。

三、操作技术

（一）操作前准备

三棱针在使用前应严格消毒，可采用高压蒸汽消毒法或放入75%乙醇内浸泡30分钟。施术部位用2%碘酊涂搽，再用75%乙醇棉脱碘。

（二）持针姿势

一般用右手的拇指和食指持针体，中指指腹紧靠针身侧面，露出针尖2～3mm（图3－36）。

（三）操作方法

三棱针的操作方法包括点刺法、散刺法、刺络法、挑刺法4种。

1. 点刺法　是指点刺腧穴或血络出血或挤出少量液体的方法。针刺前，先用左手拇、食指在针刺部位上下推按，使血液积聚于针刺部位，右手持针，对准所刺部位迅速刺入2～3mm深，随即迅速出针。再轻轻挤压针孔周围，使出血数滴或挤出少量液体。最后用消毒干棉球按压针孔（图3－36）。此法多用于指（趾）末端腧穴如十宣、十二井穴或头面部的太阳、印堂等穴，用于治疗高热、中暑、目赤肿痛、惊厥、急性腰扭伤等。

2. 散刺法　是在病变局部及其周围连续多点点刺的方法。根据病变部位大小不同，沿病变外缘环形向中心，点刺数针或10～20针，达到排瘀消肿止痛的目的（图3－37）。此法适用于局部瘀血、水肿、丹毒、痈疮、顽癣等。

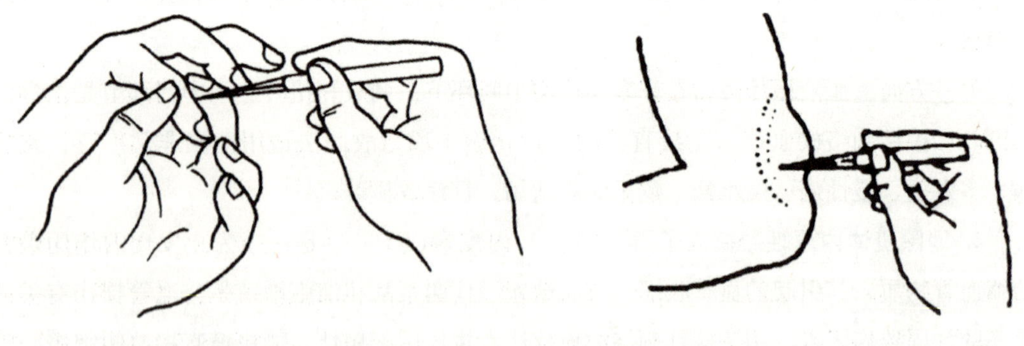

图3－36　点刺法　　图3－37　散刺法

3. 刺络法　先用带子或橡皮管，结扎在针刺部位上端（近心端），然后迅速消毒，用左手拇指按压在被刺部位下端，右手持三棱针对准被刺部位静脉，迅速刺入1～2mm深，迅速出针，使其流出少量血液，出血停止后，再用消毒干棉球按压针孔（图3－38）。此法适用于肘窝、腘窝等处的浅表静脉，用以治疗中暑、急性腰扭伤、急性淋巴管炎等。刺络，一般1次/2～3天；出血量多者，可1次/1～2周。

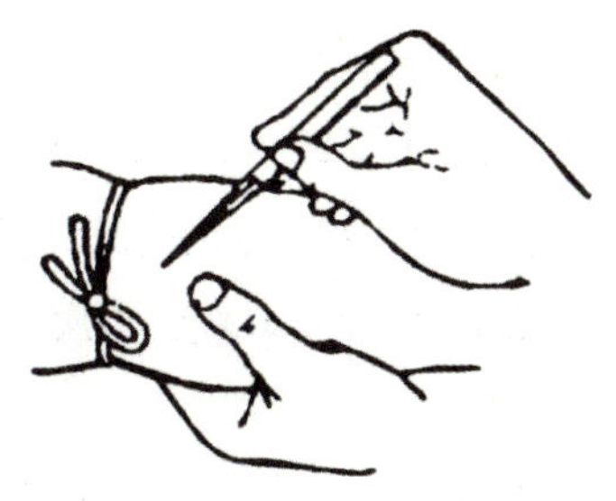

图3－38　刺络法

4. 挑刺法　用三棱针挑断穴位及皮下纤维组织以治疗疾病的方法。局部消毒后，左手捏起施术部位皮肤，右手持针以15°～30°角进入皮肤，然后针尖上挑，挑破皮肤或皮下组织，以挑尽为止。术后用无菌敷料保护创口，胶布固定。对惧怕疼痛者，可先用2%利多卡因局麻后再挑刺。此法多用于背俞穴、华佗夹脊穴或阳性反应点如痛点、丘疹、条索状物等挑刺，可治疗面部痤疮、雀斑等。

四、临床应用

（一）适应证

三棱针刺络放血具有开窍泻热、活血化瘀、消肿止痛等作用，适用于实证、热证、瘀血及痛证等。

1. 目前较常用于急症，如高热、昏厥、中暑、中风闭证、急性咽肿等。

2. 某些慢性病，如顽癣、头痛、肩周炎、扭挫伤、丹毒等。

（二）禁忌证

1. 过饥、过饱、醉酒者禁刺。对于年老体弱、精神紧张、贫血、低血压、孕妇及产后妇女、易晕针者，应当慎用或尽量取卧位。

2. 解剖部位要熟悉，切勿刺伤深部动脉，深腘静脉也不能刺。

3. 下肢静脉曲张者，应选取边缘较小的静脉，注意控制出血。重度下肢静脉曲张者，不宜使用。

4. 凡有出血倾向或血管瘤处，不宜使用。

（三）注意事项

1. 向患者做好解释工作，以消除其思想顾虑，尤其是放血量较大的患者。

2. 针具、局部皮肤均应严格消毒，以防感染。

3. 操作时手法宜稳、准、轻、快，用力不可过猛，防止刺入过深、创伤过大，损害其他组织，更不可伤及动脉。

4. 点刺、散刺时，针刺宜浅，手法轻快，出血不宜太多。

5. 刺血时，嘱患者取坐位，即使有些穴位要立式取穴（如委中穴）时，针刺后也要立即坐下出血。

6. 针刺血管时，针尖略向上，深度0.25～0.5cm，只能刺破皮下的血管壁，使血液自然流出，而不能贯穿下层的血管壁，使血液流入下层皮肤组织形成血肿。

7. 刺血治疗一般1次/2～3天，出血量较多者可1次/1～2周。

项目六　耳针法

一、定义

耳针法，是在耳郭穴位上用针刺或其他方法进行刺激，从而防治疾病的一种方法。在我国有悠久的历史，历代文献也有用针、灸、熨、按摩、耳道塞药等刺激耳郭以防治疾病的记载。

二、作用机理

（一）传统医学认识

耳穴是反映机体生理功能和病理变化的窗口，五脏六腑、皮肤九窍、四肢百骸等部位，均通过经络与耳郭密切联系。

《灵枢·口问》记载："耳者，宗脉之所聚也。"《灵枢·邪气脏腑病形》言："十二经脉，三百六十五络，其血气皆上于面而走空窍……其别气走于耳而为听。"说明耳与全身经络的联系是相当密切的。

《灵枢·五阅五使》记载："耳者，肾之官也。"《备急千金要方》说："心气通于舌，非窍也，其通于窍者，寄见于耳，荣华于耳。"《杂病源流犀烛》说："肺主气，一身之气贯于耳。"《素问·脏气法时论》说："肝病者……虚则耳无所闻……气逆则头痛，耳聋不聪。"《素问·玉机真脏论》说："脾为孤脏……其不及则令人九窍不通。"以上都说明了耳与脏腑的关系密切。《厘正按摩要术》在汇集前人经验基础上，进一步将耳分为心、肝、脾、肺、肾五部，云"耳珠属肾，耳轮属脾，耳上轮属心，耳皮肉属肺，耳背玉楼属肝"。这种分法充分体现了耳与五脏对应的关系，以及中医学局部与整体的相关性。

（二）现代医学研究

耳与脏腑器官在生理上密切联系，不仅存在着相关性，而且具有相对特异性，这为耳针法诊治疾病提供了客观依据。

人体的各主要部位都能相对的在耳郭上反映出来，它是符合生物独有的全息规律即"生物全息律"。耳穴在耳郭上的分布，犹如一个倒置的胎儿，头部朝下，臀部朝上，胸及躯干在中间，而这种独特的联系是由人体内生物电沟通的，当人体某个部位发生病变时，则通过体内反映到耳郭相关部位。

临床上根据耳郭与脏腑经络相关理论，对疾病进行诊治。研究表明，当内脏或躯体产生病变时，耳郭表面的穴位，常出现压痛、丘疹、脱屑、变色、变形等，皮肤导电量也有所变化。通过耳穴的按压及观察，则可对全身病证做出相应的诊断，这种诊断方法称为耳穴诊法。同样，也可用针刺、艾灸、药物贴压等法治疗，即耳针疗法。

三、操作技术

（一）毫针法

毫针法，即利用毫针针刺耳穴，治疗疾病的一种常用疗法，一般采用28、30号，0.3～0.5寸的毫针。

1. 操作方法 先探测耳穴阳性反应点，常规消毒，医者以左手拇、食二指固定耳郭，中指抵住耳背，右手持针，快速将针刺入耳穴。刺入深度一般为2～3分，以到达软骨后毫针站立不摇晃为度。一般留针15～30分钟，慢性病、疼痛性疾病留针时间可稍长，每日或隔日一次，7～10次为1疗程，每疗程间隔3～5天。起针时以消毒干棉球压迫针眼，以免出血。

2. 注意事项

（1）严格消毒，预防感染，耳郭有疮疡、瘢痕的部位应禁针。

（2）有习惯性流产及怀孕5个月以上的孕妇应禁针。

（3）出现晕针情况，处理原则同体针。

（4）对于肢体扭伤或活动障碍的患者，进针后，待耳郭有热感时嘱咐其适当活动患肢，以加强疗效。

（二）电针法

电针法，即将传统的毫针法与脉冲电流刺激相结合的一种方法，是利用不同波形的脉冲电刺激来强化耳穴的调节功能，从而达到增强疗效的目的。凡适用于耳针治疗的疾病均可应用，特别是一些精神、神经系统的疾病，内脏痉挛痛及发作性疾病尤为适用。

1. 操作方法 先将毫针刺入选定的耳穴，然后将电针仪一对导线的正负两极接于两根毫针针柄上，在电针仪全部旋钮都归零的情况下，启动电源开关，根据病情，选好频率与波形，进一步调高输出电流强度至所需的刺激量，一般以患者有针感且能耐受为度，通电时间以10～20分钟为宜，每日或隔日治疗1次，7～10次为1疗程。治疗完成后将全部旋钮拨回零位，再关闭电源，撤下电线，然后起针。

2. 注意事项

（1）一对导线的正负两级宜连接在同侧耳郭，针刺2针以上时，宜远距离相接配对。

（2）注意刺激量，以免发生晕针。

（三）穴位注射法

穴位注射法，即将微量药液注入耳穴，同时发挥针刺、药物的双重作用的一种方法。

1. 药物的选择 凡供肌内注射用的药物，都可供耳穴穴位注射用。常用西药有利多卡因、普鲁卡因、维生素 B_1、维生素 B_{12}、青霉素、庆大霉素、肾上腺素、阿托品、生理盐水等；中药制剂可选用黄芪注射液、当归注射液、板蓝根注射液等。

2. 操作方法 耳郭常规消毒，根据病情选择相应的穴位及药液。一般以 1mL 注射器配 26 号针头，吸取药液，分别注入耳穴的皮下，回抽针芯，如无回血，则缓慢推注药液，每穴 0.1～0.5mL。注入后，局部隆起药物皮丘，此时耳郭可产生痛、胀、红、热等反应，2～3 天注射 1 次，7～10 次为 1 个疗程。

3. 注意事项

（1）注意严格消毒，以防感染。

（2）耳穴注射药量宜少，一般每穴 0.1mL 左右。

（3）严禁注射刺激性药物，以免发生组织坏死。

（四）埋针法

埋针法，即将皮内针埋于耳穴内，进行较长时间留针的一种方法，适用于慢性病、顽固性疼痛性疾病，以及不能每天到医院来治疗的患者。皮内针有颗粒式和揿钉式两种，耳穴埋针应选用揿钉式。

1. 操作方法 耳郭常规消毒，医者用左手固定耳郭，右手用镊子夹住消毒过的皮内针针柄，轻轻刺入所选定的穴位皮内，再用胶布固定。一般取患侧耳郭，必要时埋双耳，每日自行按压 3 次，每次留针 3～5 天，7～10 次为 1 个疗程。

2. 注意事项

（1）埋针处不宜浸水，夏季应避免使用埋针法，以免感染。

（2）埋针处疼痛影响睡眠时，应适当调整针尖方向及深度，一般即可缓解。

（3）埋针后局部肿胀疼痛，应及时出针，并给予抗炎治疗。

（4）耳郭有炎症或冻疮时，则不宜埋针。

（五）压丸法

压丸法，是在耳穴贴敷压丸的治疗方法，是临床上最常用的一种耳穴刺激方法。压丸所选材料有王不留行籽、小米、绿豆、油菜籽、白芥子、磁珠等，临床上多用王不留行籽。此法能持续刺激穴位，安全无痛，适用于各种病证，尤其适用于老年人、幼儿及惧怕疼痛的患者。

1. 操作方法 先寻找阳性反应点，确定耳穴。耳郭常规消毒，将王不留行籽黏附在 0.6cm×0.6cm 大小的胶布中央，用镊子夹住，贴敷在选用的耳穴上。每日自行按压 3～5 次，每次每穴按压 30～60 秒，一般单耳取穴，两耳交替，也可两耳同时治疗，以增强疗效。每3～5天贴压1次，7～10次为1个疗程。

2. 注意事项

(1)对胶布过敏者，应避免使用。

(2)夏季炎热多汗，贴压时间不宜过长。

(3)防止胶布潮湿和污染，以免引起皮肤发炎。

(4)按摩时，以按压为主，切勿揉搓，以免弄破皮肤，导致感染。

(5)耳郭有炎症或冻疮时，则不宜使用。

(六)放血法

放血法，即用三棱针或毫针在耳穴或耳背静脉处点刺出血治疗疾病的一种方法。此法具有疏通经络、祛瘀生新、清热止痛等作用，凡是血瘀所致的疼痛，邪热炽盛所致的高热、抽搐，肝阳上亢所致的头目眩晕，或肺与大肠实热所致的眼结膜肿痛等均可采用本法治疗。

1. 操作方法　先按摩耳郭，使其充血，常规消毒放血部位皮肤，左手固定耳郭，右手持消毒三棱针或毫针，对准耳穴或耳后静脉处，迅速刺入1～2mm深，放5～10滴血，之后用干棉球压迫止血。隔日1次，急性病可1日治疗2次。

2. 注意事项

(1)刺血前须按摩耳郭，使血液积聚于针刺部位，这直接关系到放血是否顺利，与治疗效果密切相关。

(2)用三棱针放血，针刺不宜太深，否则可导致疼痛。

(3)各种出血性疾病及孕妇不宜采用此法。

(4)严格消毒，术后应尽量避免汗液或水污染伤口。

四、临床应用

1. 疼痛性疾病　如各种扭挫伤、头痛、神经性疼痛等。

(1)关节、肢体痛

治疗：相应部位、肝、神门、肾上腺、皮质下。

方法：首先寻找相应部位敏感点，用毫针强刺激，或配合压丸法，在刺激过程中，嘱患者活动患部以加强疗效。

(2)痛经

治疗：内生殖器、内分泌、肝、肾、神门、交感。

加减：气血虚加心、脾，血瘀加皮质下、心。

方法：可用压丸法或埋针法。

2. 炎性疾病　如急慢性结肠炎、胃炎、扁桃体炎、流感等。

胃炎

治疗：胃、交感、神门。

加减：可配肝、脾，疼痛剧烈加皮质下，呕吐加贲门。

方法：急性期可用毫针刺法，缓解期可用压丸法或埋针法。

注意：饮食有节，避风寒，忌劳累、气恼，保持心情舒畅。

3. 功能紊乱性疾病 如高血压、月经不调、胃肠神经官能症、神经衰弱、癔症等。

(1)神经衰弱

治疗：神门、皮质下、交感、心、缘中、枕。

加减：可配肾、脾、内分泌，急躁易怒加肝。

方法：可用压丸法或埋针法。

(2)高血压

治疗：心、肝、肾、皮质下、交感、肾上腺。

加减：可配额、枕、神门。

方法：先耳尖或耳背沟放血，再以毫针治疗，或用压丸法。

4. 过敏及变态反应性疾病 如哮喘、过敏性鼻炎、荨麻疹等。

神经性皮炎

治疗：肺、神门、肾上腺、肝、皮质下、内分泌、相应部位。

加减：可配心、肝、耳尖。

方法：热重痒剧时耳尖放血，或毫针刺。一般情况采用压丸法。

禁忌：外耳有湿疹、溃疡、破溃或有炎症者不宜采用。

5. 内分泌代谢紊乱性疾病 如甲状腺功能亢进或低下、糖尿病、肥胖症、围绝经期综合征等。

肥胖症

治疗：神门、内分泌、三焦、交感。

加减：脾虚湿阻配肺、脾；胃热湿阻配胃、小肠；食欲亢进配口、皮质下、胃；肝郁气滞配肝、胆。

方法：采用毫针刺法，每日或隔日 1 次，两耳交替，10 次为 1 疗程，或以压丸法配合。

6. 其他 如催乳、美容、戒烟、戒毒、防病保健等。

痤疮

治疗：耳尖、内分泌、肺、脾、肾上腺、面颊。

加减：配合心、大肠、神门。

方法：采用毫针刺法，每日或隔日 1 次，两耳交替，10 次为 1 疗程，或以压丸法配合。

附：耳郭与耳穴

（一）耳郭表面解剖（图 3－39）

要熟悉耳针法，首先必须了解耳郭表面解剖，现列于下：

1. 耳轮 耳郭卷曲的游离部分。

2. 耳轮结节 耳轮后上部的膨大部分。

3. 耳轮尾 在耳轮末端，与耳垂交界处。

4. 耳轮脚 耳轮深入耳甲的部分。

5. 对耳轮 与耳轮相对呈“Y”字形的隆起部。上面的分叉称对耳轮上脚，下面的分叉称对耳轮下脚，对耳轮下部呈上下走向的主体部分为对耳轮体。

6. 三角窝 对耳轮上、下脚与相应耳轮之间构成的三角形凹窝。

7. 耳舟 耳轮与对耳轮之间的凹沟。

8. 耳屏 耳郭前方的瓣状突起，又称耳珠。

9. 对耳屏 耳垂上方与耳屏相对的瓣状隆起。

10. 屏间切迹 耳屏与对耳屏之间的凹陷处。

11. 屏上切迹 耳屏与耳轮脚之间的凹陷处。

12. 轮屏切迹 对耳屏与对耳轮之间的凹陷处。

13. 耳垂 耳郭下部无软骨的部分。

14. 耳甲 由对耳屏、弧形对耳轮体部与对耳轮下脚围成的凹窝。

15. 耳甲腔 耳轮脚以下的耳甲部。

16. 耳甲艇 耳轮脚以上的耳甲部。

17. 外耳门 耳甲腔前方的孔窍。

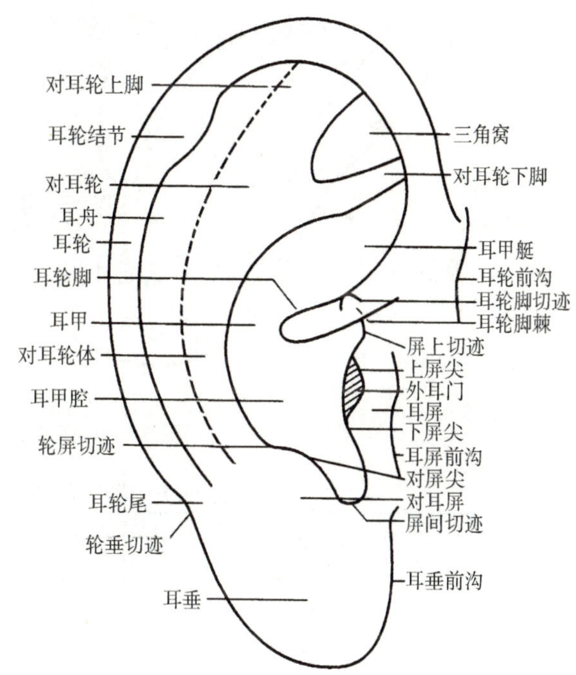

图 3－39 耳郭表面解剖

（二）耳穴的分布

耳穴在耳郭的分布有一定规律，犹如一个倒置的胎儿，头部朝下，臀部朝上。与头面相应的穴位在耳垂，与上肢相应的穴位在耳舟，与躯干和下肢相应的穴位在对耳轮体部和对耳轮上、下脚，与内脏相应的穴位在耳甲。（图 3－40、表 3－1）

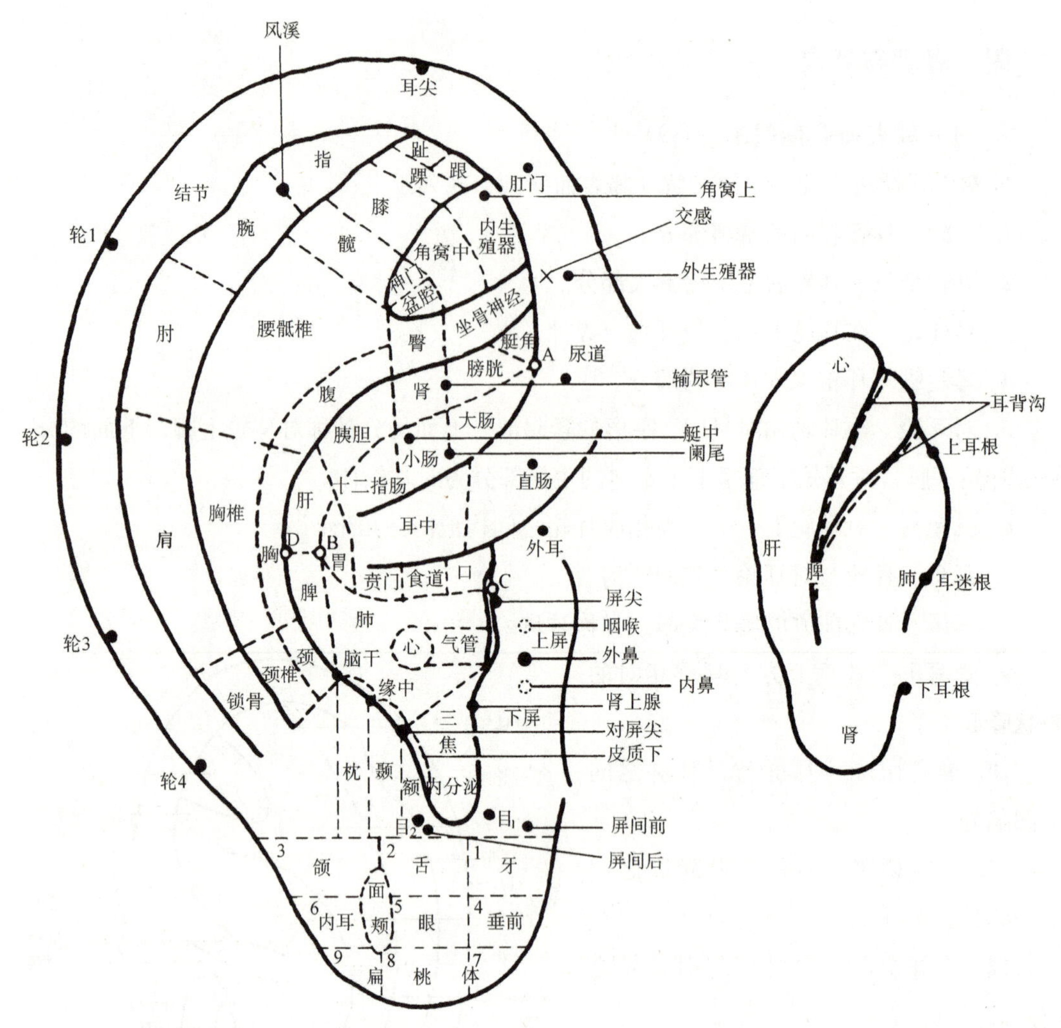

图3－40 耳穴定位示意图

表3－1 常用耳穴的定位及主治功能

部位	耳穴分布	穴名	定位	主治
头面五官	耳垂	眼	耳垂5区的中央	青光眼、近视、麦粒肿
		牙	耳垂1区的中央	拔牙、牙痛
		垂前	耳垂4区的中央	拔牙、牙痛
		上颌	耳垂3区的中央	上牙痛、颌关节痛
		下颌	耳垂3区上部横线之中点	下牙痛、颌关节痛
		面颊	耳垂5、6区交界线周围	三叉神经痛、口眼歪斜、痤疮
		内耳	耳垂6区中央稍上方	耳鸣、耳聋、中耳炎、内耳性眩晕
		扁桃体	耳垂8区的中央	扁桃体炎

续 表

部位	耳穴分布	穴名	定位	主治
头面五官	耳屏	外鼻	耳屏外侧面的中央	鼻病、鼻炎、鼻疖等
		内鼻	耳屏内侧面的下 1/2 处	鼻炎、上颌窦炎、感冒
		咽喉	耳屏内侧面的上 1/2 处	咽喉肿痛
		目 1	屏间切迹前下	青光眼、近视、麦粒肿
		目 2	屏间切迹后下	青光眼、近视、麦粒肿
		外耳	屏上切迹微前凹陷中	耳鸣、耳聋、眩晕
	对耳屏	额	对耳屏外侧面的前下方	前头痛、眩晕、失眠
		枕	对耳屏外侧面的后上方	后头痛、失眠、昏厥、皮肤病
		颞	额穴与枕穴连线的中点	偏头痛
躯干	对耳轮	颈椎、胸椎、腰骶椎	以直肠下段同水平与肩关节同水平分界线将脊椎分为三段，自下而上分别为下 1/3 为颈椎，中 1/3为胸椎，上 1/3 为腰骶椎	相应部位疾病
		胸	对耳轮上，与屏上切迹同水平	胸胁痛、乳腺炎
		腹	对耳轮上，与对耳轮下脚同水平	腹腔疾病、消化疾病、妇科病
上肢	耳舟	锁骨	与轮屏切迹同水平线处	相应部位疼痛、肩周炎
		肩关节	在肩与屏轮切迹平线之间	肩周炎
		肩	与屏上切迹同水平	肩周炎
		肘	在腕穴与肩穴之间	肘痛
		腕	平耳轮、结节突起处的耳舟部	腕痛
		指	耳舟的顶部、耳轮结节上方	手指麻木、疼痛
下肢	对耳轮上脚	臀	对耳轮下脚处 1/2 处	坐骨神经痛
		坐骨神经	对耳轮下脚内 1/2 处	坐骨神经痛
		膝	对耳轮上脚的起始部与对耳轮下脚上缘同水平	膝痛
		踝	对耳轮上脚的内上角	踝痛
		趾	对耳轮上脚的外上角	足趾麻木疼痛
胸腔脏器	耳甲腔	心	耳甲腔正中	心血管系统疾病、中暑、急惊风
		肺	心穴的上、下、外三面	呼吸系统疾病、皮肤病
		气管	在口与心穴之间	咳嗽、哮喘
		三焦	屏间穴的上方	便秘、浮肿

续 表

部位	耳穴分布	穴名	定位	主治
消化道	耳轮脚周围	口	外耳道口的上缘和后缘	口腔炎、面瘫
		食道	耳轮脚下方内2/3处	恶心、呕吐、吞咽困难
		贲门	耳轮脚下方外1/3处	恶心、呕吐、贲门痉挛
		胃	耳轮脚消失处	胃病
		十二指肠	耳轮脚上方外1/3处	十二指肠溃疡、幽门痉挛、胆疾
		小肠	耳轮脚上方中1/3处	消化不良、心悸
		大肠	耳轮脚上方内1/3处	痢疾、腹泻、便秘
		阑尾	在大、小肠穴之间	阑尾炎、腹泻
	耳轮脚	直肠下端	与大肠穴同水平的耳轮处	便秘、腹泻、脱肛、痔疾
腹腔脏器	耳甲艇	肾	对耳轮下脚的下缘，小肠穴直上方	生殖、泌尿、妇科疾病，腰痛、耳鸣、失眠、眩晕
		膀胱	对耳轮下脚的下缘，大肠穴直上方	膀胱疾病、尿闭、遗尿
		输尿管	在膀胱与肾穴之间	输尿管结石
	耳甲腔	胰胆	在肝肾穴之间，左耳为胰，右耳为胆	胰腺炎、糖尿病、胆道疾病、偏头痛
		肝	胃、十二指肠穴的后方，肝穴下方，耳甲腔的外上方	肝郁胁痛、眼病、月经不调、消化不良、胃胀痛、崩漏
盆腔	三角窝	子宫（精宫）	三角窝耳轮内侧缘的中点	女子：月经不调、带下、盆腔炎 男子：遗精、阳痿

项目七　头针法

一、定义

头针，又称头皮针，是在头部特定的刺激线进行针刺防治疾病的一种方法。本法的理论依据主要有二：一是根据脏腑经络理论；二是根据大脑皮层的功能定位在头皮的投影，选取相应的头穴线，临床上常用于脑源性疾患。

二、作用机理

（一）传统医学认识

头部与人体脏腑经络密切相连。《素问·脉要精微论》指出："头者精明之府。"头为诸阳之会，手足六阳经皆上循于头面。手足阳明经分布于前额及面部，手足少阳经分布于侧头部，手足太阳经分布于后头、颈项部。六阴经中则有手少阴与足厥阴经直接循行于头面部，所有阴经的经别合于相表里的阳经之后均到达头面部。因此，人体的经气通过经脉、经别、皮部等联系集中于头面部。在气街学说中，“头之气街”列为首位，其原因也在于此，并因此而有“气出于脑”的阐述，可见头部经络之丰富，头在经络理论中占有十分重要的地位。针刺头部刺激区，不仅可以疏通气血，调理阴阳，治疗经络的疾病，同时还可以治疗所属脏腑的疾病，这是头针治疗多种疾病的机理之所在。

（二）现代医学研究

大脑皮层的功能与相应的头穴线有密切的联系，针刺这些头穴线可以调节与其相对应的大脑皮层的功能。头针治疗时，能够激活大脑皮层各区域血流量，引起头皮分布区神经的多种神经冲动，通过一定的径路，传导大脑皮层及全身各神经节段，大脑皮层在头针的刺激下，发出相应的传出神经冲动，这有利于神经功能的恢复，从而达到治疗和康复的作用。

三、操作技术

（一）体位

根据病情，明确诊断，选定头穴线。取得患者合作后，取坐位或卧位，局部常规消毒。

（二）进针

一般选用28～30号、1.5～3寸的毫针，针体与头皮成30°左右夹角，快速刺入头皮下，当针尖达到帽状腱膜下层时，指下感到阻力减小，使针与头皮平行，继续捻转进针，根据不同穴区可刺入相应深度，然后运针。

（三）运针

头针的运针一般只捻转不提插，以拇指掌面与食指桡侧面夹持针柄，以食指的掌指关节快速连续屈伸，使针身左右旋转，捻转速度每分钟可达200次左右，进针后持续捻转2～3分钟，留针20～30分钟，留针期间反复操作2～3次即可起针。偏瘫患者留针期间嘱其活动肢体（重症患者可做被动运动），加强肢体的功能锻炼，有助于提高疗效。

（四）电针刺激

进针后亦可用电针治疗仪在主要穴区通电，以代替手法捻针，频率可用200～300次/分钟，亦可选用较高的频率，刺激波形选择可参考电针，刺激强度根据患者的反应而定。

（五）出针

如针下无沉紧感，可快速抽拔出针，也可缓缓出针。出针后须用消毒干棉球按压针孔片刻，以防出血。

（六）疗程

每日或隔日治疗1次，10～15次为1个疗程，疗程间休息5～7天。

四、临床应用

（一）适应证

头针主要适应于脑源性疾病，如脑血管病及颅脑外伤、脑炎、脑膜炎引起的后遗症，瘫痪、麻木、失语、眩晕、耳鸣、舞蹈病、癫痫、震颤麻痹综合征、小儿脑瘫等。此外，也可治疗支气管哮喘、腰腿痛、皮层性尿频、尿失禁、三叉神经痛、肩周炎、各种神经痛等常见病、多发病，头针还可应用于外科手术的针刺麻醉。

（二）禁忌证

1. 婴儿由于颅骨骨缝骨化不完全，不宜进行头针治疗。

2. 头部颅骨缺损或开放性颅脑损伤，头部有严重感染、溃疡、瘢痕者，不宜针刺。

3. 中风患者，急性期如因脑出血引起有昏迷、发热、血压过高时，暂不宜用头针治疗，待病情及血压稳定后再行针刺治疗。

（三）注意事项

1. 头部有毛发，故须严格消毒，以防感染。

2. 毫针推进时术者手下如有抵抗感，或患者觉疼痛时，应停止进针，将针往后退，然后改变角度再进针。

3. 治疗时需掌握适当的刺激量，注意防止晕针，尤其取坐位时，应随时注意观察患者的面色及表情。

4. 头皮血管丰富，容易出血，起针时要用干棉球按压针孔片刻，以防出血。

（四）应用举例

1. **中风后遗症** 治疗：对侧顶颞前斜线，顶颞后斜线，顶旁1线、2线。

2. **小儿脑瘫** 治疗：额中线，顶颞前斜线，顶颞后斜线，顶旁1线、2线，枕下旁线。

3. **围绝经期综合征** 治疗：额中线，顶中线，额旁1线、3线。

附：标准头穴线的定位和主治

标准头穴线均位于头皮部位，按颅骨的解剖分额区、顶区、颞区、枕区4个区，14条标准线(左侧、右侧、中央共25条)。

1. 额中线

【部位】在头前部，从督脉神庭穴向前引一直线，长1寸(图3-41)。

【主治】癫痫、精神失常、鼻病等。

2. 额旁1线

【部位】在头前部，从膀胱经眉冲穴向前引一直线，长1寸(图3-41)。

【主治】癫痫、精神失常、鼻病等上焦病证。

3. 额旁2线

【部位】在头前部，从胆经头临泣穴向前引一直线，长1寸(图3-41)。

【主治】急慢性胃炎、胃十二指肠溃疡、肝胆疾病等中焦病证。

4. 额旁3线

【部位】在头前部，从胃经头维穴内侧0.75寸起向下引一直线，长1寸(图3-41)。

【主治】功能性子宫出血、阳痿、遗精、子宫脱垂、尿频、尿急等下焦病证。

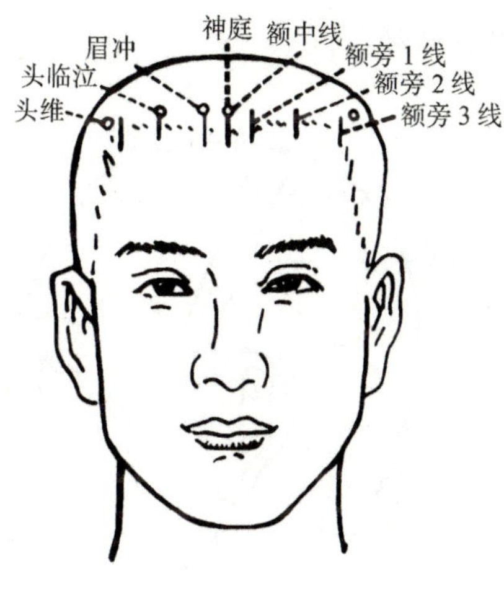

图3-41

5. 顶中线

【部位】在头顶部，从督脉百会穴至前顶穴之间(图3-42)。

【主治】腰腿足部病证，如瘫痪、麻木、疼痛，以及皮层性多尿、脱肛、小儿夜尿、高血压、头顶痛等。

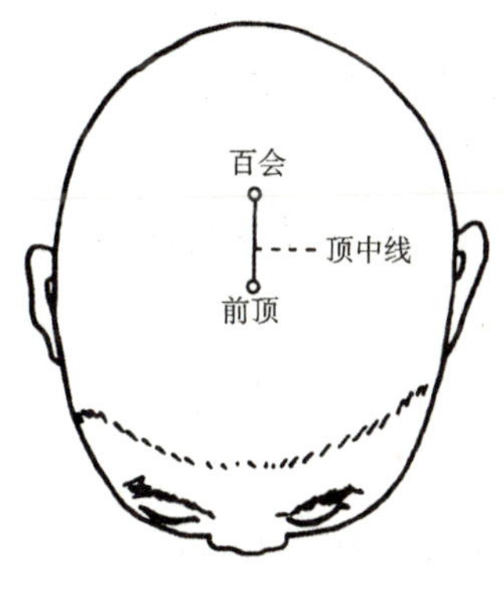

图3-42

6. 顶颞前斜线

【部位】在头部侧面，从头部经外奇穴前神聪（百会穴前 1 寸）至颞部胆经悬厘穴引一斜线（图 3－43）。

【主治】全线分 5 等分，上 1/5 治疗对侧下肢和躯干瘫痪，中 2/5 治疗对侧上肢瘫痪，下 2/5 治疗中枢性面瘫、运动性失语、流涎、脑动脉粥样硬化等。

7. 顶颞后斜线

【部位】在头部侧面，顶颞前斜线之后 1 寸，与其平行的线。从督脉百会穴至颞部胆经曲鬓穴引一斜线（图 3－43）。

【主治】全线分 5 等分，上 1/5 治疗对侧下肢和躯干感觉异常，中 2/5 治疗对侧上肢感觉异常，下 2/5 治疗头面部感觉异常。

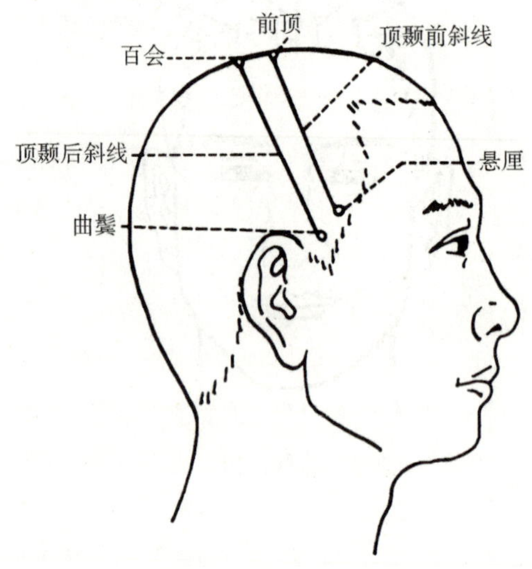

图 3－43

8. 顶旁 1 线

【部位】在头顶部，督脉旁 1.5 寸，从膀胱经通天穴向后引一直线，长 1.5 寸（图 3－44）。

【主治】腰腿病证，如瘫痪、麻木、疼痛等。

9. 顶旁 2 线

【部位】在头顶部，督脉旁开 2.25 寸，从胆经正营穴向后引一直线，长 1.5 寸到承灵穴（图 3－44）。

【主治】肩、臂、手等病证，如瘫痪、麻木、疼痛等。

10. 颞前线

【部位】在头的颞部，从胆经颔厌穴至悬厘穴连一直线（图 3－44）。

【主治】偏头痛、运动性失语、周围性面神经麻痹和口腔疾病。

11. 颞后线

【部位】在头的颞部，从胆经率谷穴向下至曲鬓穴连一直线(图3－44)。

【主治】偏头痛、耳鸣、耳聋、眩晕等。

12. 枕上正中线

【部位】在后头部，即督脉强间穴至脑户穴一段，长1.5寸(图3－45)。

【主治】眼病、足癣等。

13. 枕上旁线

【部位】在后头部，由枕外粗隆督脉脑户穴旁开0.5寸起，向上引一直线，长1.5寸(图3－45)。

【主治】皮层性视力障碍、白内障、近视等。

14. 枕下旁线

【部位】在后头部，从膀胱经玉枕穴向下引一直线，长2寸(图3－45)。

【主治】小脑疾病引起的平衡障碍、后头痛等。

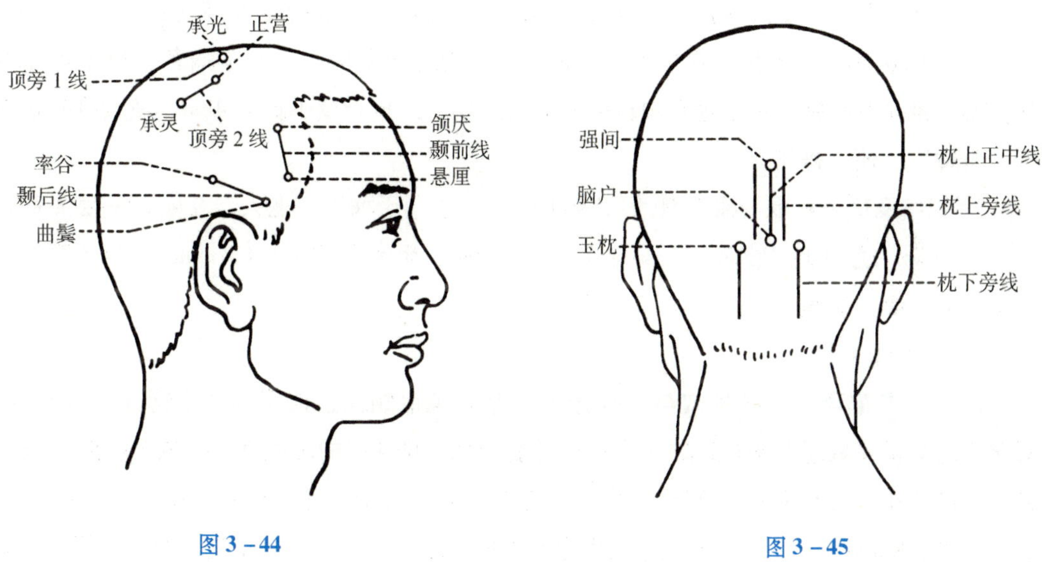

图3－44　　图3－45

项目八　火针法

一、定义

火针法是用特制的针具经加热烧红后，采用一定手法，刺入身体的特定腧穴或部位，以治疗疾病的一种针刺方法。

火针古称“焠刺针”“燔针”“烧针”等。火针法是我国医家在长期与疾病做斗争中积累起来的宝贵医疗经验之一，具有操作简便、费用低廉、疗效卓著、适用范围广等特点，受到广大民众欢迎。

二、作用机理

火针的作用机理在于使温热刺激穴位和部位来增强人体阳气，鼓舞正气，调节脏腑，激发经气，温通经脉，活血行气。将火针的这些功效应用到临床上，可以助阳补虚，升阳举陷，消癥散结，生肌排脓，除麻止痉，祛痛止痒，可治疗多种疾病。

三、操作技术

（一）针具

1. 材料 以钨锰合金为多，能耐受高温，坚硬挺拔。

2. 结构 火针分为三部分。第一部分为针尖，火针的针尖要求其尖而不锐，稍圆钝为佳，因为火针是在烧红的情况下刺入皮肤的，经反复烧灼使用，针尖易变脆折断。第二部分为针体，火针在烧红时进针，针体不能像毫针那样得到手指的夹持协助，容易弯曲，因此针体必须坚硬、挺直、有弹性、表面光滑，使进出针顺畅，减少痛苦，便于针孔恢复。第三部分为针柄，一般为铜制环柄盘龙式针柄，针柄长度不低于4cm，使其具有隔热性，不烫手，便于操作。

3. 规格及适用范围 细火针直径为0.5mm，适用于面部、老人、儿童；中粗火针直径为0.8mm，适用于四肢躯干、压痛点、病灶周围；粗火针直径为1.1mm，适用于病灶部位如下肢丹毒、窦道等。

（二）操作方法

1. 选穴与消毒 火针选穴与毫针选穴的基本规律相同，根据病证不同而辨证取穴。选定穴位后要采取适当体位以防止患者改变姿势而影响取穴的准确性。取穴应根据病情而定，一般宜少，实证和青壮年患者取穴可略多。确定穴位：选择经穴、压痛点、病灶局部。方法：拇指掐“十”字，选定穴位后进行严格消毒。消毒方法：宜先用碘酒消毒，后用乙醇棉球脱碘，以防感染。

2. 烧针 烧针是使用火针的关键步骤。《针灸大成·火针》说：“灯上烧，令通红，用方有功。若不红，不能去病，反损于人。”因此，在使用前必须把针烧红，才能起作用。较为方便的方法是用乙醇灯烧针。

3. 针刺与深度 针刺时，用烧红的针具，迅速刺入选定的穴位内，随即迅速出针。棉球按压针孔，既可减轻疼痛，又可保护针孔。关于针刺深度，《针灸大成·火针》中说：刺针“切忌太深，恐伤经络，太浅不能去病，惟消息取中耳。”火针针刺的深度要根据病情、体质、年龄和针刺部位的肌肉厚薄、血管深浅而定。一般而言，四肢、腰腹针刺稍深，可刺 2 ~5 分深；胸背部穴位针刺宜浅，可刺 1 ~2 分深。

4. 执针方法

(1)手指实　意思是手指皆须确实的压在针柄上，稳固的持着。所用力量就像“衔着虎仔过山涧”的比喻，用力太大则针易折，用力太小则针易脱手。

(2)手心虚　意思是手掌心无须绷得太紧，适度并足以灵活运针即可。

(3)手背圆　是形容执针时，手背圆弧且上竖的样子。

5. 针刺角度　火针针刺以直刺为主，斜刺为辅，如在针刺囊肿、腧穴、阳性点等多采用直刺；在刺鸡眼等病灶时除直刺外，可以辅以斜刺，为的是达到病所，不过斜刺的角度应在 60°以上，不宜平刺。

6. 针刺方法　火针的针刺方法可分为 5 种：点刺法、散刺法、密刺法、围刺法和刺络法。其中，点刺法适用于针刺穴位，而后 4 种方法适用于针刺病灶的部位。

(1)点刺法　根据临床症状与辨证归经，在经络上选择一定的穴位施以火针，或在病灶部位寻找最明显的压痛点，在“阿是穴”上施以火针，都属于点刺法。经穴刺法是通过火针对经穴的刺激来温通经脉，行气活血，扶正祛邪，平衡阴阳，调节脏腑功能。这种刺法适用于内科疾病。使用的针具以细火针或中粗火针为宜，进针的深度较毫针浅。痛点刺法主要适用于肌肉、关节病变和各种神经痛，因为压痛点是局部经气不通、气血阻滞的反应点，以火针刺激压痛点可以使局部经脉畅通，气血运行，从而缓解疼痛。痛点刺法可选用中粗火针，进针可稍深一些。

(2)散刺法　是将火针疏散地刺在病灶部位上的一种刺法。它是通过火针的温热作用，温阳益气，从而改善局部气血运行，使经络畅通，达到缓解麻木、定痉止痛、止痒的功效。散刺法的针距一般为 1.5cm，多选用细火针，进针较浅。

(3)密刺法　即用火针密集地刺激病灶局部的一种刺法。此法是借助火针的热力，改变局部气血的运行，促进病灶处的组织代谢，以缓解病证。密刺法主要适用于增生、角化的皮肤病，如神经性皮炎等。针刺时的密集程度取决于病变的轻重，一般间隔 1cm，如病重可稍密，病轻则稍疏。若病损部位的皮肤厚而硬，针刺时可选用粗火针，反之，则用中粗火针。针刺的深度以刚接触到正常组织为好，太浅太深都不适宜。

(4)围刺法　是用火针围绕病灶周围针刺的一种刺法。进针点多落在病灶与正常组织交界之处。在病灶周围施以火针可以温通经脉，改善局部气血循环，促进组织再生。其主要适用于皮外科疾患。围刺法所用的针具为中粗火针，每针间隔 1 ~1.5cm 为宜。针刺的深浅视病灶深浅而定，病灶深则针刺深，病灶浅则针刺浅。

(5)刺络法　用火针刺入人体一定部位的血络，放出适量血液的一种刺法。临床上常用来治疗静脉曲张、丹毒等。

四、临床应用

(一)适应证

1. 内科 风寒咳嗽、风寒头痛、眉棱骨痛、胃下垂、胃脘痛、过敏性哮喘、肺气肿、面瘫、面肌痉挛、末梢神经炎、泄泻、痢疾、水肿、阳痿、遗精、小儿遗尿、脘腹痛、胁肋疼痛、肠炎、呃逆等。

2. 外科 乳腺炎、腱鞘囊肿、狭窄性拇指腱鞘炎、瘰疬、脂肪瘤、血管瘤、纤维瘤、静脉炎、脉管炎、肩周炎、网球肘、丹毒、痛风、膝关节骨性关节炎、颈椎病、腰椎病以及各种疑难痛证等。

3. 妇科 不孕症、急慢性附件炎、子宫肌瘤、月经不调、痛经、卵巢囊肿、外阴白斑等。

4. 皮肤科 神经性皮炎、带状疱疹、湿疹、黄褐斑、痤疮、银屑病、荨麻疹、神经性皮炎、白癜风、牛皮癣及去痣、去疣等。

5. 五官科 麦粒肿、牙痛、鼻息肉、舌肿、咽喉肿痛、过敏性鼻炎等。

(二)禁忌证

1. 精神过于紧张的患者，饥饿、劳累以及醉酒者不宜用火针。
2. 严重的心脏病患者禁用火针。
3. 患有出血性疾病者禁用火针。
4. 孕妇禁用火针。
5. 糖尿病患者根据病情禁用或慎用火针。

(三)注意事项

1. 操作时注意避开大血管、内脏以及重要的器官。
2. 防止烧伤等意外事故。
3. 体质虚弱的患者，应采取卧位。
4. 须向患者交待以下内容：

(1)针后针孔可能发红、发痒，或有高出皮肤的红点，一般1天后可自行恢复正常。

(2)针孔瘙痒时，勿搔抓，可在局部涂搽芦荟汁(胶)、清凉油等。

(3)保护针孔，当天不要洗澡。

(4)穿宽松衣服，避免摩擦患处。

项目九 穴位埋线法

一、定义

穴位埋线法是将可吸收性外科缝线置入穴位内，利用线对穴位产生的持续刺激作用以防治疾病的方法。穴位埋线是在传统针具和针法基础上建立和发展起来的，历经了留针和埋针的雏形期、穴位埋线的萌芽期、临床推广应用的发展期和以辨证选线取穴为特征的成熟期。

二、作用机理

穴位埋线法是经络理论与物理医学相结合的产物，它通过羊肠线在穴位内的生理物理作用和生物化学变化，将其刺激信息和能量经经络传入体内，以达“疏其气血”“令其条达”，治疗疾病的目的。本法的整个操作过程，实际上包含了穴位封闭、针刺、刺血、机体组织损伤后的修复、留针(埋线)及组织疗法等多种刺激效应。所以，穴位埋线疗法实际上是一种融多种疗法、多种效应于一体的复合性治疗方法。

(一)穴位封闭效应

埋线之前，首先进行局部麻醉，其作用部位在皮肤。《素问・皮部论》说：“皮者，脉之部也。”说明皮肤是十二经脉在皮肤的分区，皮肤通过经络沟通和联系脏腑，它们之间互相影响，故局麻产生刺激冲动通过皮部—孙络—络脉和经脉对脏腑产生影响，起到调整脏腑虚实、平衡阴阳、调和气血的作用。

(二)针刺效应

穴位埋线作为一种穴位刺激法，同样可起到刺激效应以治疗疾病。埋线时，需用针具刺入穴内埋入肠线，此时即刻产生酸胀感觉，由于埋线针具较毫针更粗大，其刺激感应也更强烈，这与针刺产生的针感及传导是一致的，它通过经络作用于机体，起到协调脏腑、调和气血、疏通经络的作用。

(三)刺血效应

刺血法是用针具刺破络脉，放出适量血液以治疗疾病的一种方法。《素问・调经论》说：“视其血络，刺出其血，无令恶血得入于经，以成其疾。”“血去则经隧通矣。”说明刺血有良好的治疗作用。埋线时往往会刺破血络，致针眼有少量出血或渗血，这就产生了刺血效应。可改善微循环，缓解血管痉挛，从而改善了局部组织缺血缺氧状态，从而调动人体的免疫机能，激发体内的防御机制。因此埋线操作时，同样可起到刺血效应，以协调经络的虚实，从而调整人体脏腑、经络及气血功能。

(四)穴位处机体组织损伤的后作用效应

埋线针刺入穴位后，会使局部组织受到一定损伤，受损组织细胞释放出的某些化学因子可造成无菌性炎症反应，使穴位局部组织发生一系列生理变化，如血管扩张、代谢增强等，使疾病部位得到更完善的调整和修复。

(五)留针及埋针效应

在针灸治疗实践中，留针及埋针对提高疗效有重要作用，而埋线后，肠线在体内软化、分解、液化及吸收的过程，对穴位产生的生理及生物化学刺激可长达 20 天或更多时间（持续时间与肠线粗细成正比），其刺激感应维持时间是任何留针及埋针法所不能比拟的，从而弥补了针刺时间短，疾病愈合差，易复发及就诊次数多等缺点，使病所在这较长时间里依靠这良性刺激不断得到调整和修复，故能起到比留针和埋针更好的效果。

（六）组织疗法效应

羊肠线是羊的肠衣加工制作而成，为异体组织蛋白，将其埋植于体内，有如异种移植，可使人体淋巴细胞致敏，其细胞又配合体液中的抗体、巨噬细胞等反过来破坏、分解、液化羊肠线，使之变为多肽、氨基酸等，最后被吞噬吸收，同时产生多种淋巴因子。这些抗原刺激物对穴位产生的物理及生物化学刺激，使局部组织发炎，甚至出现全身反应，从而提高人体的应激能力，激发人体免疫功能，调节身体有关脏腑器官功能，使活动趋于平衡，因而具有类似组织疗法的作用。

综上所述，穴位埋线法的治疗过程，初为机械刺激，后为生物和化学刺激，具有短期速效和长期远效两种作用方式。局麻时产生的穴位封闭效应，针具刺激产生的针刺效应和埋线时渗血起的刺血效应，是短期速效作用；埋线时穴位处机体组织损伤的后作用，肠线在体内特殊的留针和埋针效应及组织疗法效应，又可起到长期远效作用。这多种刺激方式融为一体，相得益彰，同时发挥作用，形成一种复杂的持久而柔和的非特异性刺激冲动，一部分经传入神经到相应节段的脊髓后角后内传脏腑起调节作用；另一部分经脊髓后角上传大脑皮层，加强了中枢对病理刺激传入兴奋的干扰、抑制和替代，再通过神经－体液的调节来调整脏腑机能状态，促进机体新陈代谢，提高其免疫防御能力，使疾病达到痊愈的目的。

几十年来，铬制羊肠线虽然作为埋线材料被广泛使用，但由于组织反应大，埋线处容易出现红肿、疼痛、肤温升高、局部组织坏死形成腔道等不良反应。而产生这种反应的主要原因为异体蛋白引起的组织反应，导致机体过敏以及各种原因所致的机体消除率和材料降解速率不平衡。随着埋线疗法在临床中不断地应用，埋线材料也在不断更新，在穴位埋线发展过程中埋线材料也从铬制羊肠线发展到各种人工合成材料，减少了以上不良反应，埋线法的应用更加广泛了。

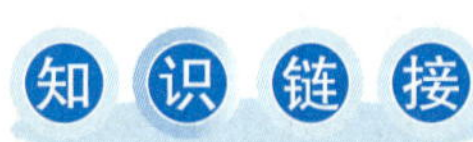

常用的人工合成材料缝合线

常用的人工合成材料缝合线主要有 PGLA、PGA 和 PPDO 三种。聚乙丙交酯（PGLA）是聚乳酸和聚羟基乙酸按照一定比例共聚而成的一种新型生物材料，最终产物以二氧化碳和水的形式排出体外，经尿液排出的原型聚合物很微量，体内没有蓄积现象。PGLA是人工合成纤维，组织反应较小，不易引起免疫排斥反应，且具有较好的柔韧性和降解性，无刺激，吸收快等优点，因此在临床应用中PGLA适合广泛使用。聚乙醇酸(PGA)缝合线基本成分是化学合成聚乙二醇酸，表面覆盖具有惰性、无抗原性和不热解性的聚内酰胺-硬脂酸钙涂层。PGA纤维强度较高，延伸度适中，无毒，生物相容性好，组织反应极微，最终产物为二氧化碳和水，在体内可完全降解并充分吸收、代谢。聚对二氧环己酮(PPDO)埋线是新兴生物可降解材料，在体内降解时间较长，因此在体内穴位注入后，具有更长效的刺激作用，可完全分解为二氧化碳和水。PPDO具有强度高、组织反应小、在体内强度保持率大等特点，在临床上适合需较长时间刺激的埋线疗法。

三、操作技术

(一)器材

穴位埋线法的器材，以铬制羊肠线为例，主要包括消毒用品、洞巾、注射器、镊子、埋线针具、持针器、各种型号的可吸收性外科缝线、0.5%～1%盐酸普鲁卡因或利多卡因注射液、手术剪子、敷料等。埋线针是特制的坚韧不锈的金属钩针，长12～15cm，针尖呈三角形，底部有一缺口。如用切开法，需备尖头手术刀片、手术刀柄、三角缝针等。

(二)常用埋线方法

1. 套管针埋线法 对拟操作的穴位以及穴周皮肤消毒后，取一段适当长度的可吸收性外科缝线，放入套管针的前端，后接针芯，用一手拇指和食指固定拟进针穴位，另一只手持针刺入穴位，达到所需的深度，施以适当的提插捻转手法，当出现针感后，边推针芯，边退针管，将可吸收性外科缝线埋植在穴位的肌层或皮下组织内。拔针后用无菌干棉球按压针孔止血。

2. 埋线针埋线法 在穴位旁开一定距离处选择进针点，局部皮肤消毒后施行局部麻醉。取适当长度的可吸收性外科缝线，一手持镊将线中央置于麻醉点上，另一手持埋线针，缺口向下压线，以15°～45°角刺入，将线推入皮内(或将线套在埋线针尖后的缺口上，两端用血管钳夹住，一手持针，另一手持钳，针尖缺口向下以15°～45°角刺入皮内)。当针头的缺口进入皮内后，持续进针直至线头完全埋入穴位的皮下，再适当进针后，把针退出，用无菌干棉球按压针孔止血。然后用无菌敷料包扎，保护创口3～5天。

3. 医用缝合针埋线法 在拟埋线穴位的两侧1～2cm处，皮肤消毒后施行局部麻醉。一手用持针器夹住穿有可吸收性外科缝线的皮肤缝合针，另一手捏起两局麻点之间的皮肤，将针从一侧局麻点刺入，穿过肌层或皮下组织，从对侧局麻点穿出，紧贴皮肤剪断两端线头，放松皮肤，轻揉局部，使线头完全进入皮下。用无菌干棉球按压针孔止血，然后用无菌敷料包扎，保护创口3～5天。

四、临床应用

（一）适应证

埋线法适应证很广泛，一般来说，凡能用针刺疗法治疗的疾病，均可应用埋线法治疗。根据文献报道及临床实践，常见的适应证有以下几类：

1. 疼痛性疾病 包括神经性疼痛、慢性炎变性疼痛、内脏疼痛等，如头痛、三叉神经痛、偏头痛、坐骨神经痛、关节炎性疼痛、胃脘痛、心绞痛等。

2. 功能性疾患 包括神经性、精神性、内分泌及内脏功能失调等疾病，如眩晕、舞蹈病、神经官能症、心律不齐、高血压、胃肠神经官能症、神经衰弱、失眠、功能性子宫出血、月经不调、阳痿、遗精、不孕症、癔症、癫痫、精神分裂症、面肌痉挛、面神经麻痹、咽部异感症等。

3. 慢性疾病 包括内、外、妇、儿、五官、皮肤等各科慢性疾患，如内科的支气管炎、支气管哮喘、慢性胃炎、胃及十二指肠溃疡、胃下垂、中风、坐骨神经痛等。外科的颈椎病、肩周炎、慢性阑尾炎、胆囊炎等；妇科的月经不调、带下病、不孕症、子宫出血、经前期紧张综合征、围绝经期综合征；儿科的小儿脑瘫、百日咳、小儿遗尿、儿童多动症等；皮肤科的银屑病、神经性皮炎、荨麻疹等；五官科的鼻炎、视神经萎缩等。

4. 其他 随着临床实践及研究的发展，现在临床上除以上慢性疾病外，对急性病、传染性疾病等均可应用，如流行性感冒、乙型及甲型肝炎、心绞痛、百日咳、肺结核等。

（二）禁忌证

1. 5 岁以下的儿童禁用或慎用埋线。

2. 严重的心脏病患者不宜使用，如必要时，不宜强刺激，埋入的羊肠线不宜长。

3. 精神紧张，过劳或过饥者，禁用或慎用埋线，避免发生晕针。

4. 有习惯性流产者应禁用埋线。

5. 孕妇不宜在腰腹部及合谷、三阴交等穴埋线，月经期慎用。

6. 不宜在皮肤破损处埋线，以免引起感染等不良后果。

7. 关节腔内不宜埋线，以免影响关节活动及关节腔内发生感染。

8. 禁针部位禁用埋线。

9. 有出血倾向性疾病者禁用埋线。

（三）注意事项

1. 严格无菌操作，防止感染发生。

2. 羊肠线不宜埋于脂肪组织之中，以防脂肪液化，流出渗液。羊肠线头不可暴露在皮肤外面，以防感染，如局部化脓流水或露出线头，可抽出羊肠线，排出脓液，外盖敷料并做抗感染处理。

3. 根据不同部位掌握埋线的角度和深度，不要伤及内脏、脊髓、大血管和神经干，更不要直接结扎神经干和大血管，以免造成不良后果。

4. 在一个穴位上做多次治疗，应偏离前次治疗的部位。

5. 头眼部血管丰富，易出血，埋线时要缓慢进出针，出针后用干棉球按压针眼片刻，防止出血和皮下血肿出现。

6. 注意术后反应，有异常现象应及时处理。

7. 埋线后应休息 3 ~7 天，局部不要沾生水，夏天每天应更换敷料。如有感染，应按炎症处理。

8. 通过埋线，患者症状控制后，最好再埋线 1 ~2 次以巩固疗效。有慢性病要埋线 3 ~4次后才开始见效，患者不应随意停止治疗。

（四）应用举例

郭某，女，35 岁，2008 年3 月16 日初诊。患者自2001 年开始自觉上腹部胀痛，饮食减少，经上消化道钡餐检查诊为浅表性胃炎，曾予中西药物治疗效果不佳。近半年来症状加重，较前明显消瘦，面色萎黄，上腹部压痛明显，舌质淡，苔白腻，脉细，中脘、右侧胃俞及足三里处有明显压痛。给予中脘透上脘，胃俞透脾俞及足三里埋线 1 次，胀痛明显减轻，饮食增加；2 次后疼痛消失，体重恢复正常而愈，随访半年无复发。

复习思考

一、选择题（A1 型题）

1. 适用于皮肉浅薄部位的毫针进针方法是（　　）。

A. 指切进针法　　B. 夹持进针法　　C. 提捏进针法
D. 舒张进针法　　E. 套管进针法

2. 下列哪项适合提捏进针法（　　）。

A. 合谷　　B. 攒竹　　C. 关元
D. 太阳　　E. 下关

3. 针刺风池等头项部的腧穴宜采取的体位是（　　）。

A. 仰卧位　　B. 俯卧位　　C. 侧卧位
D. 仰靠坐位　　E. 俯伏坐位

4. 开阖补泻法的补法是（　　）。

A. 出针时迅速按针孔　　B. 出针后稍后按针孔
C. 出针时摇大针孔，出针后迅速按闭　　D. 出针时摇大针孔，而不立即揉按
E. 以上均不是

5. 属于艾炷灸的是(　　)。
A. 隔姜灸　B. 悬起灸　C. 温和灸
D. 雀啄灸　E. 回旋灸

6. 有温胃止呕作用的灸法是(　　)。
A. 隔盐灸　B. 隔姜灸　C. 隔附子饼灸
D. 温针灸　E. 实按灸

7. 灸法的注意事项不正确的是(　　)。
A. 施灸一定要采取卧位　B. 一般先灸上部，再灸下部
C. 孕妇小腹部禁灸　D. 小灸疮可自行吸收，不予处理
E. 灸室内注意通风

8. 拔罐法最早称为(　　)。
A. 角法　B. 火罐气　C. 吮血疗法
D. 吸筒疗法　E. 拔罐法

9. 最常用又不易烫伤皮肤的吸拔方法是(　　)。
A. 闪火法　B. 投火法　C. 贴棉法
D. 架火法　E. 滴酒法

10. 肌肤麻木适宜用(　　)。
A. 走罐　B. 针罐　C. 闪罐
D. 药罐　E. 刺络拔罐

11. 若肩背疼痛范围较大，应选下列哪种方法为好(　　)。
A. 走罐　B. 针罐　C. 闪罐
D. 药罐　E. 刺络拔罐

12. 刮痧时一般局部刮痧多长时间为宜(　　)。
A. 5 分钟　B. 10～20 分钟　C. 20～30 分钟
D. 1 小时　E. 越久越好

13. 刮痧操作时，力量大，速度快，刮拭时间短者为(　　)。
A. 补法　B. 平补平泻法　C. 泻法
D. 其他刮法　E. 以上均不是

二、问答题

1. 举例说明晕针的表现？晕针的处理措施？
2. 刮痧的注意事项有哪些？
3. 灸法的种类繁多并各有特点，临床如何选择？
4. 试述火针的禁忌证有哪些？
5. 穴位埋线法常见的适应证有哪几类？

扫一扫，看课件

扫一扫，看课件

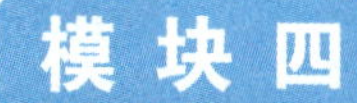

推拿技术

【学习目标】

1. 掌握成人推拿法、小儿推拿法、足部推拿法、手部推拿法、自我推拿法的操作技术。

2. 熟悉成人推拿法、小儿推拿法、足部推拿法、手部推拿法、自我推拿法的临床应用。

3. 了解成人推拿法、小儿推拿法、足部推拿法、手部推拿法、自我推拿法的作用机理。

项目一　成人推拿法

一、概述

成人推拿法属于中医外治法，是运用手法和功法对内、儿、妇、骨伤、五官科等多种疾病进行康复治疗。如感冒、头痛、失眠、胃脘痛、便秘、肩周炎、痛经、厌食、遗尿、脑瘫、偏瘫、各种急慢性软组织损伤、退行性骨关节炎、颈椎病、腰肌劳损、腰椎间盘突出症、疲劳综合征、颞颌关节功能紊乱、牙痛、咽喉肿痛等。由于推拿康复治疗范围广泛，根据不同疾病，手法治疗各有侧重。治疗筋骨损伤及其后遗症，手法的重点在受伤的骨关节与筋肉及其痛点上；治疗内脏疾病，手法的重点在经络穴位及其相应的脏器上。推拿治疗疾病既不用针，也不用药，具有无副作用、无创伤、收效快速的特点，颇受广大患者欢迎，在康复疗法中，可作为脑血管疾病、神经系统疾病、运动系统疾病、消化系统疾病等多种疾病的重要康复手段或辅助治疗措施。

二、作用机理

推拿手法通过作用于人体体表的特定部位而对机体生理、病理产生影响。概括起来，推拿具有疏经通络、行气活血，理筋整复、滑利关节，调整脏腑功能、增强抗病能力等作用。

(一)疏通经络，行气活血

经络内属脏腑，外络肢节，通达表里，贯穿上下，像网络一样，通布全身，将人体各部分联系成一个有机的整体，它是人体气血运行的通道，具有"行血气而营阴阳，濡筋骨利关节"的作用，以维持人体正常的生理功能。当气血不和，外邪入侵，经络闭塞，不通则痛，就会产生疼痛麻木等一系列症状。

推拿手法作用于经络腧穴，可以疏通经络，行气活血，散寒止痛。其中的疏通作用有两层含义。首先，通过手法对人体体表的直接刺激促进气血的运行。正如《素问·血气形志》中说："形数惊恐，经络不通，病生于不仁，治之以按摩醪药。"《素问·举痛论》在分析了疼痛的病理后，也指出："寒气客于肠胃之间，膜原之下，血不得散，小络急引故痛，按之则血气散，故按之痛止。"其次，通过手法对机体体表做功，产生热效应，从而加速了气血的运行。《素问·举痛论》中说："寒气客于背俞之脉则脉泣，脉泣则血虚，血虚则痛，其俞注于心，故相引而痛，按之则热气至，热气至则痛止矣。"

(二)理筋整复，滑利关节

筋骨、关节是人体的运动器官，气血调和，阴阳平衡，才能确保机体筋骨强健、关节滑利，从而维持正常的生活起居和活动功能。正如《灵枢·本脏》中所说："是故血和则经脉流行，营复阴阳，筋骨劲强，关节清利矣。"

筋骨关节受损，必累及气血，致脉络损伤，气滞血瘀，为肿为痛，从而影响肢体关节的活动。《医宗金鉴·正骨心法要旨》指出："因跌仆闪失，以致骨缝开错，气血瘀滞，为肿为痛，宜用按摩法。按其经络，以通郁闭之气，摩其壅聚，以散瘀结之肿，其患可愈。"说明推拿具有理筋整复，滑利关节的作用。这表现在三个方面：一是手法作用于损伤局部，可以促进气血运行，消散瘀肿，理气止痛；二是推拿的整复手法可以通过力学的直接作用来纠正筋出槽、骨错缝，达到理筋整复的目的；三是适当的被动运动手法可以起到松解粘连、滑利关节的作用。

(三)调整脏腑功能，增强抗病能力

疾病的发生、发展及其转归的全过程，是正气与邪气相互斗争，盛衰消长的结果。"正气存内，邪不可干"，只要机体有充分的抗病能力，致病因素就不起作用；"邪之所凑，其气必虚"，说明疾病之所以发生和发展，是因为机体的抗病能力处于相对劣势，邪气乘虚而入。从人体的后天之本来看，脏腑的功能与人体的正气有直接关系。中医的脏腑，包括五脏、六腑和奇恒之腑。脏腑有受纳排泄、化生气血的功能。当脏腑功能失调或

衰退，则受纳失常，化生无源，排泄困难，从而正气虚弱，邪气壅盛。

推拿手法作用于人体体表的相应经络腧穴，可以改善脏腑功能，增强抗病能力。手法对脏腑疾病的治疗有三个途径：一是在体表相应的穴位上施手法，通过经络的介导而发生作用；二是脏腑的器质病变，通过功能调节来发挥作用；三是手法对脏腑功能具有双向调节作用，手法操作要辨证恰当。推拿手法通过对脏腑功能的调整，使机体处于良好的功能状态，有利于激发机体内部的抗病因素，从而达到扶正祛邪的目的。

三、操作技术

（一）成人推拿手法

中医推拿特别强调推拿手法在防治疾病和养生康复中的作用。《医宗金鉴·正骨心法要旨》指出："伤有轻重，而手法各有所宜，其痊可之迟速及遗留残疾与否，皆关乎手法之所施得宜。"故手法必须符合特定的技术要求，遵循严格的动作规范，达到高超的技能，使手法既对经络系统形成最大的激发作用，又不致对人体局部组织产生伤害，取得最佳的治疗效果。推拿手法源远流长，经过几千年的发展，手法达近百种，各种手法都应系统完整掌握，要求做到持久、有力、均匀、柔和，从而达到深透的目的。

1. 滚法

操作方法　以手背近小指侧部分附着在体表一定部位，通过前臂的旋推和腕关节的屈伸运动，带动手背做往返滚动。(图 4－1)

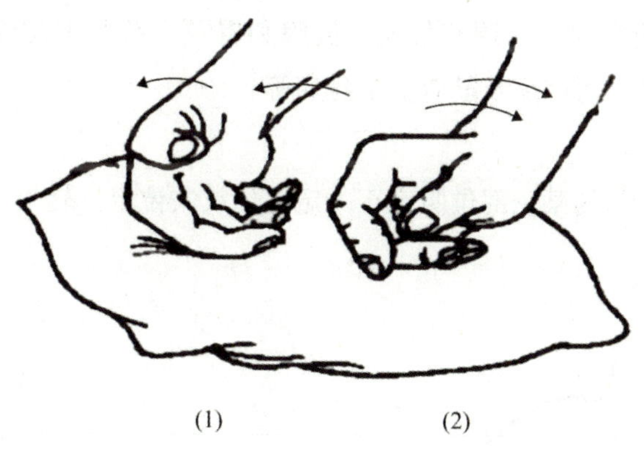

图 4－1　滚法

作用　本法具有疏经通络、活血止痛、疏松肌肉、缓解痉挛、舒利关节及消除疲劳等作用。滚法接触面广，刺激平和舒适，有一定的深透力。临床常用于风湿痹痛、运动损伤、肢体麻木瘫痪及软组织损伤引起的运动功能障碍等。

2. 一指禅推法

操作方法　拇指伸直，余指的掌指关节和指间关节自然屈曲，以拇指指端、螺纹面着力于一定部位或穴位上。沉肩、垂肘，悬腕，前臂主动摆动，带动腕关节有节律的摆动，使所产生的功力通过指端或螺纹面轻重交替，持续不断的作用于施术部位或穴位上。（图 4－2）

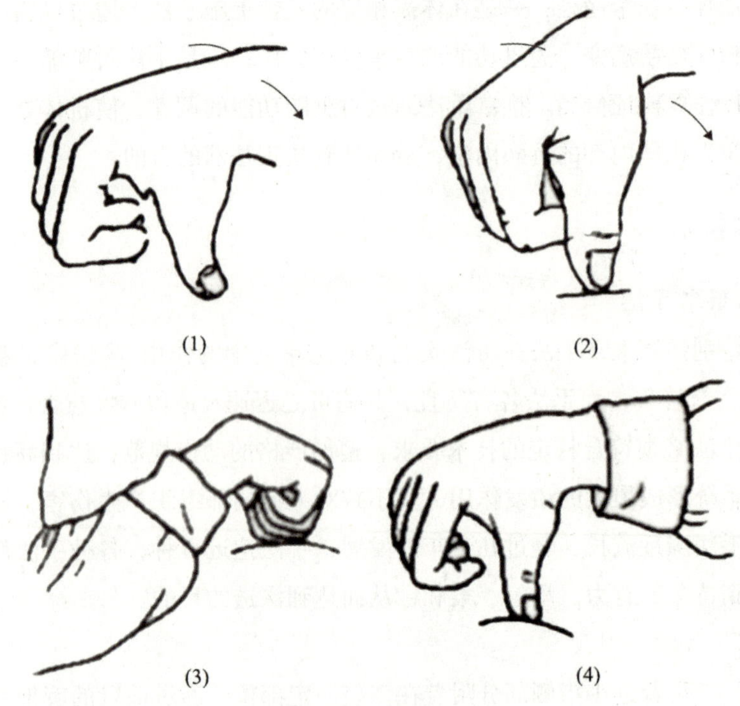

图 4－2　一指禅推法

作用　本法具有疏经通络、调和气血、健脾和胃及调节脏腑功能等作用，常用于头痛、眩晕、失眠、面瘫、胃脘痛及筋骨关节疼痛等。

3. 揉法

操作方法　以指、掌的某一部位吸定于一定部位或穴位上，轻柔灵活的上下、左右或环旋揉动。（图 4－3）

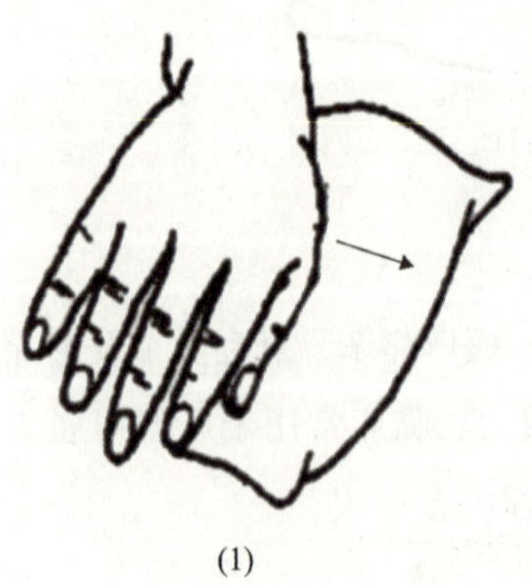

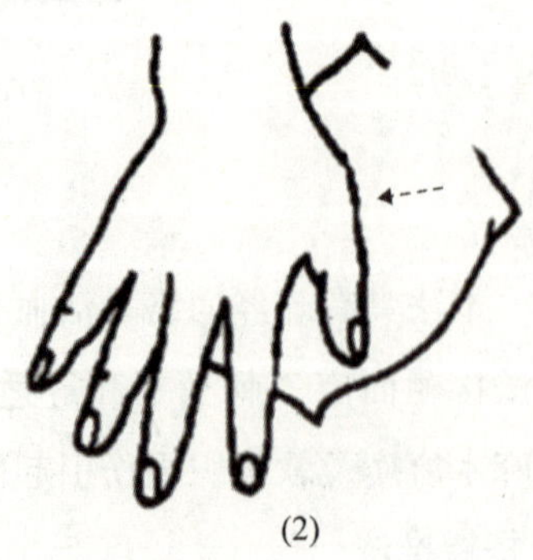

图 4－3　揉法

作用 本法具有疏经通络、活血化瘀、宽胸理气、消积导滞、温经散寒等作用。揉法接触面可大可小，刺激平和舒适，常用于胃脘痛、便秘、泄泻、头痛、眩晕及各种软组织损伤等。

4. 摩法

操作方法 用指腹或手掌面附着在体表的一定部位或穴位上，做环形而有节律地抚摩。(图4-4)

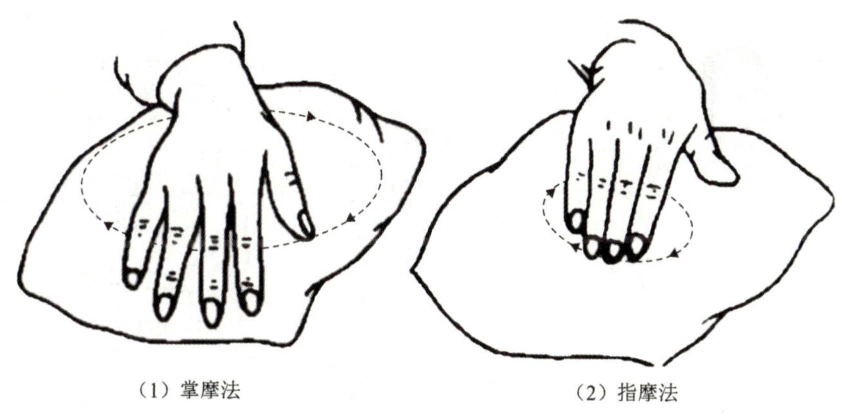

图4-4 摩法

作用 摩法是最古老的推拿手法，刺激缓和舒适，具有和中理气、消食导滞、活血散瘀、调理肠胃等功效。临床常用于胸胁迸伤、外伤肿痛、脘腹胀满、消化不良、便秘、泄泻等。

5. 推法

操作方法 以指、掌或肘部着力于施术部位上，做单方向直线推动。(图4-5)

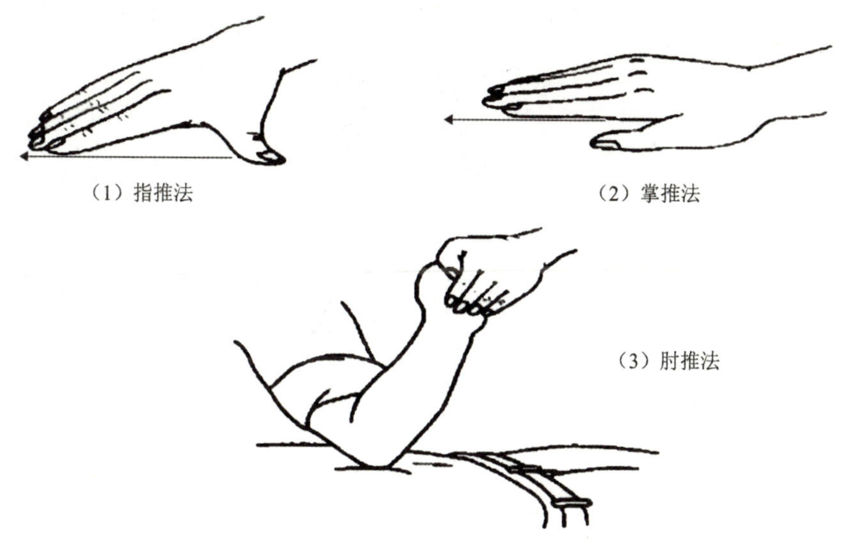

图4-5 推法

作用 本法具有通经活脉、荡涤积滞的作用。指推法适用于头面、颈项及手部、足部，掌推法多用于胸胁、脘腹部，肘推法常用于腰背、脊柱两侧。对头痛、失眠、高血压、腹胀、便秘、食积、癃闭、腰腿痛、腰背筋膜炎等有较好的疗效。

6. 擦法

操作方法 以指、掌或大、小鱼际紧贴体表皮肤，做快速的直线往返运动，使之摩擦生热。（图 4-6）

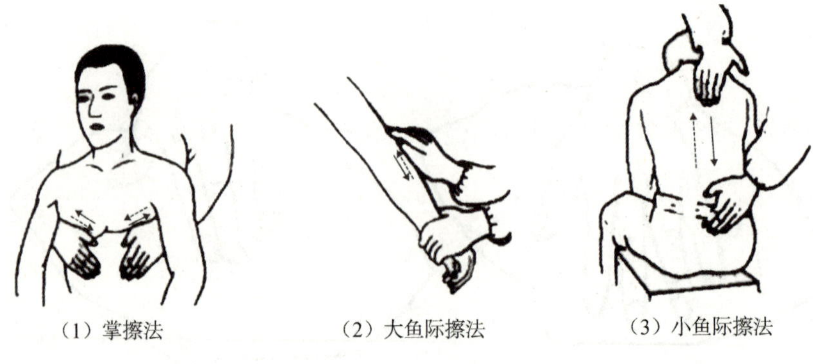

图 4-6 擦法

作用 本法具有温经通络、宽胸理气、活血散瘀、消肿止痛等作用。临床常用于风寒外感、风湿痹痛、脾胃虚寒、肾阳亏虚、伤筋肿痛及一切寒证。

7. 搓法

操作方法 用双手掌面夹住肢体或着力于施术部位，做交替或往返搓动。（图 4-7）

作用 本法具有舒松肌筋、调和气血、疏肝理气等作用。临床常用于四肢、胸胁及背腰部，对肩臂痛、腰背痛、胸胁疼痛胀闷等有较好的疗效。本法常作为推拿治疗的结束动作。

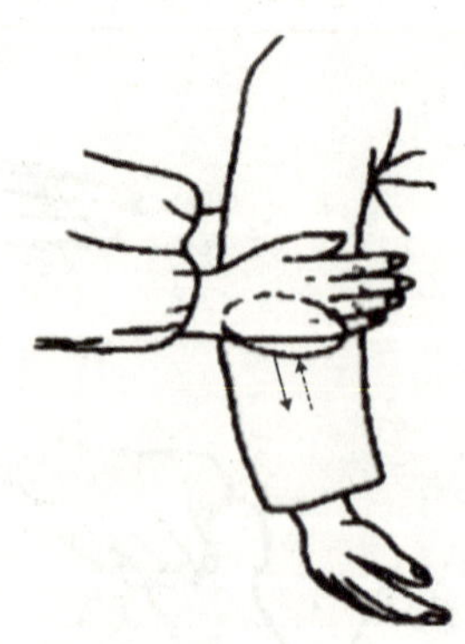

图 4-7 搓法

8. 抹法

操作方法 用单手或双手拇指或大鱼际紧贴皮肤做上下或左右及弧形曲线的往返移动。（图 4-8）

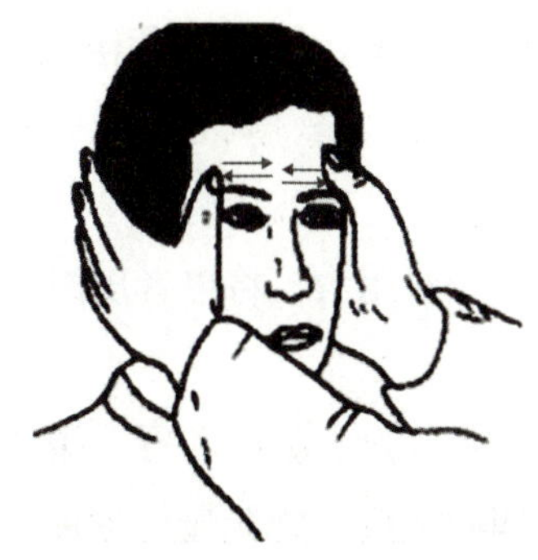

图4-8 抹法

作用 本法具有开窍提神、醒脑明目、疏肝理气、行气活血等作用。临床常用于头痛、高血压、眩晕、胸胁胀闷、疲劳不适等。

9. 按法

操作方法 以指、掌或肘部着力于体表的一定部位，逐渐用力，按而留之的一种手法。(图4-9)

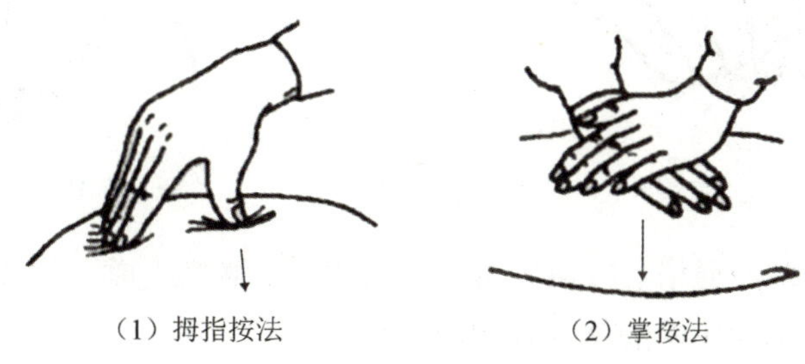

(1) 拇指按法 (2) 掌按法

图4-9 按法

作用 本法具有疏经通络、开通闭塞、解痉止痛、理筋整复的作用。临床常用于脘腹疼痛、头痛、腰背痛、脊柱畸形等。

10. 点法

操作方法 用指端或指间关节突起部着力于一定部位或穴位上，戳而点之的一种手法。(图4-10)

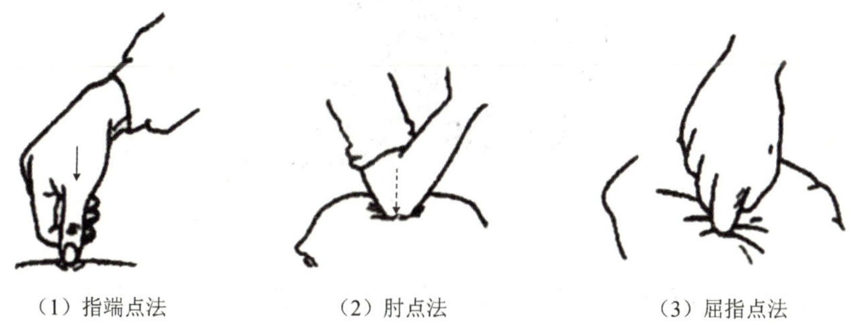

(1) 指端点法 (2) 肘点法 (3) 屈指点法

图4-10 点法

作用 本法具有开通闭塞、缓解痉挛、镇静止痛等作用。点法有类似针刺的作用，适用于各种痛证，如颈、肩、腰、腿痛、头痛、风湿痹痛等。

11. 捏法

操作方法 用拇指与其他手指相对用力，将患者皮肉轻轻捏起，做连续挤捏的一种手法。（图4－11）

作用 本法具有疏经通络、调和气血、健脾和胃、缓解痉挛、消除疲劳等作用。临床常用于颈椎病、肩周炎、头痛、四肢酸痛、腰背痛及各种疲劳等。

12. 拿法

操作方法 以拇指与其余四指相对用力提捏肌肉，一提一松，用力均匀，动作要有节律，不可用指尖抠掐肌肤。（图4－12）

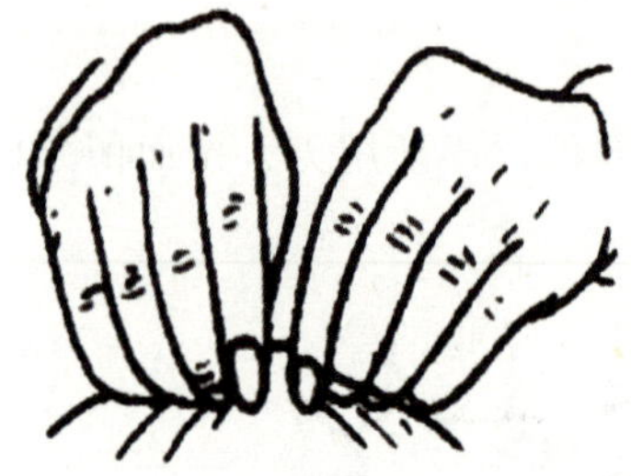

图4－11 捏法

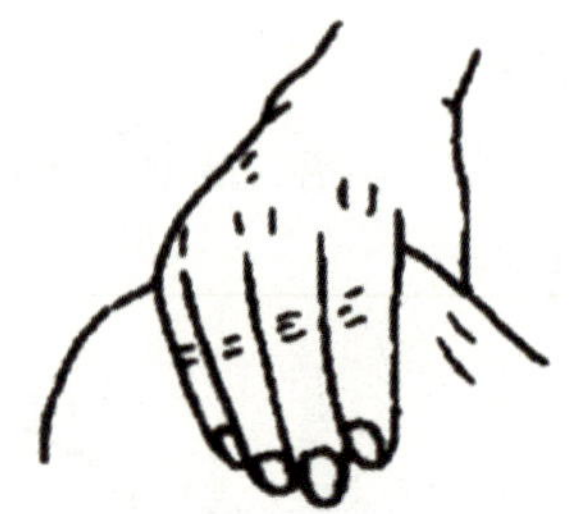

图4－12 拿法

作用 本法具有疏经通络、宣通气血、祛风散寒、解痉止痛、开窍提神等作用，常用于颈项强痛、风寒外感、肌肉酸痛及疲劳过度等。

13. 捻法

操作方法 以拇指和食指的指腹相对捏住肢体的一定部位，稍用力做对称捻搓动作的一种手法。（图4－13）

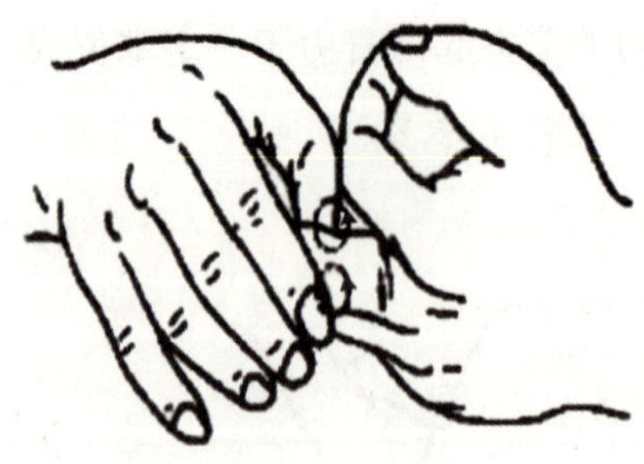

图4－13 捻法

作用 本法具有理筋通络、行气活血、滑利关节等作用，常用于四肢小关节酸痛、麻木肿胀、屈伸不利及手指疲劳等。

14. 弹筋法

操作方法 用拇指与食、中指指端相对用力紧捏体表的肌肉或筋腱，用力提拉，迅速弹回，如拉弓弦之状。（图 4 – 14）

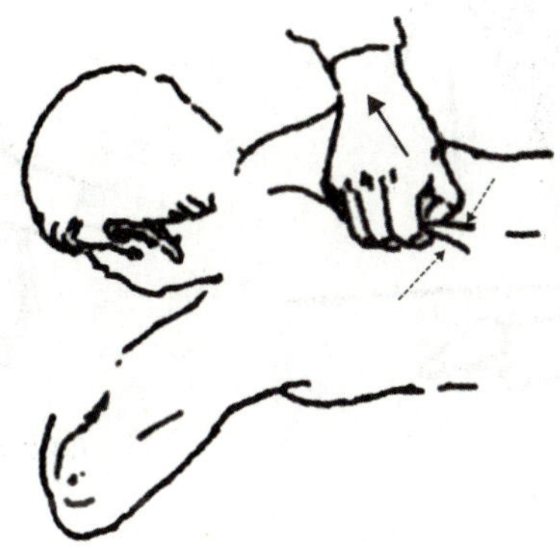

图 4 – 14 弹筋法

作用 本法刺激较强，具有舒筋通络、松解粘连、解痉止痛等功效。临床常用于风湿痹痛、筋脉拘急、陈旧性伤筋及慢性劳损等。

15. 拨络法

操作方法 以指端着力于体表肌肤，稍用力做与肌肉或肌腱垂直方向的来回拨动的手法。（图 4 – 15）

作用 本法刺激较强，具有舒展肌筋、松解粘连、通经活络、解痉止痛等功效。临床常用于颈椎病、肩周炎、腰腿痛、风寒湿痹及陈旧性伤筋、劳损等。

16. 抖法

操作方法 以双手握住患者肢体的远端，微用力做小幅度的上下连续抖动的一种手法。（图 4 – 16）

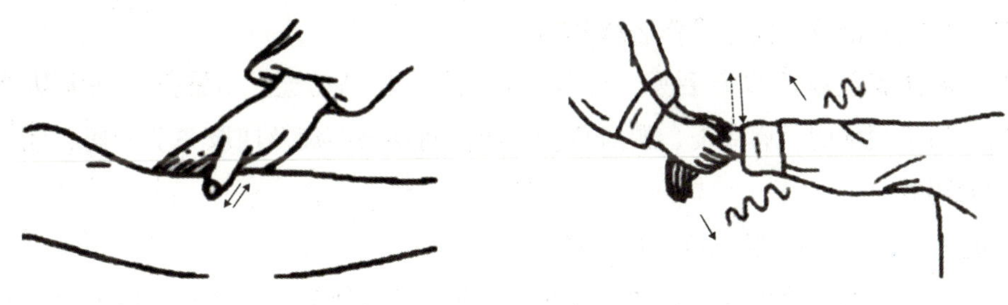

图 4 – 15 拨络法　　图 4 – 16 抖法

作用 本法具有舒筋通络、松解粘连、滑利关节等作用，常用于颈椎病、肩周炎、腰腿痛及四肢麻木酸痛等。

17. 击法

操作方法 用指端、拳背、掌根、掌侧小鱼际或桑枝棒等叩击体表的一种手法。(图4－17)

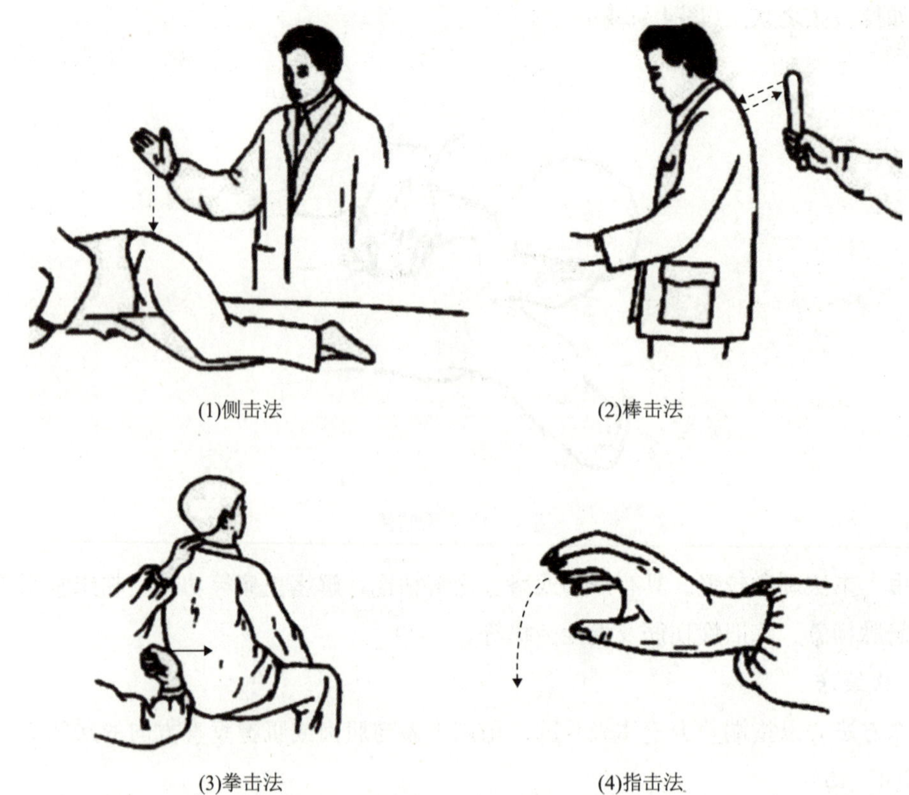

(1)侧击法　(2)棒击法　(3)拳击法　(4)指击法

图4－17　击法

作用 本法具有舒筋通络、调和气血、松解粘连、解痉止痛等作用，常用于肢体麻木、腰背酸痛、肌肉劳损、风湿痹痛等。

18. 摇法(摇颈、肩、腕、腰、髋、踝等)

操作方法 用一手握住或扶住关节的近端肢体，另一手握住关节远端肢体，做缓慢地回旋摇转，因施术部位不同，操作名称各异。

作用 本法属运动关节类手法，具有滑利关节、松解粘连、增强关节活动功能等作用。临床常用于颈椎病、肩周炎、腰肌劳损、腰椎间盘突出症及四肢关节酸痛、外伤术后关节功能障碍等。

19. 扳法(扳颈、胸、腰、肩、肘、髋、膝)

操作方法 用双手分别固定患者关节的远近两端或肢体的一定部位，做相反方向的用力扳动，使关节产生被动伸展或旋转的手法。

作用 本法具有滑利关节、整复错位、松解粘连、矫正畸形及恢复肢体关节功能等作用。临床常用于颈椎病、肩周炎、腰椎间盘突出症、脊柱小关节紊乱症、四肢关节伤筋及外伤后关节功能障碍等。

20. 拔伸法(拔伸颈、肩、肘、腕、髋、膝、踝等)

操作方法 固定关节或肢体的一端，牵拉另一端，应用对抗的力量使关节得到伸展。

作用 本法具有理筋整复、松解粘连、滑利关节等作用。临床常用于颈椎病、肩周炎、椎骨错缝、关节脱位及四肢伤筋等。

(二)常用康复方法

在众多的养生康复方法中，推拿康复方法简便易行，效果显著，不受外界客观条件的限制，在养生康复中占有重要的地位。我们在继承中医学养生康复的基础上，参考古今养生康复之术，总结整理了一套较为有效实用的推拿康复方法。通过运用简便易学的推拿手法施术于一定部位或穴位，达到疏通经络、调和营卫、运行气血、平衡阴阳的作用，从而增强机体的抗病能力。

1. 固肾益精法 中医学认为肾为“先天之本”“元气之根”，是人体生命活动的动力源泉。肾的主要功能是藏精，主管人体的生殖与发育，并可调节人体的水液代谢。肾的盛衰在体表可从骨骼的发育、毛发的荣枯、外在的精神状态及耳的听力等表现出来。采用固肾益精法可加强巩固肾的功能，并在一定程度上对肾系病证有较好的防治作用。

(1)搓擦涌泉 患者坐或卧位，医者双手掌对搓发热后，分别搓擦左右涌泉穴至发热为止。

(2)摩肾俞 患者俯卧位，医者用手掌紧贴肾俞穴，做环形抚摩，左右各32次。

(3)擦腰骶 医者用手掌置于腰骶部，以全掌或小鱼际着力，向下至尾骶部做快速地往返摩擦，以透热为度。

(4)摩丹田 患者仰卧位，医者用手掌以丹田为中心，做顺、逆时针方向的摩动，各32次。

(5)擦少腹 医者双手掌分别置两胁下，同时用力斜向少腹部推擦至耻骨处，以透热为度。

2. 健脾益胃法 脾胃为后天之本，气血生化之源。因此，人体各脏器功能的正常发挥，身体的健康状况，大多取决于后天脾胃功能。脾胃的盛衰在体表从四肢肌肉、口唇及面部色泽表现出来。脾气健运，则饮食精微不断吸收，化生气血，营养充足，面容、口唇红润，肌肤润泽；反之，则形体消瘦，肌肉痿软无力，唇色淡白无华。临床选用健脾益胃法可对脾胃系病证有良好的防治作用。

(1)摩脘腹 患者仰卧位，医者用手掌置于脘腹部，以脐为中心，做由内向外顺、逆时针摩运脘腹部，各2分钟。

(2)分阴阳 医者两手掌分置于患者剑突两旁，稍用力做由内向外沿肋弓向胁肋处分推，并逐渐向小腹移动，往返5~8次。

(3)揉天枢　用食、中指同时按揉天枢穴，顺、逆时针各1分钟。

(4)按揉足三里　患者取坐位，医者用拇指或食、中指置于足三里穴上，稍用力按揉，各1分钟。

(5)揉血海　医者双手拇指分别置于患者血海穴上，稍用力做环形按揉，各1分钟。

3. 疏肝利胆法　肝主疏泄，性喜条达。肝的疏泄正常，则气血调畅，各脏腑器官的生理活动发挥正常；反之，人体各部的气机活动受阻，进而形成气机不畅、瘀阻郁结、气机亢逆等病理变化。肝的功能盛衰可从体表的筋及眼睛表现出来，也多反应在情志方面，肝气充足，则筋强力壮，眼睛明亮；反之，则筋软弛缩，视物不清。另一方面，肝与胆互为表里，在生理上相互联系，在病理上相互影响。因此，采用疏肝利胆康复法对肝系病证有很好的防治作用。

(1)疏肋间　患者取坐位或仰卧位，医者以两手掌横置于胸骨正中，手指分开，先用左手掌向右疏理肋间，从胸骨正中向右侧腋下疏理，从上至下，往返3~5遍，然后用右手向左疏理肋间。

(2)擦胁肋　医者两手五指并拢置于患者胸前乳下，沿胁肋方向搓擦并逐渐下移至浮肋，往返3~5遍。

(3)揉章门、期门　医者用两手掌根或中指端分别置于患者两侧的章门、期门穴上，稍用力按揉，各1分钟。

(4)拨阳陵泉　医者以两手拇指或中指分别置于患者两侧阳陵泉穴上，余指辅助，先按揉半分钟，再用力做横向弹拨该处肌腱5~8次。

(5)掐太冲　医者以两手拇指指端分别置于患者两侧太冲穴上，稍用力掐揉1分钟，以酸胀为度。

4. 宣肺通气法　肺主气，司呼吸，外合皮毛，开窍于鼻，是指肺为体内外气体交换的场所。此外，肺还有“宣发、肃降、通调水道”的作用。肺和大肠相表里，其功能的盛衰在体表可通过皮肤的润泽、呼吸的调畅及水液代谢表现出来。因此，采用宣肺通气康复法对肺系病证有很好的防治作用。

(1)摩膻中　患者坐或仰卧，医者用右手四指并拢置于膻中穴，做顺、逆时针方向摩运膻中，各1分钟。

(2)畅气机　患者坐位，医者先用右手虚掌置于患者右乳上方，稍用力拍击并渐横向左侧移动，来回8次；再以手掌紧贴乳上方，做横向用力往返摩擦，以温热为度。

(3)揉中府　患者坐位，医者用两手中指指端置于患者两侧中府穴上，稍用力做顺、逆时针按揉，各1分钟。

(4)勾天突　医者用中指或食指端置于天突穴处，向内向下勾揉1分钟。

(5)擦迎香　医者用双手中指指腹分别置于鼻旁迎香穴处，做上下推擦，以局部有温热感为度。

(6)理三焦　患者仰卧，医者两手十指交叉，横置于患者膻中穴，两掌根按于两乳内侧，自上而下推运至天枢穴，共32次。

5. 宁心安神法　心主血脉，主神明，其华在面，开窍于舌，为人体生命活动的关键所在。人体全身的血流依赖于心脏的搏动而输送到全身，发挥其濡养的作用。心与小肠相表里，其功能的盛衰在体表可以通过人的精神、意识、思维活动以及舌脉表现出来。如心气旺盛，血脉充盈，则人的精神振奋，思维敏捷，动作灵活；反之，则精神萎靡，反应迟钝等。因此，采用宁心安神康复法可对心系病证有较好的防治作用。

(1)摩胸膛　患者仰卧，医者右手掌置于患者两乳之间，指尖斜向前下方，先从左乳下环行推摩心前区复原，再沿右乳下环行推摩，如此呈“∞”字形推摩，共32次。

(2)勾极泉　患者坐或仰卧，医者先以右手五指拿捏胸大肌数次，然后用虎口卡住腋前襞，以中指置于患者腋窝极泉穴处，用指端稍用力勾住该处肌筋，并向内拨动，使之产生酸麻放射感，然后操作另一侧，左右各8次。

(3)按揉内关　医者用右手拇指按压在患者的内关穴上，余四指置放在腕背以助力，拇指稍用力按揉内关穴1分钟，再换手操作另一侧。

(4)揉神门　医者用右手握住患者左手腕背，中指置于左腕尺侧神门穴处，以中指端稍用力按揉神门穴1分钟，然后换手操作另一侧。

(5)拿心经　患者坐或仰卧，医者以右手拇指置于患者左侧腋下，余四指置于上臂内侧，边拿捏边按揉，沿上臂内侧渐次向下操作至腕部，如此往返操作5~6遍，再换手操作另一侧。

6. 镇静安神法　睡眠是最好的休息方法，若入睡困难或睡眠不深，都不能达到理想效果。选用镇静安神康复方法可使紧张亢奋的神经功能得到松弛，进而增强大脑皮质的抑制过程，促进入睡和熟睡，也可弥补药物治疗的不足。

(1)按揉风池　患者坐位，医者用两拇指分别置于患者两侧风池穴，稍用力按揉，各32次，以局部有酸胀感为宜。

(2)运太阳　患者坐位，医者用两手食指第一指间关节桡侧缘置于患者头部两侧太阳穴处，稍用力做环行推运、按揉，各1分钟。

(3)摩脘腹　患者仰卧或坐位，医者用手掌置于脘腹部，以脐为中心，由内向外做顺、逆时针方向摩运，各64次。

(4)揉足三里　患者仰卧位，医者用双手拇指或中指端置于患者两侧足三里穴上，稍用力按揉，使之有酸胀感，各1分钟。

(5)揉三阴交　患者坐或仰卧，医者用双手拇指按揉两侧三阴交穴，以有酸胀感为度，各1分钟。

7. 消除疲劳法 疲劳的产生有多种原因，概括来说，是由于体力和脑力的过度消耗，导致机体各组织器官的功能下降，局部供血不足，从而出现肢体酸痛不适，头晕乏力等症状。此时，采用柔和舒适的康复推拿，可改善血供，增强心脏的功能，促进各组织器官的良性调节，使肌肉、肌腱、韧带等组织的张力和弹性迅速恢复，从而消除疲劳，改善机体功能，使之处于良好状态。

(1)揉风池 同“镇静安神法”。

(2)梳头皮 患者坐或仰卧，医者两手掌置于头前额，用五指指腹稍用力向后疏理头皮，往返操作5～6遍。

(3)叩头顶 医者两手十指微屈分开，然后用指端轻叩患者头顶部并逐渐移至后枕部，往返操作5～6遍。

(4)捶腰背 患者仰卧位，医者两手握空拳，用拳眼轻轻捶击腰背部，往返5～6遍。

(5)拿委中、承山 患者俯卧，医者用双手拇指与其余四指相对用力拿委中、承山穴，各1分钟。

(6)揉跟腱 患者俯卧，医者用拇指与食中指相对用力揉捏跟腱1～2分钟，然后转动踝关节，顺、逆时针各16次，再换足操作另一侧。

四、临床应用

(一)适应证

成人推拿疗法多用于慢性疾病或病后恢复阶段，对功能性疾病大部分可选用，对某些急性病也有较好的治疗效果。

1. 外伤科 颈腰椎间盘突出、骨质增生、各种急慢性软组织损伤、劳损，关节脱位、退行性骨关节炎、腱鞘炎、外伤性截瘫、术后肠粘连、骨折后期功能恢复等。

2. 内科 感冒、头痛、失眠、神经衰弱、胃肠功能紊乱、胃脘痛、消化不良、便秘、高血压、冠心病、胆囊炎、呃逆、癃闭、阳痿、早泄、瘫痪、风湿关节痛等。

3. 妇科 痛经、闭经、月经紊乱、围绝经期综合征、乳腺炎、慢性附件炎等。

4. 其他 昏厥、中暑、面神经麻痹、牙痛、咽喉炎、颞下颌关节功能紊乱、冻疮等。

(二)禁忌证

急性传染病，烧伤及严重冻伤，恶性肿瘤，出血性疾病，精神分裂症，骨结核，脓毒血症，开放性骨折及创伤，妇女怀孕或月经期，其腹部、腰骶部不宜推拿，饱食后、极度疲劳、酒醉后也不宜推拿。

(三)注意事项

1. 医者要详细诊察病情，明确诊断，确定治疗原则和治疗方法。
2. 医者要勤修指甲，双手应保持清洁和温暖，操作时须用介质。

3. 在施术时要全神贯注，密切观察患者反应，随时调整手法程序、强度及时间，应严肃认真，不要戴手表和装饰品。

4. 对初诊患者，在治疗前要讲清推拿治病的道理及治疗后可能产生的反应情况，以解除患者不必要的恐惧和疑虑。

5. 医者要随时调整自己的体位，姿势要得力，患者要全身放松，体位要舒适，衣着不宜过紧，治疗部位应裸露。

6. 施术前要准备好滑石粉、乙醇、姜汁、液体石蜡或自己配制的药膏等润滑剂备用。

（四）应用举例

1. 颈椎病 ①一指禅推颈三线（两侧风池至肩外俞，风府至大椎）各3次，拿揉颈部两侧肌肉，从上到下3～5遍，然后用滚法施术于项背部2～3分钟。②点压、弹拨痛点或肌肉痉挛处，并按揉风池、玉枕、肩井、风门、肺俞等穴，每穴半分钟。③摇颈（顺、逆时针各8～10次），拔伸颈椎1～2分钟，然后用颈椎斜扳法或旋转扳法（左右各1次）。④拿肩井，揉搓上肢，点按肩贞、天宗、曲池、手三里、合谷等穴，以酸胀为度，弹拨臂丛神经、尺神经，最后叩击颈肩部。

2. 肩周炎 ①滚揉患侧肩部及上肢3～5遍，拿捏肩部及上肢，重点在肩部。②点压、弹拨肩井、肩三针、秉风、天宗、曲池、手三里等穴及痛点，以酸胀为度。③运摇肩关节，幅度由小到大，然后做内收、外展、上举、内旋及后伸的扳动，以松解粘连、滑利关节。④搓揉肩周及上肢，反复3～5遍，最后握腕牵抖上肢。

3. 急性腰扭伤 ①以轻柔的滚揉法施术于损伤局部3～5分钟，以缓解肌肉痉挛。②按揉痛点及肾俞、大肠俞、环跳、委中等穴，以酸胀为度。③后伸扳腰3～5次，然后施腰椎斜扳法，以调整后关节紊乱。④直擦腰部两侧膀胱经，横擦腰骶部，以透热为度。

4. 慢性腰肌劳损 ①滚揉腰背两侧膀胱经及臀部3～5分钟。②按揉肾俞、气海俞、关元俞、大肠俞、膀胱俞、秩边等穴，以酸胀为度。③弹拨痛点及痉挛的肌肉，尤其是横突和臀部外上方的肌筋膜。④调整腰椎后关节，用后伸扳腰法和斜扳法，以牵拉痉挛紧张的肌肉、韧带。⑤直擦腰背两侧膀胱经，横擦腰骶部，以透热为度，最后用拍打棒叩击腰臀部。

5. 腰椎间盘突出症 ①用柔和的滚、揉手法在腰臀及下肢后外侧施术3～5分钟，以腰骶部为重点。②点压、按揉痛点或椎间盘突出部位，并配合肘部点按、弹拨痛点，以增强力度。③叠掌按压腰脊柱，从腰1至腰骶部，反复5～6遍，也可用踩跷法以增加力度，促使突出物回纳。④用拔伸法牵拉腰部，以拉开椎间隙，并配合腰椎斜扳法，可改变突出物与神经根的位置关系。⑤点按肾俞、大肠俞、环跳、承扶、委中、阳陵泉、悬钟、丘墟等穴，以缓解疼痛。⑥直擦腰背膀胱经，横擦腰骶部，以透热为度，最后用拍打棒叩击腰腿部。

6. 网球时（肱骨外上髁炎） ①用一指禅推肘部外侧至前臂伸肌附着点2～3分钟。②拇指按揉曲池、手三里、尺泽，用中指弹拨小海、少海。③屈伸、旋转肘关节。④擦热肘部外侧及前臂。

7. 桡骨茎突狭窄性腱鞘炎 ①一指禅推前臂伸肌桡侧2~3分钟，并配合拇指按揉法。②点按手三里、偏历、阳溪、列缺、合谷等穴，重点在桡骨茎突部及其上下方。③弹拨痛点及痉挛的肌腱，反复4~5次。④运摇腕关节，配合屈伸、内收外展运动，最后拔伸拇指关节。

8. 梨状肌综合征 ①用柔和深沉的滚、按、揉手法施术于臀部及大腿后外侧、小腿外侧3~5分钟。②弹拨梨状肌束1~2分钟，并点按环跳、承扶、风市、委中、阳陵泉、承山穴。③推按梨状肌腹3~5遍，使其平复。④擦热局部。

9. 髂胫束损伤 ①滚揉大腿外侧髂胫束3~5遍，拿揉大腿外侧肌肉。②点压、弹拨痛点或髂胫束，以松解粘连，解痉止痛。③屈伸髋膝关节5~8次，擦热大腿外侧，叩击大腿外侧。

10. 退行性髋关节炎 ①滚揉臀部及髋部3~5分钟，并配合髋关节后伸及外展运动。②点按环跳、风市、髀关、居髎、秩边及痛点，以酸胀为度。③运动髋关节，叩击臀部、髋部及大腿。

11. 退行性膝关节炎 ①滚揉、拿捏股四头肌及膝周2~3分钟。②点按痛点及双膝眼、鹤顶、血海、梁丘，以酸胀为度。③摇膝关节，屈伸膝关节。④滚揉大腿后侧、腘窝及小腿2~3分钟，点按委中、承山。⑤叩击膝关节内、外侧及大腿、小腿。

12. 踝关节扭伤 ①拇指轻揉外踝或内踝周围损伤的韧带2~3分钟。②顺肌纤维方向分筋理筋，点按痛点或昆仑、太溪、绝骨、解溪、仆参等穴。③轻摇踝关节，并配合屈伸、内翻、外翻位的运动。④擦踝关节周围，以透热为度。

13. 头痛 ①一指禅推印堂→神庭→头维→太阳，两侧各3遍。②按揉睛明、攒竹、太阳、百会，每穴1分钟。③五指拿法从前额发际拿至风池穴处，反复3~5遍，指散头部两侧胆经各1~2分钟。④五指端叩击头顶。⑤拿风池穴至大椎两旁，反复1~2分钟，点按风池、玉枕、脑户、肩井穴各1分钟。⑥滚上背部2~3分钟，拿肩井1分钟，最后叩击上背部。

14. 失眠 ①推抹印堂→神庭1分钟，印堂→太阳1分钟。②一指禅推眼眶3~5遍，按揉睛明、太阳、角孙、百会穴各1分钟。③指散头部两侧胆经各1分钟，拿风池、肩井各1~2分钟。④用掌摩法顺、逆时针摩腹2~3分钟，按揉中脘、气海、关元穴各1分钟，最后掌振腹部1~2分钟。

15. 高血压 ①推桥弓穴，单程向下各1分钟。②推抹印堂→神庭，印堂→太阳各1分钟。③按揉睛明、攒竹、太阳、角孙穴各1分钟。④推抹颈项从风府→大椎，风池→大椎两旁各1分钟，拿风池、肩井穴各1~2分钟。⑤按揉曲池、神门、阳陵泉各1分钟，擦涌泉1~2分钟。

16. 中风 ①一指禅推印堂→神庭→头维→太阳→攒竹→印堂，两侧各3~5遍。②一指禅推眼眶"∞"字，再推睛明→迎香→地仓→颊车→下关，两侧各3～5遍。③指推头部两侧胆经各30～50遍，拿头部五经1分钟，拿风池、肩井各1分钟。④滚揉肩臂3～5遍，拿揉上肢(患侧)3～5遍，点按肩三针、曲池、手三里、合谷穴各1分钟。⑤摇肩、肘、腕关节各1分钟，捻手指，搓、抖上肢。⑥滚、揉腰背及下肢3～5分钟，点按夹脊穴及环跳、承扶、委中、承山等穴。⑦用拍打棒叩击腰背及下肢。

17. 便秘 ①摩腹，以脐为中心，顺时针摩3～5分钟。②一指禅推中脘、天枢、大横穴各1分钟。③分推腹部，从剑突开始，从上向下至小腹3～5遍，振颤腹部1～2分钟。④滚揉腰背部2～3分钟，按揉肝俞、脾俞、胃俞、肾俞、大肠俞、八髎、长强穴各1分钟。⑤直擦督脉及膀胱经(腰背)，横擦腰骶部，以透热为度。

18. 痛经 ①一指禅推气海、关元、中极穴各1分钟。②顺时针摩小腹2～3分钟，推抹小腹1～2分钟。③滚揉腰背至骶部2～3分钟，按揉肾俞、命门、大肠俞、气海俞、关元俞，以酸胀为度。④腰部后伸扳法5～6次，再做腰部斜扳法，左右各1次。⑤直擦腰背膀胱经、横擦腰骶部，以透热为度。

项目二　小儿推拿法

一、概述

小儿推拿是我国传统医学的一个重要的组成部分，它的很多治病机理从现代医学看来，仍未得到合理的解释。因此，研究小儿推拿，弄清小儿推拿的治病机理，不仅对儿童的生长和健康有益，而且对世界医学也将是有益的贡献。随着康复医学的不断发展，小儿推拿也日益被广泛应用，如脾胃虚弱所致的吐泻、营养不良，以及经脉失和引起的肌肉萎缩、肢体不利等病证，运用小儿推拿法均能取得良好的效果。

小儿脏腑娇嫩，形气未充，肌肤柔弱，因此操作方法与成人不同，特别强调轻快柔和，平稳着实，适达病所而止，不可竭力攻伐。在施术时，应适当配合润滑剂，如姜汁、水、蛋清、麻油及滑石粉等，既可防止皮肤破损，又可增强疗效。

捏脊(积)疗法是小儿推拿的重要组成部分。通过捏提小儿脊背，可振奋小儿全身的阳气，推动气血的运行，从而达到疾病康复的目的。其操作方法简便易行，对小儿脾胃的康复效果显著，同时也能增强机体的免疫机能，在小儿预防保健方面起着重要的作用。

二、作用机理

小儿推拿法以中医脏腑经络学说为基础，运用四诊八纲辨证施治，并结合现代医学的解剖学、生理学、病理学和必要的诊断知识，以适应临床的需要。

小儿推拿是以经络的传导原理为依据，在小儿体表穴位或一定部位施以特定的手法，以疏通经络、调和气血、平衡阴阳、补虚泻实、调理脏腑，从而恢复机体功能。

现代医学认为，推拿是一种物理疗法，其作用是通过调节神经反射与体液循环，手法作用于局部，引起整体应激性反应，从而使机体产生有关病理生理过程的改变。通过推拿能改善皮肤的呼吸和营养，有利于皮脂腺的分泌，使毛细血管扩张，改善血供，增加白细胞总数，调节淋巴细胞比例，从而促进炎症吸收。此外，能增强皮肤的光泽和弹性，通过推拿可调节神经系统的兴奋和抑制过程，解除大脑的紧张和疲劳状态，消除肌肉疲劳，改善肌肉萎缩，增强肌腱和韧带的弹性，并对内脏血管腺体等机能活动产生良性影响，使机体处于舒适状态。因此，在相应脊髓节段推拿可引起神经反射的改变，对有关的组织器官产生相应的治疗作用。推拿虽作用于局部，但影响到全身，具有促进机体新陈代谢，增强机体抗病能力，从而达到防病治病的目的。

三、操作技术

（一）小儿推拿手法

1. 推法（包括直推、分推、旋推）

操作方法 直推法：用拇指桡侧或指面，或食、中指螺纹面在穴位上做直线推动。分推法：用两手拇指桡侧或指面，或食、中指螺纹面自穴位向两旁做分向推动，或做“Λ”形推动。旋推法：以拇指指面在穴位上做顺时针方向旋转推动。（图 4－18）

作用 本法具有调和阴阳、健脾和胃、宣肺解表等作用。推法分为补、泻和平补平泻三种，因其方向不同，故作用也异，常用于外感、脾胃病。

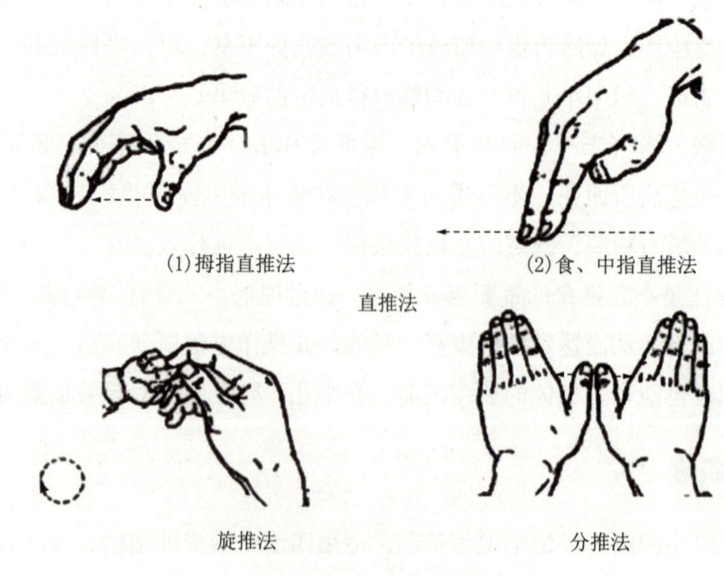

图 4－18 推法

2. 揉法

操作方法 以中指或拇指指端，或掌根，或大鱼际，吸定于一定部位或穴位上，做顺时针或逆时针方向旋转揉动。(图 4－19)

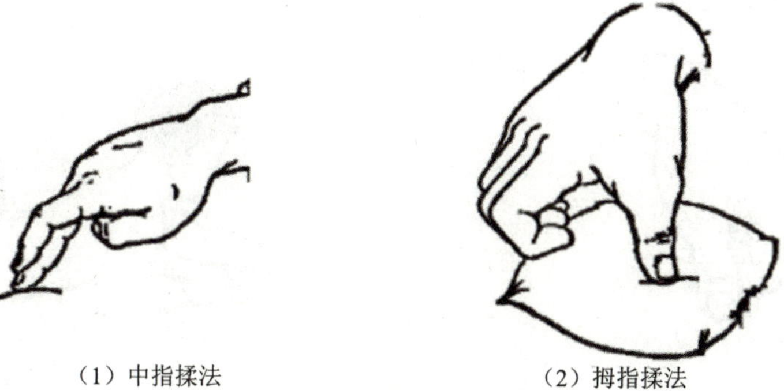

（1）中指揉法　（2）拇指揉法

图 4－19　揉法

作用 本法具有消肿止痛、祛风散寒、调和气血、理气消积等作用。指揉法常用于点状穴，根据病情需要，可二指并揉或三指同揉，如揉二扇门以发汗解表，揉天枢以调理大肠。鱼际揉和掌揉法适用于面状穴。

3. 按法

操作方法 以拇指或掌根在一定部位或穴位上逐渐向下用力按压。

作用 本法多用于点状、面状穴，具有通经活络、祛寒止痛等作用。

4. 摩法

操作方法 以手掌面或食、中、无名指指面附着于一定部位或穴位上，以腕关节连同前臂做顺时针或逆时针方向环形抚摩。(图 4－20)

（1）指摩法　（2）掌摩法

图 4－20　摩法

作用 本法多用于头面、胸腹部面状穴，如摩中脘、摩腹以治疗肠胃疾患。对急性扭挫伤，可用摩法消肿，具有理气活血、消肿退热、消积导滞、温中健脾等作用。

5. 掐法

操作方法 用拇指指甲重刺穴位的一种手法。(图 4－21)

作用 本法适用于头面部、手足部点状穴位，以救治小儿急性惊症，如掐人中、掐十王等，具有定惊醒神、通关开窍的作用。

6. 捏脊法

操作方法 用拇指桡侧缘顶住皮肤，食、中指前按，三指同时用力提拿皮肤，双手交替捻动向前。(图 4－22)

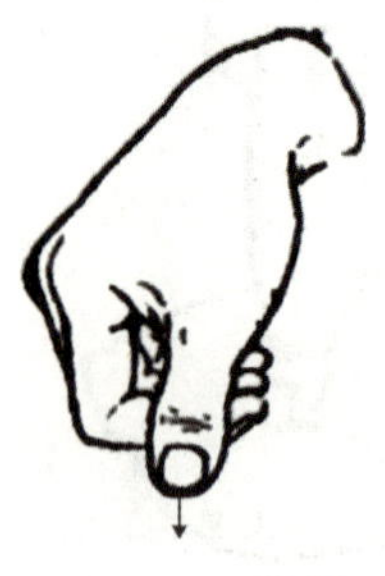

图 4－21 掐法

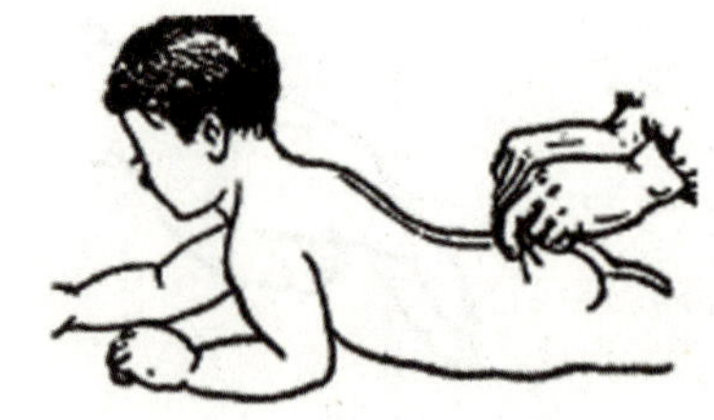

图 4－22 捏脊法

作用 本法主要沿夹脊线状部位，因为能在脊背部治疗疳积等，故称为“捏脊疗法”，治疗小儿积滞、疳积、厌食、腹泻、呕吐等有特效。操作时可捏三下提拿一下，称之为“捏三提一法”。本法具有调和阴阳、健脾和胃、疏通经络、行气活血等作用。

7. 运法

操作方法 以拇指或中指指端在一定穴位上由此往彼做弧形或环形推动。(图 4－23)

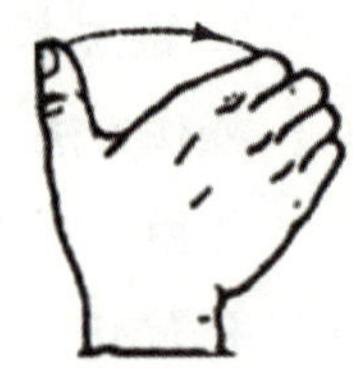

图 4－23 运法

作用 运法是小儿推拿手法中最轻的一种，常用于点状穴、面状穴、线状穴等小儿头面及手部特定穴的操作。本法具有理气和血、舒筋活络的作用。在某些穴位上运法的方向与补泻有关，使用时应根据不同部位与穴位而定。

8. 捣法

操作方法 用中指指端，或食、中指屈曲的指间关节，做有节奏的叩击穴位的方法。(图 4－24)

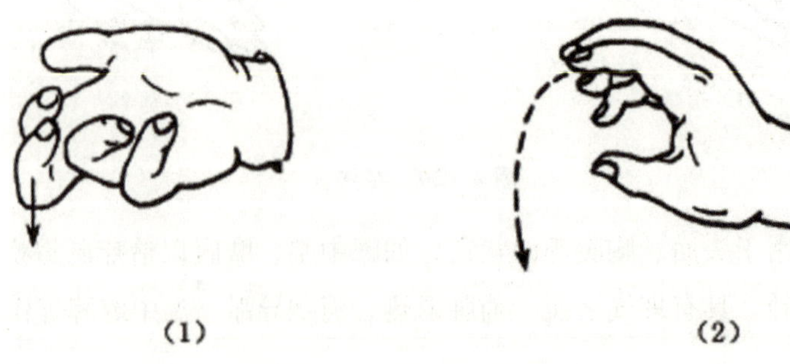

图 4－24 捣法

作用 本法常用于点状穴位，如捣小天心等以安神宁志。

（二）常用康复方法

小儿康复推拿应根据小儿的生理、病理特点，在中医辨证原则的指导下，确立相应的治疗原则，选用适当的康复方法。小儿康复推拿操作简便，易学易懂，便于掌握，无副作用，无痛苦。只需有耐心，坚持按疗程进行，就能取得明显的效果。

1. 健脾和胃法 脾胃为后天之本，主运化水谷和输布精微，为气血生化之源。小儿脏腑发育未全，故运化功能也未健全，易为饮食所伤而出现厌食、积滞、呕吐、泄泻等，故有小儿脾常不足之说。但小儿生长发育迅速，需要的水谷精微却较成人更迫切。因此，注意调理脾胃，是促进儿童健康成长的基本保证。应用健脾和胃法，增强食欲，调理气血，已在临床得到验证，不仅能调理气血，并能提高免疫机能，增强抵御疾病的能力。

（1）患儿取仰卧位，医者坐其侧，以手掌置儿腹部，做顺时针、逆时针摩腹，各1～2分钟，四指并拢摩中脘、揉丹田各1分钟。

（2）医者固定其左手，先补脾经、揉板门，再揉足三里各1分钟。

（3）先用食中指在脊柱两侧自上而下轻揉2～3遍，然后由长强至大椎捏脊3～5遍，最后两遍在肺俞、脾俞、胃俞、肾俞处各重提一下，并用双手拇指按揉上述穴位。

2. 健脾保肺法 小儿肺常不足，因肺为清虚之体，既易于受邪，又不耐寒热，故在病理上形成了肺为娇脏，难调而易伤的特点。小儿肺气之所以娇弱，关键在脾，脾与肺为母子之脏，母病必累及其子，脾气虚，则肺卫不足，外邪易乘虚而入，肺失消肃而发生各种病证。如果脾气健运，则水谷精微之气上注于肺，卫外自固，外邪就无从而入，故要预防外邪的入侵，必须健脾，并及时疏解风邪。采用健脾保肺法，可以调达营卫，宣通肺气，增强身体的御寒能力，预防外感的发生。

（1）患儿取抱坐位，术者用左手持儿右手，先用右手中指揉外劳，然后用左手固定在枕后部，右手食、中两指分别在迎香穴揉50～60次。

（2）术者用左手固定患儿的左手，暴露其拇指，将其拇指屈曲从指尖桡侧推向指根（推脾经），然后用右手中指揉手心内劳宫穴及足心涌泉穴各50～60次。

（3）患儿取仰卧位，术者站其一侧，用双手拇指从第一肋间隙向两侧分推，依次推至第五肋间隙，然后用中指揉膻中穴80～100次。

（4）患儿取俯卧位，术者站其一侧，用食、中指揉风门、肺俞穴各60次，最后拿肩井8～10次结束。

3. 益智康复保健法 正常人体的健康成长，依赖于肾阴肾阳的相互协调，相互为用，相互影响的结果。中医学认为肾主骨，藏精，生髓，髓又上通于脑，故有“脑为髓海”之说，精足则令人智慧聪明，故采用益智康复保健法能促进小儿智力康复，身心健康，精神愉快，并对小儿的五迟、五软等小儿发育障碍病证有一定的治疗作用。

（1）患儿取坐位或仰卧位，术者以左手托患儿左手心向上，术者右手五指并拢合患儿掌上，从其掌根始，沿手掌顺指根向指尖推动，反复操作20～30次，即称为推五经。

(2)术者掐患儿指端各20～30次，称掐十宣，然后摇四肢、腕、髋、踝关节各20～30次。

(3)患儿取俯卧位，术者以双手拇、食指捏脊3～5遍，重提肾俞、脾俞、心俞穴各3～5次，并按揉前穴各半分钟，然后将中指置督脉大椎穴上，食、中指分别置足太阳膀胱经风门穴上，自上而下反复推15～20遍。

4. 小儿眼睛康复推拿法 眼睛是人体的重要器官，保护视力对生活起居、学习，保持充沛的精力有密切的关系，故须从小养成保护眼睛的良好习惯。眼睛康复推拿法是通过推拿手法对穴位的刺激，达到疏通经络，调和气血，增强眼周围的血液循环，改善眼部神经的营养，对消除眼肌疲劳、保护视力、预防近视、斜视等都有良好的效果。

(1)屈膝正坐，双手放膝上，静坐2～3分钟。

(2)双手上举，肘关节微屈，双手拇指桡侧端依次揉攒竹、鱼腰、丝竹空、太阳、四白，各64次。

(3)双手拇、食指分别置于双侧睛明穴上，做相对用力地挤捏，由内向外，反复5～10遍，以局部有酸胀感为佳，然后以双手食指桡侧面刮两眼眶，自内向外，各64次。

(4)摇头耸肩，低头自左向右向后再向前做环转运动，然后做反向运动，各64次，最后做双肩关节耸肩向前、向后并做环转运动各32次。

四、临床应用

(一)适应证

小儿推拿法主要用于保健预防，只要有耐心，坚持推拿，就能取得满意的疗效，对某些儿科常见疾病也有很好的疗效，如肌性斜颈、疳积、脱肛、发热、咳嗽、厌食、脑瘫等。

(二)禁忌证

1. 背部皮肤破损、疖疮或严重皮肤病不宜推拿。
2. 严重心脏病患儿禁用推拿。
3. 脑发育不全、智力低下患儿，推拿治疗效果不佳。
4. 患儿有紫癜等出血性疾病不宜推拿。
5. 严重创伤、骨折、软组织挫伤等禁用推拿。

(三)注意事项

1. 医者的指甲须修剪圆滑，长短适宜，以不触痛患儿皮肤为宜。
2. 室内保持一定温度，不宜过冷过热，空气流通，环境安静，避风寒。
3. 医者态度应和蔼可亲，耐心仔细，认真操作。
4. 上肢部穴位，习惯只推左侧，无男女之分；其他部位的双侧穴位，两侧均可治疗，如太阳、迎香、足三里、乳根、乳旁等。

5. 治疗时应配合介质，如滑石粉、水、薄荷水、姜汁等，其目的是润滑皮肤，防止擦破皮肤，又可提高治疗效果。

6. 急性传染病一般不宜推拿，如需要治疗时，应注意隔离治疗。

（四）应用举例

1. 肌性斜颈 ①用拇指推揉患侧胸锁乳突肌，从上到下5～6遍。②拿捏患侧胸锁乳突肌3～5遍，并配合适度弹拨，手法要轻柔。③向对侧牵拉旋转头颈部，逐渐拉长患侧胸锁乳突肌，幅度由小到大，力度适中。④推揉患侧胸锁乳突肌3～5遍，最后拿肩井5～6次结束治疗。

2. 发热 ①开天门、推坎宫、运太阳、清天河水、清肺经。②风寒者加推三关、揉二扇门、拿风池、推天柱骨。③风热者清天河水，加推脊，揉大椎、曲池、外关、合谷。④兼咳嗽、痰多者，加推揉膻中、揉肺俞、运内八卦、揉丰隆。

3. 疳积 ①积滞伤脾，补脾经、揉板门、推四横纹、运内八卦、揉中脘、分腹阴阳、揉天枢、按揉足三里。②气血两虚，补脾经、推三关、揉外劳、运内八卦、掐揉四横纹、按揉足三里、揉中脘、捏脊。

4. 脱肛 ①气虚者，补脾经、补肺经、补大肠、推三关、揉百会、揉龟尾、推上七节骨、捏脊。②实热者，清脾经、清大肠、清小肠、退六腑、揉天枢、推下七节骨、揉龟尾。

5. 遗尿 补脾经、补肺经、补肾经、推三关、揉外劳、揉百会、揉丹田、按揉肾俞、三阴交。

6. 尿潴留 揉丹田、清小肠、推箕门、按揉三阴交、揉小天心、推下七节骨、揉龟尾。

7. 便秘 ①实秘者，清大肠、退六腑、运内八卦、摩腹（顺时针）、按揉足三里、推下七节骨、搓摩胁肋、揉天枢、揉大横。②虚秘者，补脾经、清大肠、推三关、揉上马、揉肾俞、捏脊、按揉足三里。

8. 厌食 ①脾胃虚弱，补脾经、运内八卦、摩中脘、摩腹、揉脾胃俞、揉足三里、捏脊。②胃阴不足，补脾经、补胃经、揉上马、运板门、运内八卦、揉脾胃俞、运内劳宫、清天河水、清大肠。

9. 夜啼 ①脾脏虚寒，补脾经、推三关、摩腹、揉中脘。②心经积热，清心经、清小肠、清天河水、揉总筋、揉内劳宫。③乳食积滞，清补脾经、清大肠、摩腹、揉中脘、揉天枢、揉脐、推下七节骨。④惊骇恐惧，推攒竹、清肝经、揉小天心、揉五指节。

10. 腹痛 ①寒痛，补脾经、揉外劳、推三关、摩腹、掐揉一窝风、拿肚角。②伤食痛，补脾经、清大肠、揉板门、运内八卦、揉中脘、揉天枢、分腹阴阳、拿肚角。③虫积腹痛，揉一窝风、揉外劳、推三关、摩腹、揉天枢、揉脐。④虚寒腹痛，补脾经、补肾经、推三关、揉外劳、揉中脘、揉脐、按揉足三里。

11. 惊风 ①急惊风，掐人中、拿合谷、掐端正、掐老龙、掐十宣、掐威灵、拿肩井、拿仆参、拿承山、拿委中。②慢惊风，补脾经、补肾经、清肝经、按揉百会、推三关、拿曲池、揉中脘、摩腹、按揉足三里、捏脊、拿委中。

12. 佝偻病 补脾经、补胃经，运水入土、运内八卦、推三关、摩腹、揉中脘、捏脊、揉脾俞、揉胃俞、按揉足三里。

附：小儿推拿特定穴（图4－25、图4－26、图4－27、图4－28）

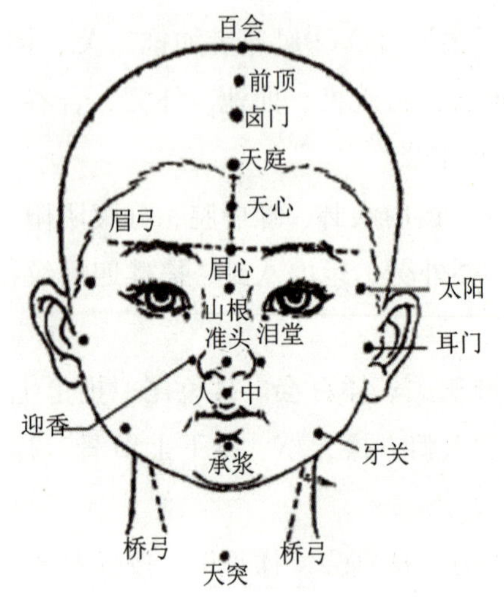

图4－25 头面穴位图

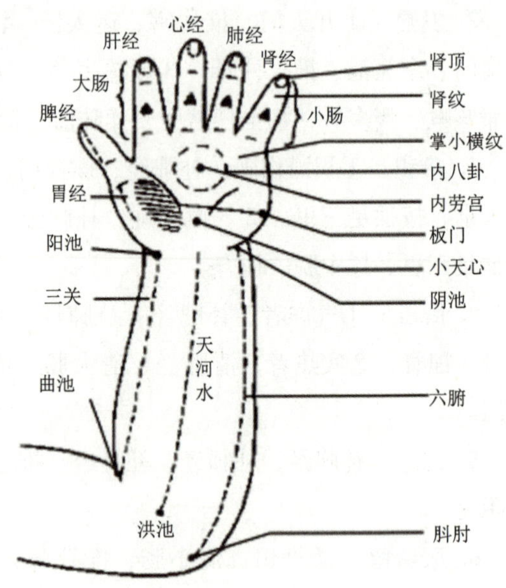

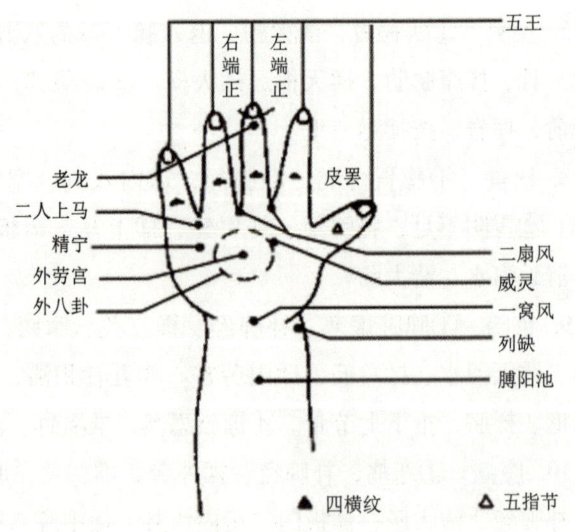

图4－26 上肢穴位图

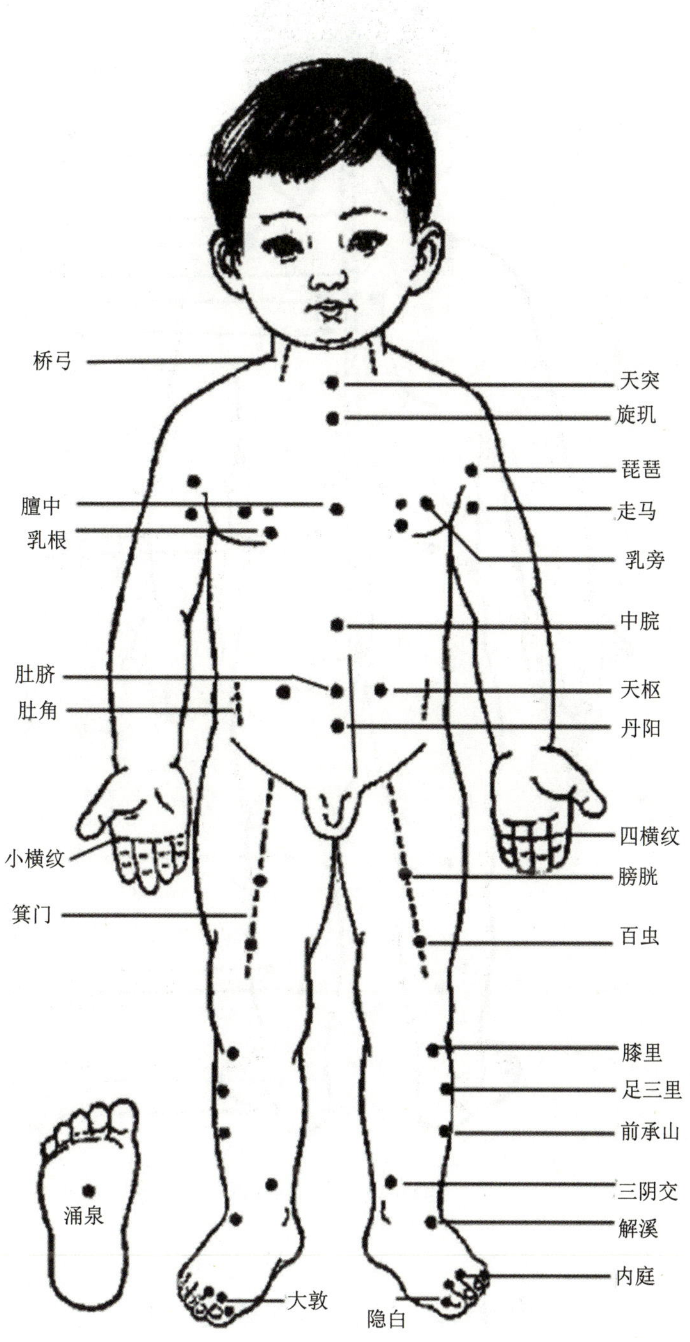
桥弓
天突
旋玑
琵琶
膻中
走马
乳根
乳旁
中脘
肚脐
天枢
肚角
丹阳
四横纹
小横纹
膀胱
箕门
百虫
膝里
足三里
前承山
三阴交
涌泉
解溪
内庭
大敦
隐白

图 4－27　正面穴位图

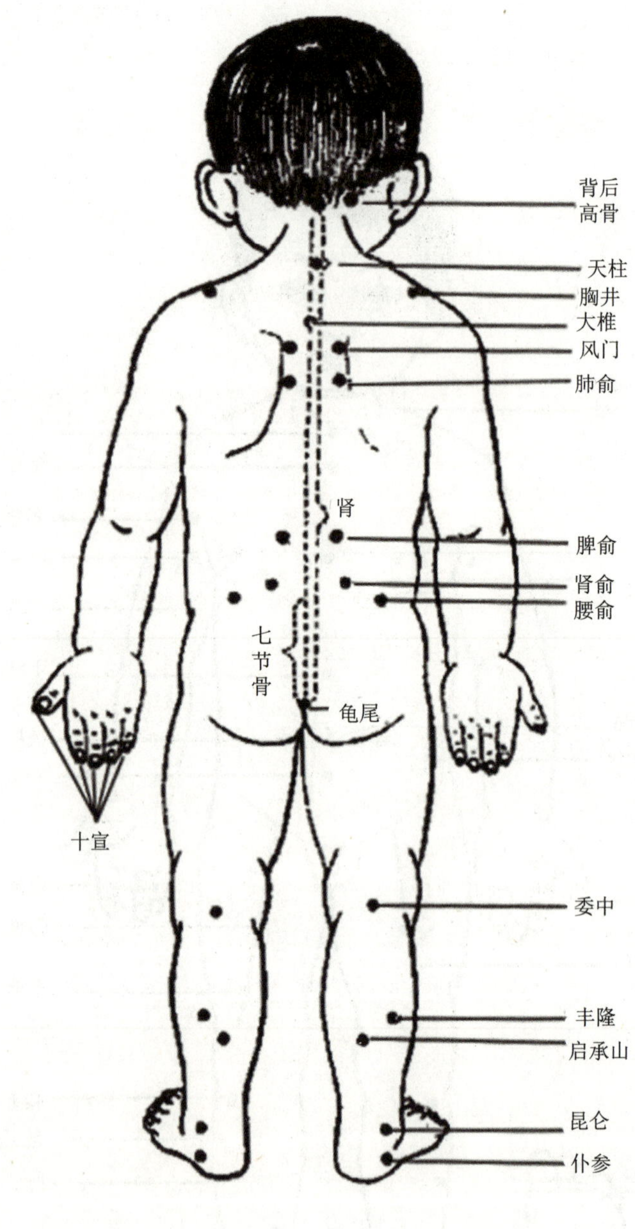

图 4－28　背面穴位图

项目三　足部推拿法

一、概述

足部推拿，又称足部按摩，古代又称为足部按跻、案杌、爪幕等。从商代殷墟出土的甲骨文卜辞中可以发现，早在公元前 14 世纪，就有“足部按摩”的文字记载。

足部推拿是中国众多推拿按摩术中的一个分支，由于足部神经分布密集，又分别与身体各部位有密切关系，故足部推拿越来越受到重视。

二、作用机理

（一）循环学说

由于心脏有节律的搏动，血液不停地在全身循环流动，这个循环通道成为机体内外物质运输和交换的重要通道。当人体某个器官机能异常或发生病变时，会产生一些对人体有害的代谢产物沉积在循环通道上。由于足部远离心脏，加之地心引力的影响，这些代谢产物易在足部沉积，造成局部皮肤组织出现阳性反应，如皮肤变色、皮下颗粒、条索、结节等。足部按摩，可促进局部循环、血流通畅，最终通过肾脏等排泄器官将这些沉积物排出体外，恢复脏腑器官的正常功能。

（二）反射学说

足部分布着由许多神经末梢构成的触觉、压觉和痛觉等感受器，它处于人体最远离中枢神经的部位，其信息传递的途径是足部—脊髓—大脑，而脊髓又与各个脏腑器官连接。因此，足部储存着人体各个部位和脏器的信息，足部受到的刺激也可传递到全身。足部是一个反应最敏感的反射地带，当人体各部位脏腑器官发生异常时，足部会释放出身体某些相关信息。

（三）全息胚学说

任何多细胞的生物体都是由一个受精卵或起始细胞通过细胞的有丝分裂而来。因此生物体上任何一个相对独立的部分，都包含着整体的信息，把这样相对独立的部分称为“全息胚”。例如植物的枝叶，人体的手、足、耳等，这些全息胚上存在着与整体各个器官相对应的位点，而位点的排列遵循着人体解剖图谱。

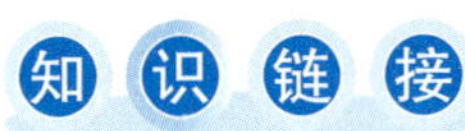

全息

“全息”，原是物理学中的概念，运用激光拍摄下照片，其底片的一个部分仍可以复制出整体的影像。即每一个局部都包含着整体的信息，只不过局部越小，包含的整体信息越少，复制出的整体形象越模糊。

三、操作技术

（一）反射区位置规律

足部反射区排列是有规律的，基本是与人体解剖部位相一致，是按人体实际位置上下、左右、前后顺序精确排列的。将双足并拢，可以想象看到的足是个屈腿盘坐并向前俯状的投影人形(图4－29)。其踇趾及各趾相当于人的头、颈、面部，内有大脑、小脑、垂体、三叉神经及眼、耳、鼻、舌、口腔、牙齿等反射区；足底上部相当于胸腔，内有肺脏、气管、心脏、甲状腺、甲状旁腺、斜方肌等反射区；足底中部相当于上腹部，内有大肠、小肠、膀胱、生殖器官(女为卵巢、子宫，男为前列腺、睾丸)等反射区；两足内侧相当于脊椎部分，从足趾至足跟方向有颈、胸、腰、骶椎及尾骨等反射区；足外侧相当于四肢部分，有肩、腰、肘、髋、股、膝关节等反射区。

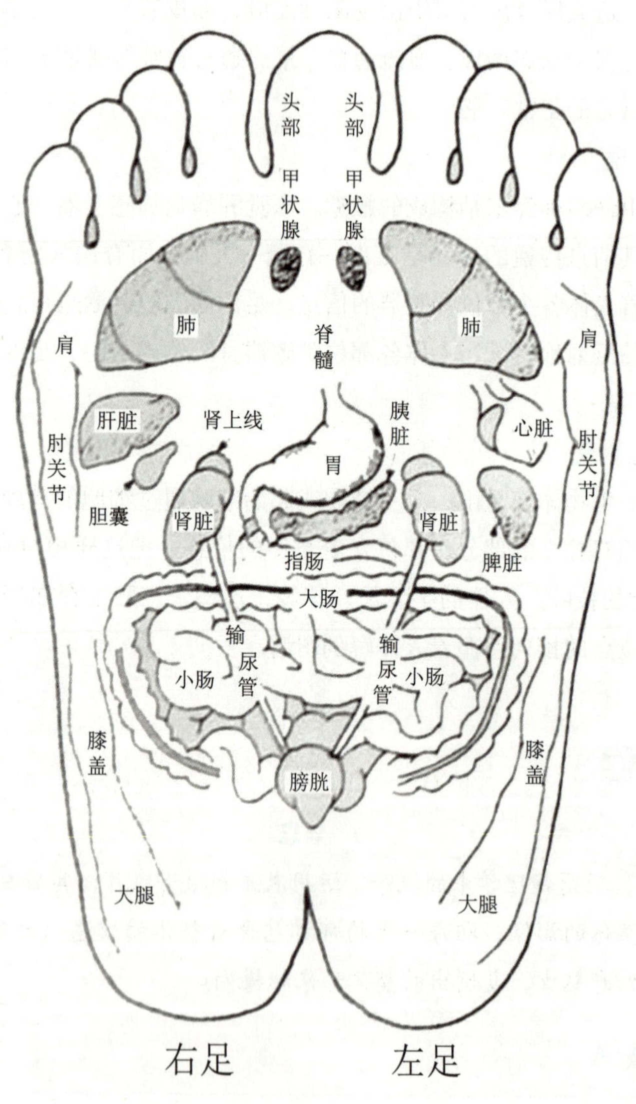

图4－29

（二）手法

足部推拿，是以手部特定的技巧动作，在足部特定的反射区上进行按摩操作。手法主要包括以下几种：

1. 单食指扣拳法

手法操作 操作者一手握脚，另一手食指屈曲，并用拇指末节紧压食指末节的背侧。

施力部位 食指第1指关节顶点部位。

动作要领 术者以前臂、腕部用力来带动食指发力，在反射区上做点、刮手法。此法具有着力面小，刺激强，着力深透的特点。

适用范围 肾、肾上腺、输尿管、心、脾、胃等。

2. 单食指刮压法（单食指钩掌法）

手法操作 操作者一手握脚，另一手拇指、食指张开，食指弯曲呈镰刀状，余三指微握拳。

施力部位 食指第2节与末节的桡侧缘。

动作要领 术者以前臂、腕部用力来带动食指发力，力度稳而持续缓和，轻而不浮，重而不滞。

适用范围 生殖腺、尾骨、前列腺、子宫等。

3. 拇指平推法

手法操作 操作者一手握脚，另一手拇指微屈，与其余四指相对，虎口分开以便操作。

施力部位 拇指指腹。

动作要领 术者以前臂、腕部用力来带动拇指发力，在反射区做单方向移动，移动要缓慢，压力要均匀。

适用范围 坐骨神经、直肠、肛门、胸椎、腰椎等。

4. 拇指旋推法

手法操作 操作者一手握脚，另一手拇指微屈，与其余四指相对，虎口分开以便操作。

施力部位 拇指指腹。

动作要领 术者以拇指指腹紧贴于反射区上，在反射区做回旋推动，边推边揉，按揉结合。

适用范围 鼻、心、脾、胃、十二指肠等。

5. 拇指按揉法

手法操作 操作者一手握脚，另一手拇指微屈，与其余四指相对，虎口分开以便操作。

施力部位 拇指指腹。

动作要领 术者以拇指指腹紧贴于反射区上，在反射区做按揉动作。

适用范围 上颌、下颌、脾、胃、十二指肠等。

6. 拇指扣拳法

手法操作 操作者一手握脚，另一手拇指指间关节背侧面着力刮压反射区。

施力部位 拇指指间关节背侧。

动作要领 术者以前臂、腕部用力来带动拇指发力，在反射区做点压运动，压力要均匀。

适用范围 头、脑垂体、肾上腺、肾、肝、胆等。

7. 双指钳法

手法操作 操作者一手握脚，另一手食指、中指屈曲成钳状夹住被施术部位，并以拇指的指端部加压在食指第2节桡侧缘上。

施力部位 食指第2节尺侧缘部。

动作要领 术者以前臂、腕部用力来带动食指和中指发力，力度稳而持续，不移动。

适用范围 颈椎、甲状旁腺等。

8. 双指扣拳法

手法操作 操作者一手握脚，另一手食指、中指弯曲，并以拇指末节紧压在食指上，无名指、小指靠拢中指。

施力部位 食指、中指的第1指间关节顶点部。

动作要领 术者以前臂、腕部用力来带动食指和中指发力，力度稳而持续。

适用范围 肘关节、小肠等。

9. 双掌握推法

手法操作 操作者双手掌分别握持足部内外侧，同时推抚足底及足背，往返操作。

施力部位 拇指指腹及手掌。

适用范围 整个足部，包括足底、足背及足内外。

（二）操作套路

1. 预备式手法

(1)双手预热。

(2)活动足部关节：双手用力顺、逆时针摇踝关节各三圈，背伸、跖屈各2次，弹足3次。

(3)上按摩油，放松右脚，各部位快速搓热后包右脚。接着开始左足的涂油、放松、搓热等手法。

2. 正式手法

(1)基本反射区　单食指扣拳法点刮肾上腺、肾、输尿管、膀胱，拇指指腹推压尿道。

(2)足趾和足底反射区　①拇指扣拳法刮额窦。②拇指平推法推三叉神经、小脑及脑干。③拇指扣拳法点垂体，刮大脑。④拇指平推法推颈项，双指钳法操作颈椎，拇指按揉鼻。⑤拇指平推法推眼、耳，放松及活动足趾和跖趾关节。⑥单食指扣拳法刮斜方肌、肺。⑦拇指平推法推支气管敏感带。⑧双指钳法操作甲状旁腺，拇指平推法从下往上推甲状腺。⑨单食指扣拳法点刮心脏、脾。⑩单食指扣拳法点刮胃、胰、十二指肠，放松动作，各部位快速搓热。⑪双指扣拳法刮小肠。⑫单食指扣拳法刮横结肠、降结肠、乙状结肠及直肠，点肛门。⑬单食指扣拳法点失眠点、生殖腺。⑭空拳叩击足底和足跟。放松动作，各部位快速搓热。

(3)足内侧反射区　①拇指平推法推颈椎、胸椎、腰椎、骶骨、内尾骨。②单食指刮压法刮前列腺或子宫。③拇指平推法推髋关节内侧，拇指按揉照海穴。④拇指按揉太溪，推直肠及肛门，点揉复溜、三阴交，放松动作，各部位快速搓热。

(4)足外侧反射区　①单食指扣拳法点按肩、肘关节、膝关节。②拇指平推法推坐骨神经外侧。③单食指刮压法刮睾丸或卵巢。④拇指平推法推髋关节外侧，拇指按揉申脉穴。⑤拇指按揉昆仑穴，推下腹部。放松动作，各部位快速搓热。

(5)足背反射区　①双拇指平推法推上颌、下颌。②双拇指按揉扁桃体。③双拇指按揉咽喉与气管、食管、内耳迷路，点足临泣穴。④拇指平推法推胸部淋巴腺，点太冲穴。⑤拇指旋推法推胸。⑥拇指平推法推肩胛骨。⑦单食指刮压法刮膈。⑧单食指扣拳法点内、外肋骨。⑨单食指扣拳法点上、下身淋巴腺，拇指按揉解溪穴，推腹股沟。放松动作，各部位快速搓热。

(6)小腿反射区　①掌揉小腿内侧，掌推肝、脾、肾三条经络，拇指指腹点揉阴陵泉。②掌揉小腿外侧，掌推胃经、胆经两线。③拿小腿。④滚胃经、胆经。⑤点揉足三里、丰隆、阳陵泉、悬钟穴。⑥屈膝，指揉小腿后侧。⑦拿小腿后侧。⑧分抹小腿，指拨膀胱经，压膀胱经，点承山穴。⑨晃小腿后侧，虚掌拍小腿从上到下依次两遍。

(7)右足不同于左足的反射区　单食指扣拳法点刮肝升、胆降；单食指扣拳法点盲肠及阑尾，回盲瓣，刮升结肠。

3. 收式手法　操作结束前用毛巾擦尽足上的按摩油，空拳叩小腿内、外侧及足背、足内、外侧、足底，双手拍打足十趾，按摩基本反射区，双手拇指同时擦热涌泉穴，活动踝关节，提抖双下肢结束操作。

四、临床应用

(一)注意事项

1. 饭后1小时内不做足部推拿。

2. 推拿前，应先检查心脏反射区，以确定对该患者是否适用及用力的标准。

3. 治疗后30分钟内饮用温开水300~500mL；严重心、肾病患者不宜超过150mL。

4. 按摩后，注意双足保温(尤其是冬天)，夏天勿对按摩的双足直开风扇。

5. 避免在皮下组织少的部位施以重按，以免造成肿胀。

6. 妊娠期慎用本法，月经期间禁止按摩刺激生殖腺反射区。

(二)应用举例

1. 感冒

处方 肾、输尿管、膀胱、大脑、三叉神经、鼻、肺及支气管、上身淋巴腺、胸部淋巴腺、扁桃体、咽喉反射区、头痛点、感冒点等反射区。

操作要领 注意按摩前用热水浸足直到全身发热，微出汗，再采用足部反射区常用按摩手法对以上反射区进行按摩，每次约30分钟，每日1次，一般治疗3~5次即可。

2. 便秘

处方 胃、十二指肠、小肠、直肠、肛门、腹腔神经丛、横结肠、降结肠、脾、胰等反射区。

操作要领 采用足部反射区常用按摩手法对以上反射区进行按摩，每次约30分钟。每日1~2次，10次为1个疗程。

3. 高血压

处方 头、脑干、肾上腺、腹腔神经丛、肾、肝、输尿管、膀胱、心脏、降压点等反射区。

操作要领 采用足部反射区常用按摩手法对以上反射区进行按摩，每次约30分钟，每日按摩2次，10天为1个疗程。

4. 高脂血症

处方 脾、胃、肝、头部、脑干、肾上腺、腹腔神经丛、肾、输尿管、膀胱等反射区。

操作要领 采用足部反射区常用按摩手法对以上反射区进行按摩，每日按摩1次，每次约30分钟，15天为1个疗程。

5. 糖尿病

处方 胰、胃、十二指肠、升结肠、横结肠、降结肠、小肠、脑垂体、肾、输尿管、肾上腺、膀胱、甲状腺、腹腔神经丛等反射区。

操作要领 采用足部反射区常用按摩手法对以上反射区进行按摩，每次约 30 分钟，每日按摩 1～2 次，7～10 天为 1 个疗程。

6. 月经不调

处方 腹腔神经丛、肾、输尿管、膀胱、肾上腺、脑垂体、甲状腺、颈项、子宫、卵巢、腹股沟、腰椎、骶椎等反射区。

操作要领 采用足部反射区常用按摩手法对以上反射区进行按摩，每次约 30 分钟，每日 1 次，一般治疗 2 个月左右。

7. 前列腺肥大

处方 肾上腺、肾、生殖腺、前列腺、膀胱、尿道、大脑、脑垂体、甲状旁腺、上身淋巴腺、下身淋巴腺、骶骨等反射区。

操作要领 采用足部反射区常用按摩手法对以上反射区进行按摩，每次约 30 分钟，每日按摩 1 次，10 天为 1 个疗程。

项目四 手部推拿法

一、概述

手部推拿，也称手穴推拿，是指在手部（手掌或手背）探查压痛点或“反射区（点）”，并施以按、揉、点、推等手法来防治疾病的一种推拿方法。手部推拿对全身性、局部性疾病都有一定的治疗效果，小儿较为多用。

手穴推拿在我国早有记载。《备急千金要方》中说：“两手相捉细捩，如洗手法。”又有“摩细指三遍”。

手与全身有着密切的联系，诸如十二经中的手三阴经起于胸部，止于手部，手三阳经起于手部，止于头部。头部为诸阳之会，从而使手部与全身相通连。《素问・太阴阳明论》曰：“阴气……循臂至指端，阳气从手上行。”《素问・五脏生成》载：“掌受血而能握，指受血而能摄。”

二、作用机理

手与人体各部存在着一定的生理联系。中医学认为“有诸内者，必形诸外”“视其外应，测知其内”。这就是《灵枢・论疾诊尺》中的“从外知内”和《灵枢・外揣》中的“司外揣内”。

生物遗传工程学、信息科学认为，人体本身是一个完整的生物体，构成这一生物体的每一细胞，或者说每一个遗传基因主体的排列中，都带有人体生命全部的显性特征。它们都是人整体的缩影，贮存着整个物象的全部信息，即全息学说。当人体患病时，会在局部出现敏感反应点，在这些敏感点或反射区上进行推拿时，可以起到预防与治疗疾病之目的。

三、操作技术

1. 双手十指对压

动作要领 双手十指用力对压32次。

功效 强心醒脑。

2. 推按头部：包括大脑、前额、脑垂体、小脑及脑干

动作要领 双手拇、食指对搓32次，然后双手的中、食指分别点压拇指腹的中央及拇指关节横纹各16次。明显痛处再点压32次。

功效 治疗脑血管意外、高血压、低血压、头疼、头晕、神经衰弱、内分泌失调、糖尿病、预防脑萎缩、痴呆。

3. 旋按颈项及颈椎区

动作要领 伸直左手拇指，右手虎口张开握住左手拇指根部向前旋按32次，右手同于左手向前旋按32次。若颈椎病可重复1遍。

功效 治疗颈椎病，颈部僵硬，颈部酸疼，高血压，落枕，颈、肩、背、臂综合征。

4. 按搓眼区及耳区

动作要领 用拇指先分别按压左右手眼耳反射区，如有痛点要先点压32次，然后双手十指交叉，压在手指的基底处，掌根并拢一松一紧压按32次。最后十指交叉，对搓食、中、无名及小指指根侧32次。

功效 治疗结膜炎、角膜炎、近视、老花眼、白内障、青光眼、眼底出血等眼疾，耳炎、耳鸣、重听等各种耳疾及鼻咽癌。

5. 推按肺区、支气管区

动作要领 在左手食指下用右手拇指向小指方向推搓32次，右手用同法推搓32次。再左手中指下的肺区用右手向上推至中指第1关节横纹处32次，右手用同法向上推搓32次。病者可重复1~2遍。

功效 治疗肺部及支气管疾患，如肺炎、支气管炎、感冒、咳喘、肺结核、肺气肿、胸闷、便秘、皮肤病等。

6. 推按左手心区、右手肝区

动作要领 心区在左手第4、5掌骨间，用右手拇指自左手掌中部(小指一侧)向第4、5手指交叉方向搓压8~16次，右手肝区同法搓压8~16次。

7. 刮按胃肠区

动作要领 用右手食、中指扣拳，在左手掌大鱼际内侧，自食、中指根部向掌根方向刮搓 32 次，右手同法 32 次。脾胃病患者重复 1 ~2 遍。

8. 拍击生殖区

动作要领 双手掌腕横纹之根部互相拍击 32 次。便秘者重复 2 遍。

9. 手背全息反射区(穴位群)，手握空拳时第 2 掌骨桡侧穴位

动作要领 右手食指至小指 4 个手指顶住左手背第 2 掌骨桡侧穴位群用力转揉 32 次，同法用左手转揉右手背的反射区 32 次。此法痛点较敏感可测病，在痛点处顺时针转揉 36 次，再逆转 24 次，重复几遍有治病效果。

10. 推按内耳迷路区

动作要领 在左手背 4、5 指下掌骨缝中间，用右手拇指端斜扣向前推按 32 次，右手同法。高血压患者重复做。

11. 淋巴腺免疫区

动作要领 右手拇、食指握住左手腕向前旋搓 32 次，右手同。

12. 推按胸膈区、腰腿区

动作要领 右手掌根自左手背指根开始向左手背腕横纹处大力推搓 32 次，右手同。

13. 拍击双手手掌及手背

动作要领 双手掌互拍 200 次，再先左后右互拍手背各 50 次。

四、临床应用

(一)注意事项

1. 手部推拿对于多种疾病所致的疼痛具有良好的镇痛效果，常用于急性扭挫伤引起的疼痛、头痛、胃痛、痛经等病证。

2. 一般推拿适宜的病证，手部推拿均可治疗。

3. 根据反射点或压痛点，手部推拿既可治疗全身性疾病，又可治疗局部性疾病。

(二)应用举例

1. 五指按摩

(1)按摩拇指可缓解　心脏疾病、过敏性皮炎、脱发、喉咙痛。

(2)按摩食指可缓解　便秘、食欲不振、胃痛、慢性胃炎。

(3)按摩中指可缓解　肝脏疾患、疲劳、食欲旺盛、耳鸣、头晕。

(4)按摩无名指可缓解　感冒、咽喉疼痛、头痛、尿频、汗多、宫寒。

(5)按摩小指可缓解　肩痛、腰痛、月经不调、视疲劳、肥胖、失眠。

2. 针对个案拿捏关节 对应不适问题拿捏相关的手指，可以缓解病痛。每次操作 3 分钟，每天 1 ~2 次。

(1)肝病　捏右手拇指的两个关节。

(2)耳鸣　捏双手无名指的三个关节。

(3)糖尿病　捏左手拇指的两个关节。

(4)高血压　按左手小指的根部。

(5)心脏病　捏左手小指三个关节的内侧。

(6)痛经　捏双手食指的三个关节。

(7)视疲劳　捏右手中指的三个关节。

附：手部反射区示意图

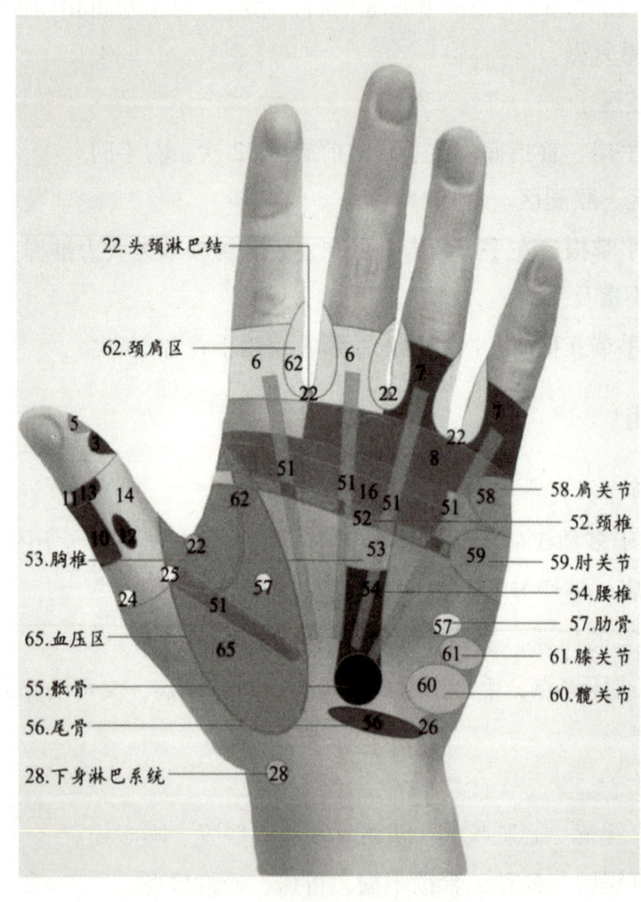

图 4－30　右手背反射区

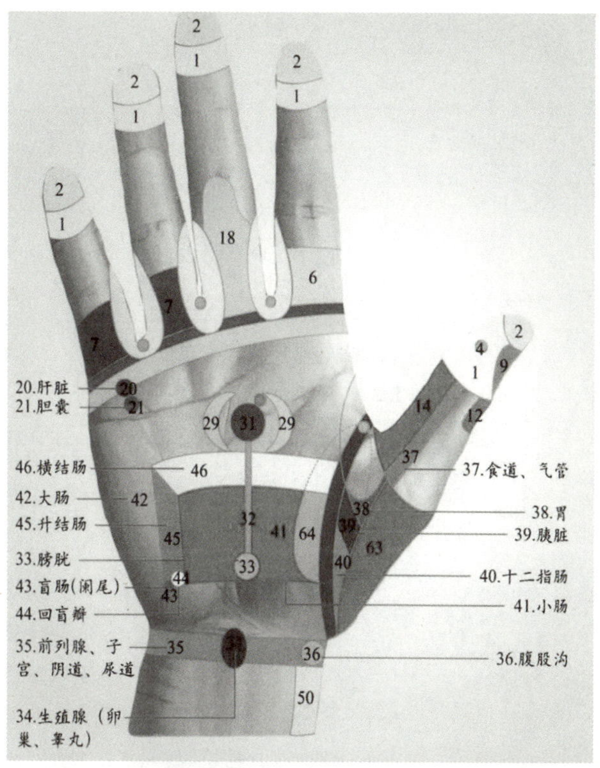

图 4-31　右手掌反射区

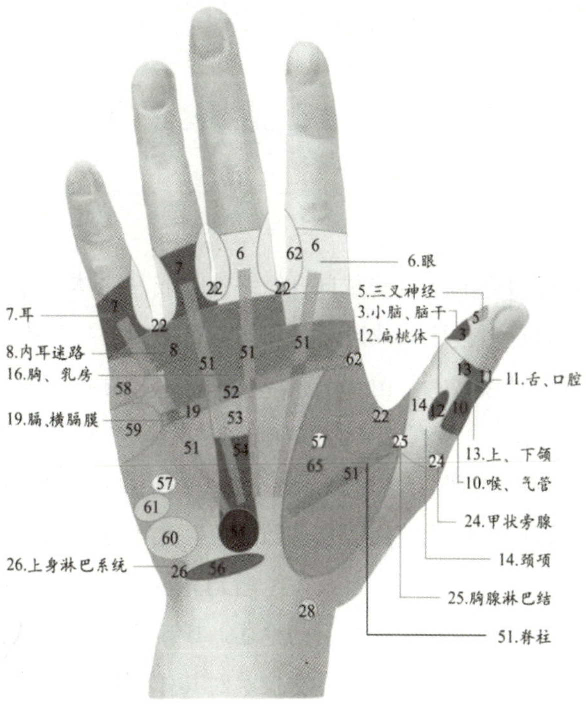

图 4-32　左手背反射区

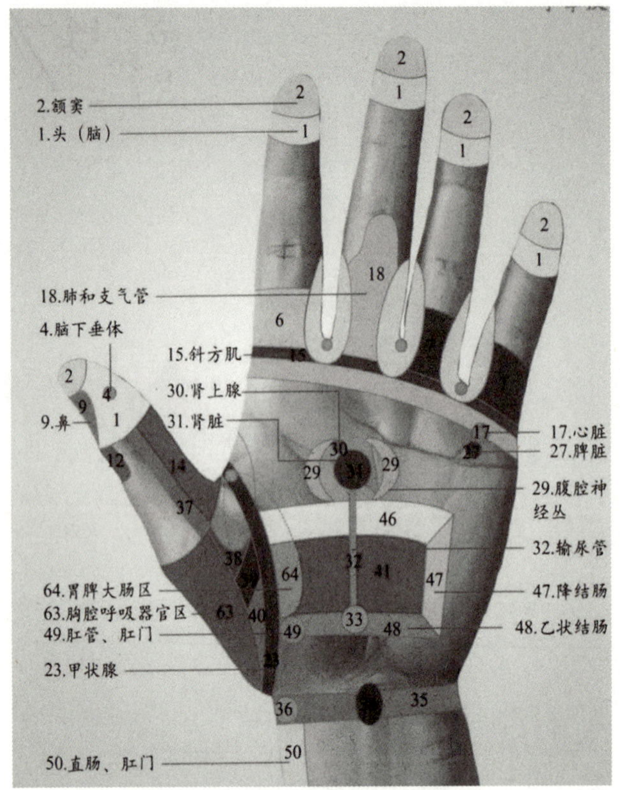

图 4－33　左手掌反射区

项目五　自我推拿法

一、概述

自我推拿，是通过用自己的双手按摩自身经络腧穴或其他体表部位以强身防病的推拿方法，又称自我按摩，是针对健康人或亚健康状态人群施行的一种推拿方法。

自我推拿是最早的一种按摩术，由按摩腹部及患处减轻疼痛开始。中国战国至秦汉时期已变成治疗常见病的方法。《素问·异法方宜论》中指出："故其病多痿厥寒热，其治宜导引按跻。"1973 年，长沙马王堆汉墓出土的帛画导引图，描绘了导引姿势 44 种。魏晋南北朝至隋唐时期，自我按摩被广泛应用于强身防病。隋代巢元方《诸病源候论》每卷之末都介绍了养生方导引法。宋至明清时期，自我按摩渐趋完善，种类和方法已相当丰富，应用范围亦很广泛，许多医学著作中都做了专门的论述。1949 年后，自我按摩的方法和实际运用得到了较系统的总结，还有人运用现代科学技术对其作用机理进行了研究，并出版了一些专著。

二、作用机理

通过自我刺激体表经络腧穴，达到调整阴阳、调和气血、疏通经络、调整脏腑功能、增强体质、强筋壮骨等功效，对身体大有益处。自我按摩简便易学，不受时间、地点限制，动作自主掌握，柔和平稳，无副作用，对年老体弱及慢性病患者尤为适合。

现代研究证实，自我推拿可增强人体免疫力，改善人体呼吸、消化、循环、内分泌系统的功能，调解神经系统的功能，从而起到防病治病的作用。

三、操作技术

（一）头面部自我推拿

头面部自我推拿具有醒脑开窍、镇静安神、止痛明目、养颜护肤、通利鼻窍、消除疲劳等作用。

1. 抹开天目 天目也称天门，位于印堂至神庭一线。将食、中二指伸直并拢，自印堂至神庭从下向上，两手交替推抹。操作时宜闭目凝神，动作轻快流畅，用力宜轻柔，时间约 1 分钟。

2. 分推前额 以两手四指并拢，从前额中线向两旁太阳穴推抹。用力可稍重，速度稍慢，时间约 1 分钟。

3. 通利鼻窍 以两手的食、中两指置于鼻的两侧，上下快速推动，用力宜轻，速度稍快，以鼻部发热为度。

4. 按揉诸穴 以食、中两指指端依次点揉攒竹、睛明、迎香、太阳、四白、下关、颊车穴，每穴半分钟。用力稍重，以局部有酸胀感为宜。

5. 浴面熨目 两手掌相互摩擦，搓热后两手掌轻轻地在面部抚摩，顺序为：口角—鼻旁—前额—太阳—面颊—口角，如此反复 5 ~ 10 次。然后将两手掌心放置于两眼之上，使眼部有温热舒适感，时间约 2 分钟。

6. 揉捏双耳 以两手的拇指和食指指腹自上而下揉捏耳郭，以局部发热为度，力度以局部有微痛感为宜。

7. 鸣击天鼓 抬肩屈肘，将两手掌心按于耳部，两手手指置于后枕部，两掌轻轻用力按压耳部 3 ~ 5 次，然后用食指轻轻叩两侧枕部 5 ~ 10 次，耳中“咚咚”鸣响，如击鼓声。

8. 梳头栉发 双手五指微屈，用指端或指腹自前发际向后发际做梳理头发的动作。操作时，指端用力刺激头皮，如此反复操作 2 ~ 3 分钟。

（二）颈项部自我推拿

颈项部自我推拿具有松弛颈部肌肉、消除疲劳、调节血压的作用，可防治头痛、高血压、颈椎病及落枕等病证。

1. 归挤项肌 端坐放松，两手交叉扣紧置于项后，以掌根着力，自两侧向中央归挤，以使颈部肌肉放松，从上至下反复操作5~10次，用力要沉稳。

2. 点揉风池 两手抱头，以两手拇指分别点揉两侧风池穴1分钟，点揉的方向应向内上方，以局部有酸痛感为宜。

3. 推抹桥弓 桥弓穴位于翳风至缺盆一线，用两手食、中、无名指指腹自上而下交替轻推桥弓穴，左手推右侧桥弓穴，右手推左侧桥弓穴。本法有调节血压的作用。操作时轻推即可，避免在局部用力按压，如此操作2~3分钟。

4. 拿捏肩井 两手拇指与其余四指分别拿捏肩井穴或斜方肌，拿捏时先轻轻拿捏，然后略向上提，如此反复5~10次，并可用中指拨揉肩井穴3~5次。

5. 运摇颈项 端坐放松，或两手叉腰站立，然后头颈做屈伸、左右侧屈、左右旋转及环转摇动，摇动时速度宜缓慢，幅度不宜过大。若在摇动过程中出现头晕不适，则说明摇动的速度过快或幅度过大，对颈项的康复有害无益，应特别注意。

(三)胸腹部自我推拿

胸腹部自我推拿有调节脏腑功能、强心益肺、健脾和胃、疏肝利胆、温肾固本的作用。

1. 开胸顺气 五指分开，沿肋间隙从中央向两侧，自上而下分推，往返3~5遍。本法有良好的开胸顺气、调理上焦元气的作用。

2. 摩膻中 膻中穴位于两乳之间，是气会穴。以食、中、无名指指腹在膻中穴做环形抚摩，时间约2分钟，操作时用力宜轻，速度稍快。

3. 搓摩胁肋 以两掌沿胁肋自上而下，往返搓摩2~3分钟，以局部有温热感为宜。

4. 摩腹助运 以掌摩法作用于腹部，摩腹的顺序为：以肚脐为中心，由内向外顺时针摩腹。

5. 温暖下元 以掌摩法作用于气海、关元两穴，每穴1分钟。然后以掌擦法在小腹部做横向摩擦，以透热为度。本法有温暖下元、培肾固本的作用。

(四)腰骶部自我推拿

腰骶部自我推拿有温阳补肾、强腰壮骨的作用。

1. 推擦长强 先将两手掌擦热，然后置于骶尾部，上下往返地推擦，以透热为度，推擦时速度宜快，手掌要紧贴皮肤，时间2~3分钟。

2. 轻叩腰眼 两手握拳，以拳眼或拳背轻叩两侧腰眼或肾俞穴，操作时两手交替进行，用力轻柔舒适，时间2~3分钟。

3. 摩擦腰骶 两手掌置于腰骶部，先做上下往返直擦，约2分钟后再横擦腰骶部，用力应深沉，使之产生的热透达深层组织。

(五)上肢部自我推拿

上肢部自我推拿不仅可以消除上肢的疲劳，而且还可以治疗上肢的某些病证，如颈椎病、肩周炎、上肢瘫痪、痛痹等。另外，还有调节脏腑功能的作用，如点揉内关穴可以调节心率，改善心肌供血，点揉合谷穴可以防治牙痛等。

1. 拿揉上肢 以拇指与其余四指分别拿揉上肢的内侧、前侧和外侧，力量应柔和舒适，顺序应从上到下，反复做5～8遍。

2. 点揉诸穴 以拇指或食、中二指端依次点揉“肩三针”、曲池、手三里、内关、外关、合谷、劳宫、后溪等穴，每穴半分钟。

3. 捻搓手法 以拇指与食指对称捻搓手指，左手捻搓右手，右手捻搓左手，捻搓手指时以捻搓两侧效果最好。捻搓速度宜快，移动宜慢，由指根到指尖逐个手指捻搓。本法有改善末梢血液循环，消除手指疲劳、麻木肿胀的作用。

4. 运摇关节 先摆好左弓步式，左手叉腰，摇动右肩关节32次，然后换成右弓步式，右手叉腰，摇动左肩关节32次。再做肘关节屈伸运动，各32次。最后做腕关节的环转运动，做腕关节运动时，两手交叉，然后做环转运动32次。

（六）下肢部自我推拿

下肢部自我推拿不仅可消除下肢疲劳，改善下肢血液循环，促进静脉血液回流，还可以调节内脏功能，如按揉足三里可调节肠胃功能，有保健强身的作用，推擦涌泉有滋阴补肾的作用等。

1. 拿揉下肢 以拇指与其余四指分别拿揉下肢大腿的前侧、小腿的后侧，从上至下拿揉3～5分钟，刺激要柔和舒适。本法有松弛下肢肌肉，消除下肢疲劳的作用。

2. 点揉穴位 以拇指或食、中二指依次点揉血海、梁丘、内外膝眼、阳陵泉、足三里、三阴交、太溪、昆仑等，每穴半分钟，以有酸胀感为佳。

3. 叩击下肢 以两掌根或半握拳有节律地轻轻叩击下肢，顺序为大腿—膝部—小腿，左右各叩击3～5遍。

4. 推擦涌泉 以手掌或拇指推擦两足底的涌泉穴，以局部有温热感为宜，每侧2～3分钟。本法有滋阴补肾、调节血压、改善末梢血液循环的作用。

（七）消除疲劳法

疲劳的产生，主要是因为过量的体力和脑力劳动消耗，超过了机体本身的承受能力，致身体各组织器官的功能下降，血液供应不足，淋巴液回流不畅等。由此造成机体热能和营养等物质的缺乏，体内产生的有害物质（如乳酸类等）代谢不完全，进而使身体出现酸痛不适、头晕乏力、微言少动、局部肿胀等一系列功能低下的症状。

1. 拿五经 坐位，单手五指微屈置于头前发际，用五指指腹或指端分别置于督脉、足太阳膀胱经及足少阳胆经上，稍用力向上一紧一松挤捏头皮，逐渐向后移动经过头顶向下至后枕部，往返操作5～8次或多多益善。

2. 揉百会 坐位，闭目静息，用单手中指指腹或指端按揉头顶百会穴（两耳尖连线的中点处)1 分钟左右，以出现明显酸胀感为宜。

3. 揉风池 坐位，双手拇指分别置于脑后风池穴上，余四指置于头侧部，两肘尖外翘，然后两肘部内收，拇指用力向内上方按揉 1 分钟左右，放松，重复再按 3 ~ 5 次，以局部有明显酸胀感为度。

4. 捏摇颈项 坐位，用手掌大鱼际或者大拇指与其余四指对合用力由上向下反复提捏颈项部 3 ~ 5 分钟，然后身体正直，头颈向左后上方尽力摇转，眼看左后上方，再回到中立位，头颈向右后上方尽力摇转，眼看右后上方，各 10 次。切记动作要缓慢。

5. 五指击头 坐位，双手十指分开微屈，用指端由前发际向后叩击至后发际，叩击时需连续不断，腕关节放松，用力不要太大，叩约 2 分钟。

6. 揉肩臂 坐位，先以右手掌指面按在左肩上，拇指及其余四指相对，沿着肩臂的内外侧，用力向下抓揉到腕指部，如此重复 5 ~ 8 次，再换手操作。

7. 叩腰背 坐位或站立位，双手握空拳，反手至背后，用拳眼或拳背捶击腰脊两侧，往返 36 次。

四、临床应用

(一) 适应证

自我推拿法多用于慢性疾病或病后恢复阶段，对大部分功能性疾病也可选用，如头痛、失眠、胃痛、消化不良、便秘、高血压、冠心病、瘫痪、关节痹证、痛经、颈椎病、肩周炎、腰肌劳损、四肢软组织损伤、慢性劳损等有较好的疗效。

(二) 禁忌证(参考成人推拿法)

(三) 注意事项(参考成人推拿法)

(四) 应用举例

1. 头痛 揉印堂，按揉太阳，推抹前额，按揉风池、天柱，点按大椎，揉按百会，拿外关，拿按合谷，掐揉神门。每日 1 ~ 2 次。

2. 失眠 按揉风池、翳风穴，掐揉神门，按揉内关、足三里、三阴交，擦涌泉，摩中脘，揉气海。做深呼吸运动 20 ~ 30 次，擦涌泉，可配合放松功有助于入睡。

3. 高血压 按揉印堂、太阳、风池，推桥弓穴，两侧交替进行，每侧 30 ~ 50 次。拿曲池、合谷，按揉足三里、三阴交，摩中脘、关元，擦涌泉。

4. 面神经麻痹 揉印堂、睛明、攒竹、太阳，按揉迎香，掐人中，揉按承浆、地仓，按揉风池，拿揉内关、外关，按揉合谷、下关、颊车等穴。每日 1 次。

5. 支气管炎 揉天突、摩膻中、中脘，擦上胸，拿内关、外关，揉合谷，按揉足三里。每日 1 ~ 2 次。

6. 慢性胃炎 摩中脘，揉擦章门，按揉手三里，拿内关、外关、合谷，按揉脾俞、胃俞、足三里。每日1~2次。

7. 便秘 摩腹(顺时针2~3分钟)，推擦小腹，揉中脘、天枢、大横，按揉脾俞、胃俞、大肠俞，拿承山、丰隆，按揉足三里。每日早晚各1次。

8. 痛经 摩揉气海、关元，摩腹2~3分钟，按揉脾俞、胃俞、肾俞，拿揉足三里、三阴交。

9. 耳鸣、耳聋 揉印堂、听宫、听会、风池，分推前额，揉擦大椎、肾俞，拿揉合谷，鸣天鼓。

10. 落枕 按揉颈椎两侧，两手对擦颈项，按揉风池、天柱、落枕穴或阿是穴，拿揉曲池、内关、外关，拿肩井、合谷，配合颈部屈伸、侧屈和旋转运动。

11. 颈椎病 按揉颈项两侧肌肉，推抹颈项，两手对擦颈项，按揉风池、天柱、大杼，拿揉肩井，拨揉颈项筋肌，配合颈椎屈伸、侧屈及环转运动。

12. 肩周炎 按揉肩臂，拿揉肩井、肩三针，按揉曲池、手三里、内关、外关，拿合谷，配合肩关节各方向运动功能锻炼则效更佳。

13. 慢性腰痛 按揉肾俞、大肠俞，指拨痛点及其筋，揉擦腰背膀胱经，握拳叩击腰背痛点，拿委中、承山、阳陵泉，配合腰背各方向运动锻炼。

复习思考

一、选择题(A1型题)

1. 用拇指与其他手指相对用力，将患者皮肉轻轻捏起，做连续挤捏的一种手法是(　　)。

A. 拿法　　B. 捏法　　C. 擦法
D. 摩法　　E. 揉法

2. 治疗落枕相对最有效的手法是(　　)。

A. 揉法　　B. 拿法　　C. 捏法
D. 搓法　　E. 捻法

3. 一般作为推拿治疗结束手法的是(　　)。

A. 拿法　　B. 捏法　　C. 擦法
D. 摩法　　E. 揉法

4. 关于小儿推拿注意事项说法错误的是(　　)。

A. 医者的指甲须修剪圆滑，长短适宜
B. 室内保持一定温度，不宜过冷过热，空气流通
C. 医者态度应和蔼可亲，耐心仔细，认真操作

D. 上肢部穴位，习惯只推右侧，有男女之分

E. 治疗时应配合介质，如滑石粉、水、薄荷水、姜汁等

二、病案分析题

患者李某，男，45 岁，电脑工程师。颈项部酸痛伴右上肢放射性疼痛 2 个月。2 个月前患者感受风寒出现颈项部僵硬，逐渐酸痛，后牵涉至肩部、背部，出现右上肢直达拇指的放射性痛、麻木。舌红苔白腻，脉紧。查体：C5、C6 棘突旁压痛，椎间孔挤压试验阳性，臂丛牵拉试验阳性。X 线片检查：椎体前缘骨质增生，C5、C6 椎间隙狭窄。可选择哪些手法为患者推拿？

扫一扫，看课件

扫一扫，看课件

模块五

传统运动康复技术

【学习目标】

1. 掌握易筋经、五禽戏、八段锦、太极拳的操作技术。
2. 熟悉易筋经、五禽戏、八段锦、太极拳的作用机理与临床应用。
3. 了解易筋经、五禽戏、八段锦、太极拳的历史发展及演变。

传统运动康复技术，是中华民族数千年来在生活生产和与疾病做斗争中强身健体的经验总结，是我国文化宝库中的瑰宝，为中华民族的繁衍昌盛起到了重大作用。它的锻炼方式有武术、气功和其他具有民族特色的运动康复方式。

传统运动康复技术的内容，随着时代变迁和生活实践不断地丰富和完善，从而形成了我国人民独特的运动康复方式和理论体系。其理论体系源于中医养生学，集合了我国古典哲学与医学之精华，属于人体科学的范畴。从中医养生学的发展来看，传统运动康复技术是以导引、五禽戏、八段锦、易筋经和太极拳为代表的顺序发展的。此外，近年来，郭林的行步功、杨梅君的大雁功、马礼堂的养生功、赵金香的鹤翔庄、梁士丰的自发动功、刘汉文的禅密功、张广德的导引养生功等，也有较大的影响。本书重点讲解易筋经、五禽戏、八段锦、太极拳四种功法。

目前我国高等学校相继开设运动康复技术课程，这不仅对学生强身益智、涵养道德、防病治病有显著作用，使学生终身受益，而且将会有力地推动群众性传统运动康复技术的发展，为增强人民体质做出不可估量的贡献。

项目一　易筋经

一、概述

易筋经是中国古代流传下来的一种疏通筋骨、强身健体的传统气功方法。易筋经为何人所创，历来众说纷纭。易筋经的典籍最早见于宋代，多托名达摩，故有“达摩易筋经”之说。目前流传最早的十二势易筋经刻本是清中期来章氏辑本《易筋经》。易筋经功法包括内功和外功两种锻炼方法，各有十二势，主要特点是以动为主，动静结合，内静以收心调息，外动以易筋壮骨。易筋经内经采用站式，以一定的姿势，借呼吸诱导，逐步加强筋脉和脏腑的功能。大多数采取静止性用力，呼吸以舒适自然为宜，不可屏气。易筋经外经注重外壮。本节讲述的是广为流传的易筋经内功功法。

二、作用机理

易筋经的“易”是变通、改换、变换之意，“筋”指筋骨、筋膜、肌肉，“经”则带有指南、法典之意。因此，“易筋经”从字面上理解即为活动筋骨、强身健体、祛病延年的方法。按原来的功法要求，须先练一年左右内功，达到内壮后，方可练易筋经，进而再练洗髓经。此功使神、体、气三者，即人的精神、形体和气息有效地结合起来，经过循序渐进、持之以恒的认真锻炼，从而使五脏六腑、十二经脉、奇经八脉及全身经脉得到充分的调理，气血流通，关窍通利，进而达到保健强身、防病治病、延年益寿的目的。

在古书十二势易筋经中，所设动作都是模仿古代的各种劳动姿势而演化成的，例如舂谷、载运、进仓、收囤和珍惜谷物等动作，均以劳动的各种动作为基础形态，活动以形体屈伸、俯仰、扭转为特点，以达到“抻筋拔骨”的锻炼效果。其独特的运动形式，可使肌肉、筋骨在动势柔、缓、轻、慢的活动中，得到有意识的抻、拉、收、伸，长期锻炼，会使肌肉、韧带富有弹性，收缩和舒张能力增强，从而使其营养得到改善，使全身经络气血通畅，五脏六腑调和，精神充沛，生命力旺盛。

现代科学研究证明，易筋经对于人的生理机能、身体形态、心理状态、运动系统疾病等各方面均有促进作用，是理想的锻炼方式。易筋经发挥防病治病的作用与其呼吸自然、精神内守、变易筋骨的功法特点相关。

三、操作技术

易筋经共计十二式，其预备势为：两腿开立，与肩同宽，两手下垂于体侧，头颈端平，下颌微收，唇齿微闭，目视前方，全身自然放松。

（一）韦驮献杵势

口诀：立身期正下，环拱手当胸。气定神皆敛，心澄貌亦恭。

两臂屈肘，徐徐平举至胸前成抱球势，屈腕立掌，掌心相对（10cm 左右距离），此动作要求肩、肘、腕在同一平面上，停于胸前膻中穴外。（图 5－1）

（二）横担降魔杵势

口诀：足趾挂地，两手平开。心平气静，目瞪口呆。

接上式，两掌从胸前向体侧平开，掌心向下，两臂向左右分开至侧平举，成双臂一字状；然后五指并拢，立掌，掌心向外。同时两足后跟翘起，脚尖着地，目视前下方。(图5-2)

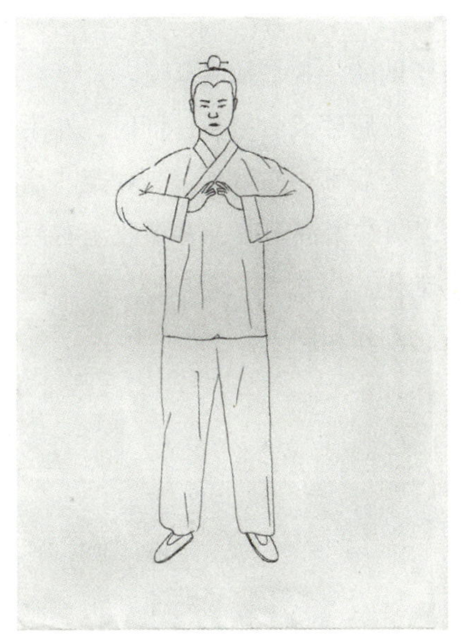

图5-1　韦驮献杵势

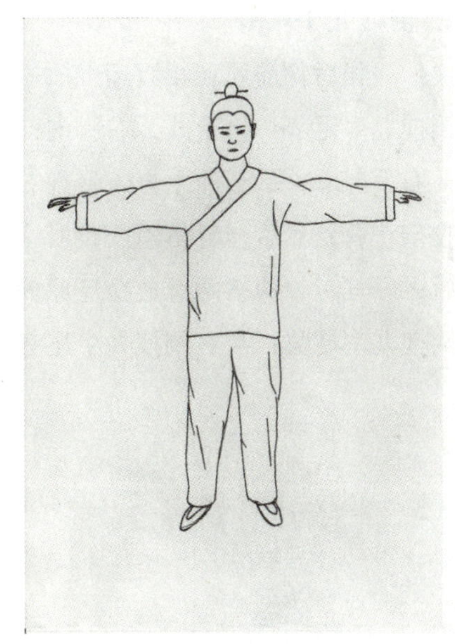

图5-2　横担降魔杵势

(三)掌托天门势

口诀：掌托天门目上观，足尖着地立身端。力周腿胁浑如植，咬紧牙关不放宽。舌可生津将腭抵，鼻能调息觉心安。两拳缓缓收回处，用力还将夹重看。

接上式，松腕，两臂向前平举内收至胸前平屈。身体重心前移，前脚掌撑地，脚跟抬起，两掌内旋翻掌，掌心向上，双手上举高过头顶(双臂成U字状)，展肩伸肘，尽力上托；紧咬牙关，舌抵上腭，自然呼吸，目视前下方。收势时，两掌变拳，拳背向前，上肢用力将两拳缓缓收至腰部，拳心向上，脚跟着地。(图5-3)

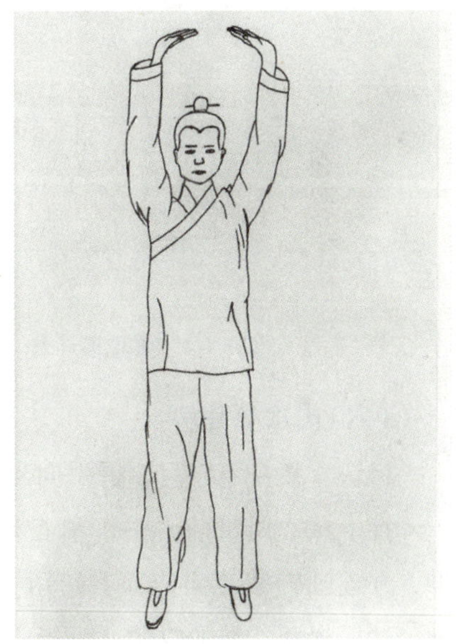

图5-3　掌托天门势

(四)摘星换斗势

口诀：双手擎日掌覆头，再从掌内注双眸。鼻端吸气频调息，用力收回左右眸。

左摘星换斗势：接上式，右脚稍向右前方移步，与左脚形成斜八字，随势向左微侧。两臂下落至侧斜上伸直，掌心向斜下方。左臂屈肘，自然置于背后；双目仰视右手心，右臂上举经体前下摆至左髋关节外侧“摘星”。身体转正、直膝；同时，右手经体前向额上摆

至头顶右上方，松腕，微屈肘，掌心向下，然后两臂分别至侧斜上伸直。(图5－4)

右摘星换斗势：与左摘星换斗势方向相反，动作相同。

(五)倒拽九牛尾势

口诀：两腿后伸前屈，小腹运气放松。用力在于两膀，观拳须注双瞳。

右倒拽九牛尾势：接上式，右脚向前外侧跨一步，屈膝成右弓步；同时，左手转于身后握拳；右手握拳，举至前上方，目视右拳。身体重心后移，右臂外旋，收至右肩，左臂屈肘，收于背后，然后，身体重心前移。(吸气时，两拳紧握内收，右拳收至右肩，左拳垂至背后；呼气时，两拳两臂放松还原为本势预备动作)。(图5－5)

左倒拽九牛尾势：与右倒拽九牛尾势方向相反，动作相同。

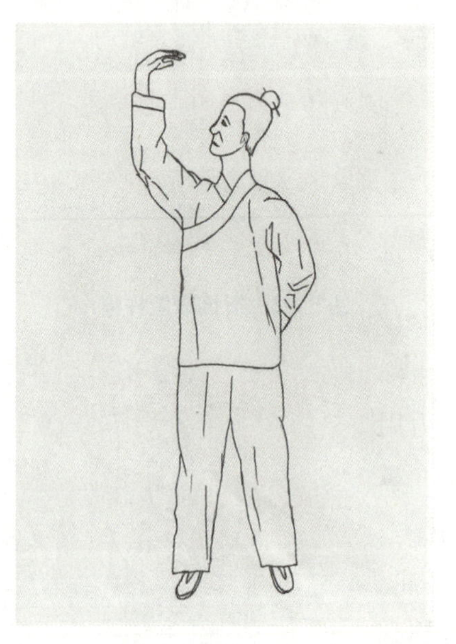

图5－4 摘星换斗势

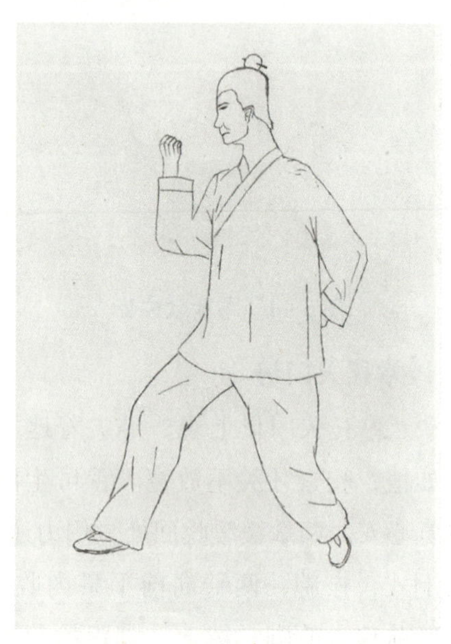

图5－5 倒拽九牛尾势

(六)出爪亮翅势

口诀：挺身兼怒目，握手向当前。用力收回处，功须七次全。

接上式，两臂前平举，掌心相对，随之屈肘，两臂内收，立掌于肩前。两臂缓缓前伸，并逐渐转掌心向前，手指用力分开，指尖向上，瞪目；随势提起脚跟，以前脚掌撑地，然后松腕，屈肘收臂，手指并拢，立掌于云门穴前；脚跟落地。目视前下方，重复推掌、收掌动作七次。(图5－6)

(七)九鬼拔马刀势

口诀：侧首弯肱，抱顶及颈；自头收回，弗嫌力猛：左右相轮，身直气静。

右九鬼拔马刀势：接上式，两臂向前成叉掌立于胸前，左掌心向下，右掌心向上。左手屈肘经下往后，手背贴于脊柱，掌心向后，指尖向上；右手经肩上屈肘后伸，由后向左绕头半周，头右转，右手中指压住左耳郭，手掌扶按玉枕穴，使右手成抱颈状。身体右转，足趾抓地，身体前倾，如拔刀一样。吸气时，双手用力拉紧，呼气时放松。然后，身体站直，两臂侧平举。(图5－7)

左九鬼拔马刀势：与右九鬼拔马刀势方向相反，动作相同。

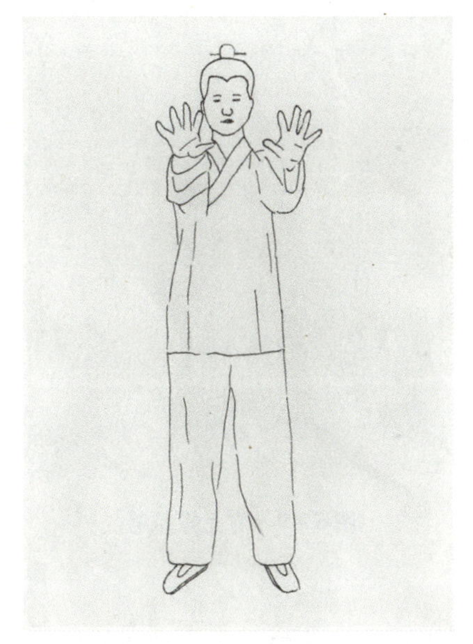

图5－6　出爪亮翅势

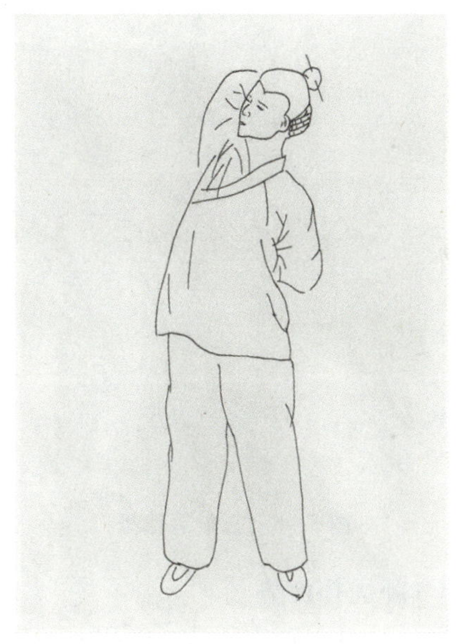

图5－7　九鬼拔马刀势

(八)三盘落地势

口诀：上腭坚撑舌，张眸意注牙；足开蹲似踞，手按猛如拿；两掌翻齐起，千斤重有加；瞪目兼闭口，起立足无斜。

接上式，左脚向左横跨一步，屈膝下蹲成马步。沉肩、垂肘，两掌逐渐用力下按，约与环跳穴同高，两肘微屈，掌心向下，目视前下方。同时，舌抵上腭，瞪眼，注意牙齿；屈肘翻掌向上，小臂平举如托重物状；收功时，缓缓起身直立，目视前方。动作三起三落。(图5－8)

(九)青龙探爪势

口诀：青龙探爪，左从右出；修士效之，掌平气实；力周肩背，围收过膝；两目平注，息调心谧。

左青龙探爪势：接上式，左脚收回半步，两脚与肩同宽，两手握拳，屈肘内收至腰间，拳心向上。右手向左前方伸探，五指捏成“龙爪”，上体左转。右手亦随之自右至左水平划圈至前上方，目随右掌；然后上身左前屈，掌心向下按至左外侧，上身由左前屈转至右前屈，并带动右掌自左至右划弧至右脚外侧。上身抬起，直立；右拳随之抬起收至腰间。目视前下方。(图5－9)

右青龙探爪势：与左青龙探爪势方向相反，动作相同。

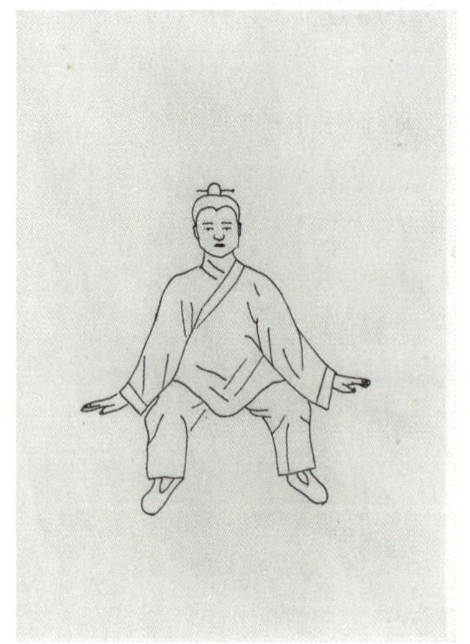
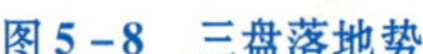

图 5-8　三盘落地势

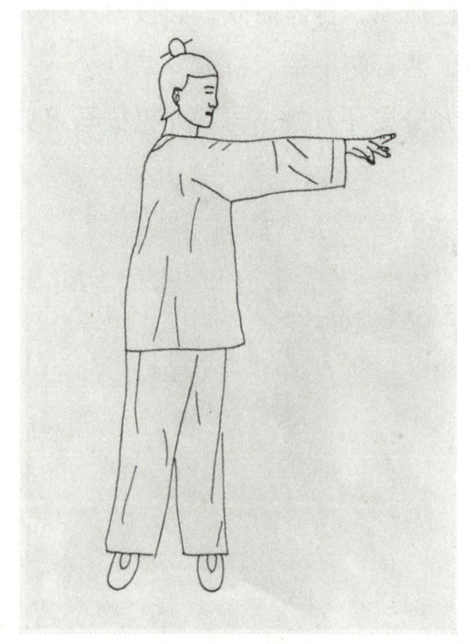

图 5-9　青龙探爪势

（十）卧虎扑食势

口诀：两足分蹲身似倾，屈伸左右腿相更；昂头胸作探前势，偃背腰还似砥平；鼻息调元均出入，指尖着地赖支撑；降龙伏虎神仙事，学得真形也卫生。

左卧虎扑食势：接上式，左脚向前迈一大步，成左弓步，同时，两拳提至肩部，手变“虎爪”向前扑按如虎扑食，上体起伏，前探后收，两“爪”撑地；后腿屈膝，脚趾着地；前脚跟稍抬起，随后塌腰，向前挺胸、抬头、瞪目，蓄势待发；动作稍停。起身，两手握拳收至腰间。（图 5-10）

右卧虎扑食势：与左卧虎扑食势方向相反，动作相同。

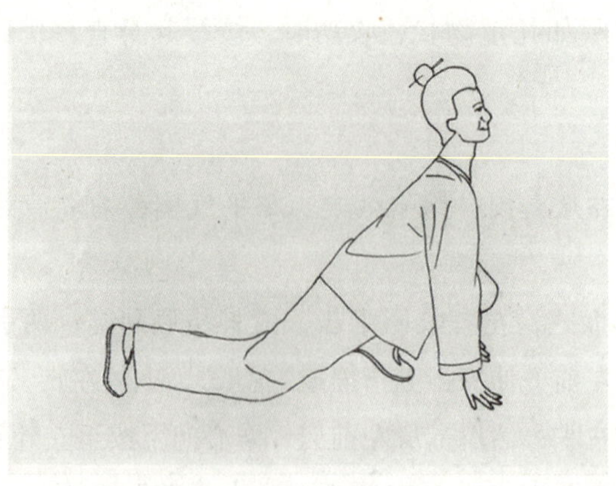

图 5-10　卧虎扑食势

（十一）打躬势

口诀：两手齐持脑，垂腰至膝间；头唯探胯下，口更啮牙关；掩耳听散寒，调元气自闲；舌尖还抵腭，力在肘双弯。

接上式，两脚开立，脚尖内扣。双手仰掌缓缓外展而上，用力合抱头后部，两掌掩耳，十指扶按枕部，指尖相对，两手食指、中指轻弹后枕片刻。两腿伸直，上身前俯，两手用力使头探于膝间做打躬状，意念在双肘部，舌尖抵上腭，目视脚尖片刻。然后，由下而上逐节缓缓伸直成直立，抬起脚跟，同时两手自脑后高举过头，仰掌呈擎天状，躯体充分舒展。重复俯身弯腰动作数次。（图5－11）

（十二）掉尾势

口诀：膝直膀伸，推手自地；瞪目昂头，凝神一志；起而顿足，二十一次；左右伸肱，以七为志；更坐作功，盘膝垂眦；口注于心，息调于鼻；定静乃起，厥功维备。

接上式，两臂前伸，十指交叉相握，掌心向内。屈肘、转掌收于胸前，掌心向下。上身前屈、下腰，两手交叉缓慢下按过膝，尽量下按，抬头，目视前方。头向左后转，同时，臀部向左前转，目视尾闾部，然后头向右后转，同时，臀部向右前转，目视尾闾部，重复转头、扭腰动作7次。（图5－12）

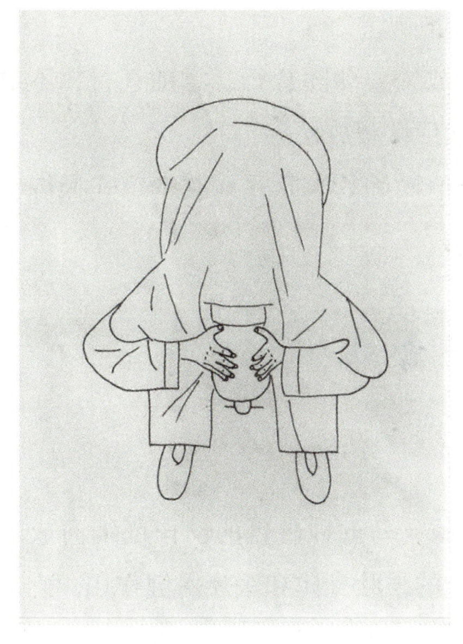

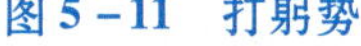
图5－11　打躬势

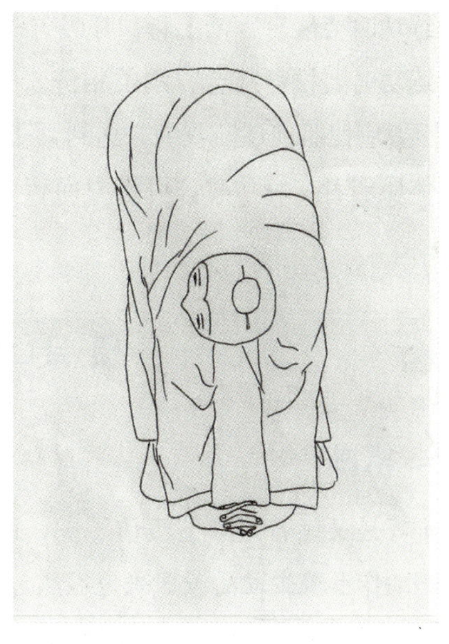

图5－12　掉尾势

收式：最后一次向右侧转头后，伸舒腰身两臂随之高举过头。继之拧腰转身至正前方。两掌相合，徐徐降至胸前。两掌缓缓分开，十指相对，下按，两手分开，自然下垂于两胯旁，恢复成预备桩功势。两脚跟起落顿地21次。

四、临床应用

（一）适应证

易筋经功法可广泛用于各类人群的健身和保健康复。对呼吸系统、消化系统、运动系统、神经系统病证作用较强，对于中老年人常见的病证如失眠、多梦、头晕、头痛等有明显的康复作用。对青少年来说，这种方法可以纠正身体的不良姿势，促进肌肉骨骼的生长发育。对于年老体弱者来说，经常练此功法，可以防止老年性肌肉萎缩，促进血液循环，调整和加强全身的营养和吸收，对于慢性疾病的恢复以及延缓衰老，都很有益处。对于女性则有养颜、美容、瘦身的作用。尤其对于强直性脊柱炎患者，更是有利于纠正体形，对恢复关节受限有着巨大的帮助作用。

（二）禁忌证

严重心脑血管病、重症高血压、哮喘发作期、妇女妊娠期及术后患者不宜进行此项运动。

（三）注意事项

1. 练功时要做到精神清静，意守丹田，形意合一。

2. 练功时要注意舌抵上腭，呼吸匀缓，用腹式呼吸。

3. 练功时要松静结合、刚柔相济，身体自然放松，动随意行，意随气行，不要紧张僵硬，用力应使肌肉逐渐收缩，达到紧张状态，然后缓缓放松。

4. 体质弱者在练功时，可量力而行，有选择地操练其中几式或减少每式操练次数及幅度。

项目二　五禽戏

一、概述

五禽戏是汉代名医华佗模仿了虎、鹿、熊、猿、鸟五种禽兽的动作创编而成的健身术，整套动作形象生动活泼、兴趣盎然，具有一定的强壮身体和医疗保健作用。它体现了华佗“人生常动摇，则谷气消，血脉通，病不生，人犹户枢不朽也”的健身防病的理论。五禽戏的出现，标志着导引发展到一个新的阶段，为以后其他运动康复功法的出现开辟了广阔的前景。可惜原套路早已失传，今传本为南朝梁陶弘景所辑，载入《养生延命录》中。目前流传的五禽戏，属后人托名编制，种类较多，有以健身强体为主的外功型和以内气运行为主的内功型。本节讲述的是外功型五禽戏。传统的五禽戏，五戏共有动作 54 个；由国家体育总局新编的简化五禽戏，每戏分两个动作，分别为：虎举、虎扑，鹿抵、鹿奔，熊运、熊晃，猿提、猿摘，鸟伸、鸟飞。每种动作都是左右对称地各做一次，并配合气息调理。

二、作用机理

五禽戏运动能“摇筋骨，动肢节”“导气令和，引体令柔”。五禽戏是在中医的五行、脏腑、经络学说基础上，参照当时古人锻炼身体的“导引术”，结合五禽的秉性特点，使之既有整体的健身作用，又有每一戏的特定功效，即效仿虎之威猛、鹿之安舒、熊之沉稳、猿之灵巧、鸟之轻盈的动作。五禽戏要求意守、调息和动形协调配合，意守可以使精神宁静，神静则可以培育真气，调息可以行气、通调经脉，动形可以强筋骨、利关节。如果经常练习而不间断，则具有养精神、调气血、益脏腑、通经络、活筋骨、利关节的作用，神静而气足，气足而生精，精足而化气动形，达到三元合一，则可以收到祛病健身的效果。正如华佗所说：“亦以除疾，兼利蹄足。”

现代研究证明，作为一种医疗体操，五禽戏可以使人体肌肉和关节得以舒展，有益于提高心肺功能，改善心肌供氧量，促进组织器官功能，能使人动作灵敏，协调平衡，改善关节功能及身体素质。经常练五禽戏，会感到精神爽快，食欲增进，手脚灵活，步履矫健，能改善患者的异常步态和行走姿势，防止肌肉萎缩，提高人体的平衡能力。

三、操作技术

五禽戏的基本手型对应了5种动物，其中猿戏的手型包括猿勾和握固。

1. 虎爪 虎口撑圆，五指张开，第一、二指关节弯曲内扣。

2. 鹿角 拇指伸直外张，食指、小指伸直，中指、无名指弯曲内扣。

3. 熊掌 拇指压在食指指端上，其余三指跟随食指并拢弯曲，虎口撑圆。

4. 猿勾 五指捏拢，屈腕。

5. 握固 五指屈曲握拢，拇指抵掐无名指根节内侧，其余四指屈拢收于手心。

6. 鸟翅 五指伸直，拇指、食指、小指向上翘起，无名指、中指并拢向下。

预备势：两脚分开站立，两臂自然下垂，目视前方，调匀呼吸，意守丹田。起势调息，动作可以配合呼吸，两手上提时吸气，下按时呼气。两手上提至与胸同高，掌心向上，屈肘内合，掌心向下，按至腹前。反复3次。

五禽戏每完成一种动物的动作后，按照预备势的方法，进行调息1次。

（一）虎举

两腿开立，与肩同宽，两手自然下垂于体侧，掌心朝下，十指张开，弯曲成“虎爪”状，掌心向下，目视两掌。向上提起，高与胸平时，拳慢慢松开，上举至头顶后，弯曲成“虎爪”状，胸腹充分展开，再握拳下拉至肩前时，松开变掌，下拉至胸前再变掌下按，含

胸松腰，重复4次后，两手自然垂于体侧，目视前方。(图5－13)

(二)虎扑

左式：两手经体侧上提，前伸，上体前俯，变“虎爪”，再下按至膝部两侧，两手收回。再经体侧上提向前下扑，上提至与肩同高时抬左腿向左前迈一小步，配合向前下扑时落地，先收回左脚再慢慢收回双手。换右式，动作和左式相同，唯出脚时换成右脚。两脚左右交替做虎扑，重复4次。(图5－14)

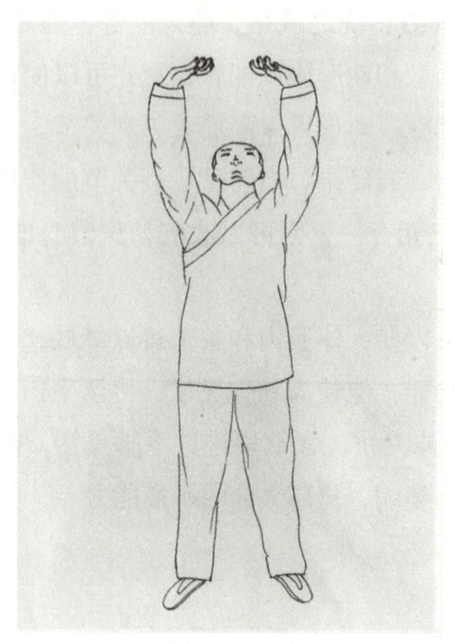

图5－13 虎举

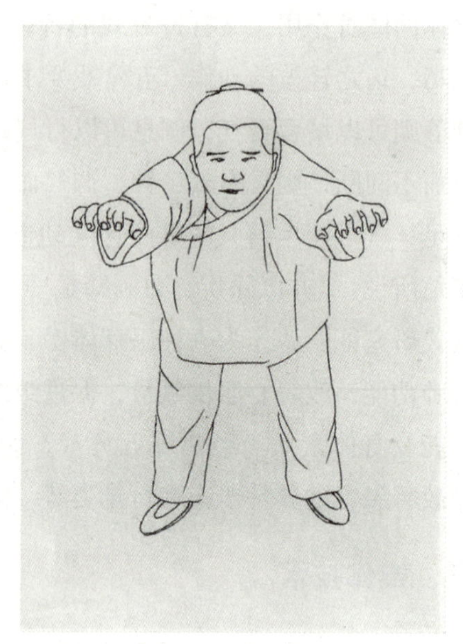

图5－14 虎扑

(三)鹿抵

两腿微屈，重心移至右腿，左脚向左前方划弧迈步，脚跟着地。两手握空拳，向身体右侧摆起，拳心向下，与肩齐时拳变“鹿角”，重心前移，左脚提起向左前方着地，屈膝，右腿蹬直。同时，身体左转，两臂向上、向左后方划弧摆动，左臂屈肘外展，肘抵左腰侧，右臂微屈举至头顶，向左后方伸抵，掌心向外，指尖朝外，目视右脚跟，身体转回，收回左脚，开步站立。同时两臂向上、向右下划弧，两手变空拳下落于体侧，目视前方。左右交替，重复4次。(图5－15)

(四)鹿奔

左脚向前屈膝前跨，重心在前，右腿伸直成左弓步。两臂前伸，收腹拱背，重心前移，左脚收回。注意腕部动作，两手握空拳向前划弧，最后屈腕，重心后坐时手变“鹿角”，内旋前伸，手背相对，含胸低头，使肩背部形成横弓。同时尾闾前扣，收腹，腰背部开成竖弓，重心前移，成弓步，两手下落，目视前方。换右式，两脚左右交替，重复4次。(图5－16)

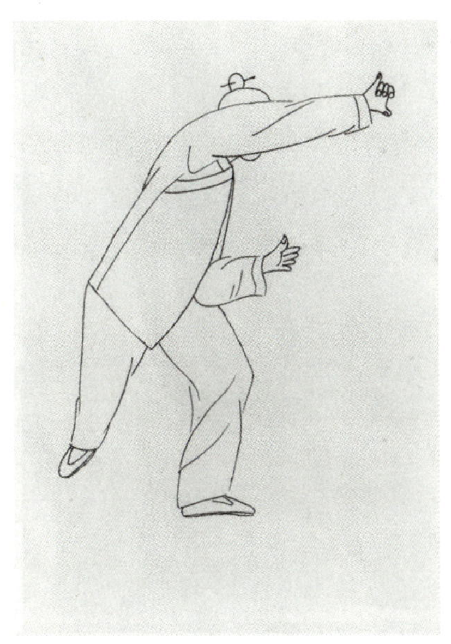

图 5-15　鹿抵

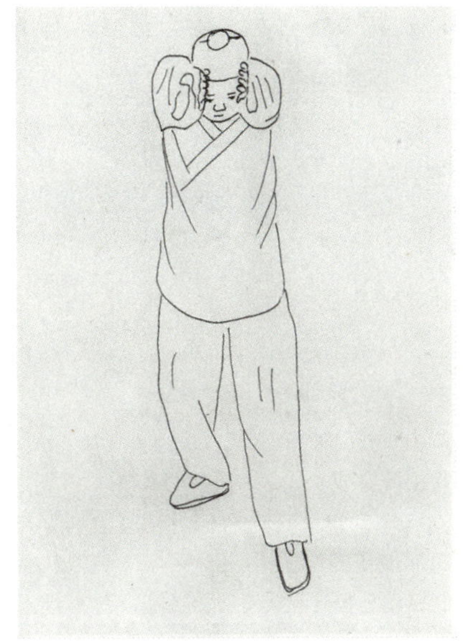

图 5-16　鹿奔

（五）熊运

两手自然下垂于体侧，两手呈“熊掌”状，虎口相对，置于腹下，目视两拳，上体前俯，以腰、腹为轴，上身做顺时针摇转，向左、向上、向右、向下。目随上体摇转而环视，然后上体逆时针摇转，两掌逆时针划弧。重复 4 次。（图 5-17）

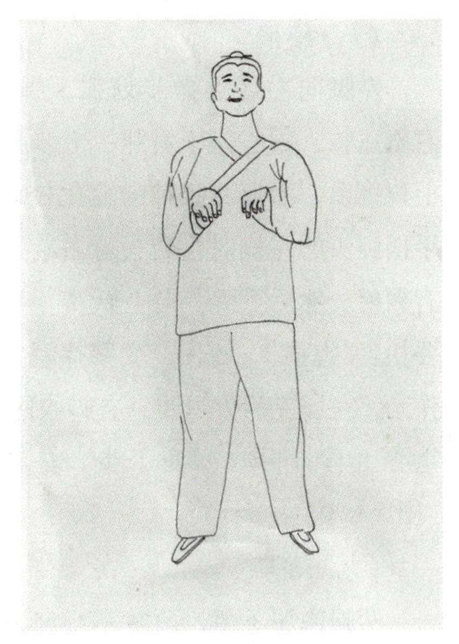

图 5-17　熊运

（六）熊晃

身体重心右移，提髋带动左腿，向左前落步，两手成“熊掌”状，左肩前靠，屈右腿，左肩回收，右臂稍向前摆，后坐，左手臂再向前靠，上下肢动作要配合协调。换右式，提右胯，向右前落步，右肩前靠，屈左腿，右肩回收，左臂稍向前摆，后坐，右手臂再向前靠。左右交替，重复 4 次。（图 5-18）

（七）猿提

两臂内旋，手掌在腹前背屈，五指张开，再撮拢捏紧成“猿勾”状。屈臂上提至胸前，两肩上耸，缩脖，收腹提肛；脚跟提起，头向左转，目随头动，目视左侧。头转正，沉肩松腕，舒腹落肛，脚跟着地；两手变掌，下按至腹前；目视前方。头分别向左右转动，重复 4 次。（图 5-19）

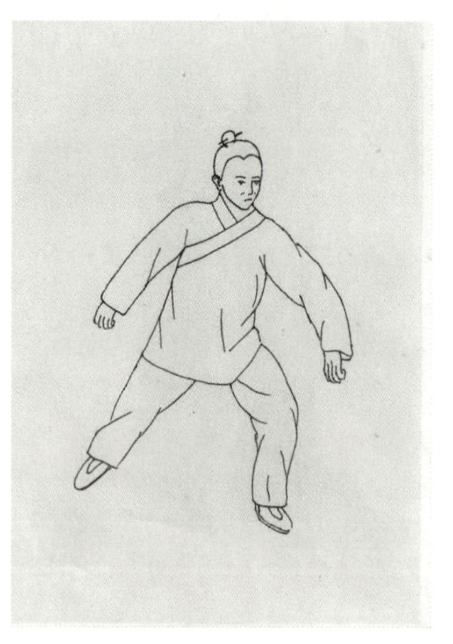

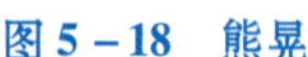

图 5－18　熊晃

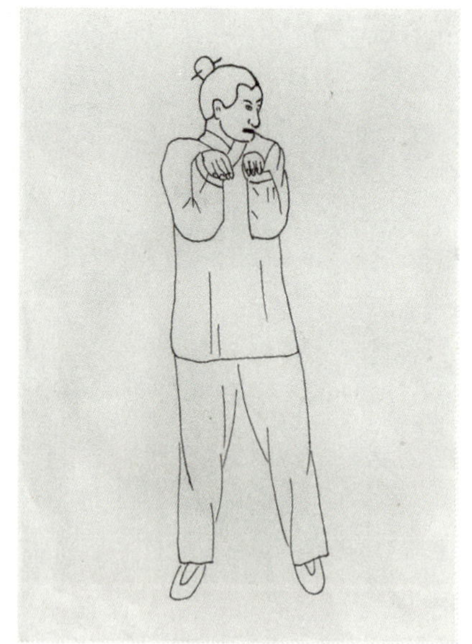

图 5－19　猿提

（八）猿摘

左脚向左后方撤步划弧，脚尖点地，丁步下按，右腿屈膝，重心落于右腿；上步摘果。猿摘摹仿猿猴上树摘果，手形和眼神的变化较多，眼先随右手，当手摆到头的左侧时，转头看右前上方，意想发现树上有颗桃。然后下蹲，向上跃步，攀树摘果，变钩速度要快。“握固”，收回，变掌捧桃，右手下托。下肢动作是，左脚左后方退步，右脚收回变丁步。右脚前跨，重心上移，再收回变丁步。左右交替，重复 4 次。（图 5－20）

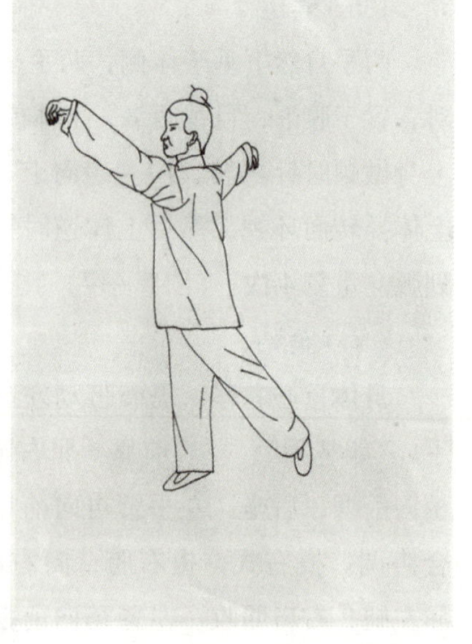

图 5－20　猿摘

（九）鸟伸

两腿微屈下蹲，两掌掌心向下，指尖向前，在小腹前重叠，左掌压在右掌上，上举至头前上方；同时两腿伸直，挺胸、塌腰，身体向前微倾；目视前下方。两腿微屈下蹲，两掌相叠下按至腹前，左右分开，双手后展，后展时手变“鸟翅”，掌心向上；重心左移，左脚蹬地，右脚向后抬起伸直，抬头、挺胸、塌腰，目视前方。蹬腿左右交替，重复 4 次。（图 5－21）

（十）鸟飞

两腿微屈下蹲，两掌成“鸟翅”状合于腹前，掌心相对。右腿伸直独立，左腿屈膝抬起，小腿自然下垂，脚尖向下；同时两掌向两侧展开，手腕比肩略高，掌心向下，目视前方。左脚下落，脚尖着地，两腿微屈，两掌合于腹前。右腿再伸直独立，左腿屈膝抬起，两掌经体侧向上划弧举至头顶，掌背相对，指尖向上。左脚下落、踏实，两腿微屈，两掌经体侧向下划弧，合于腹前。左右腿交替独立，重复4次。（图5－22）

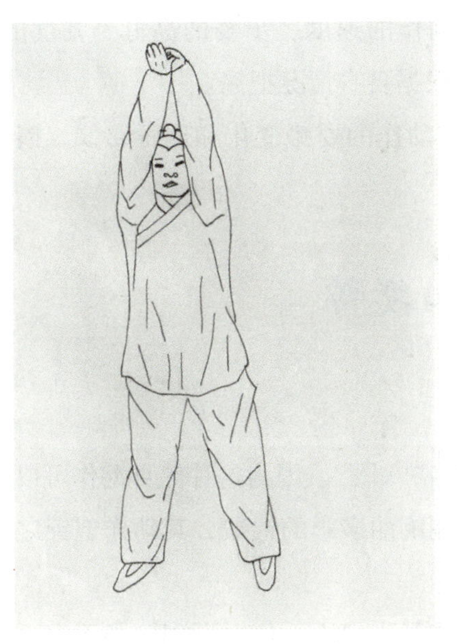

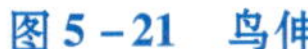

图5－21　鸟伸

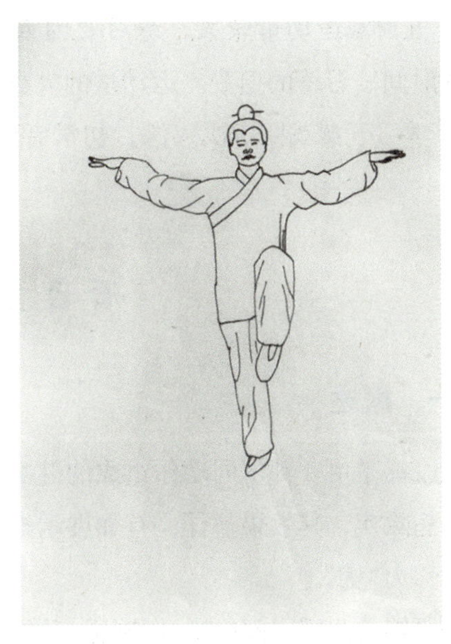

5－22　鸟飞

四、临床应用

（一）适应证

根据中医五行和脏腑学说，五禽配五脏。虎戏主心，能养心补脑。开窍益智，适用于心神不宁、全身不适者；鹿戏主肝，能疏肝理气，舒筋活络，适用于肝郁不疏、肝气横逆、筋脉拘急者；熊戏主脾，能调理脾胃，充实四肢，适用于脾胃虚弱、消化不良者；猿戏主肺，能补肺宽胸，调畅气机，适用于肺气壅塞、清肃之令不行者；鸟戏主肾，能益气补髓，壮腰健肾，适用于肾虚及肺肾两虚之喘证。本功法广泛用于各类人群的健身和保健，如神经衰弱、消化不良、高血压、冠心病、高脂血症、中风后遗症、肌萎缩，以及中老年人常见的病证如失眠、多梦、头晕、头痛等都有明显的康复和保健作用。近年来五禽戏作为康复医疗的一种手段，已广泛应用于偏瘫、截瘫、痹证、痿证、骨质疏松、震颤麻痹综合征等患者的康复期治疗，而且对癌症患者的康复有较好的作用。

（二）禁忌证

年老体弱者，患有严重高血压、青光眼、严重心脑血管病、急性疾病、严重器质性疾病患者及孕妇不宜进行此项运动。

（三）注意事项

1. 五禽戏的动作要领：一是全身放松，情绪轻松乐观；二是呼吸均匀，用腹式呼吸；三是要专注意守，保证意气相随；四是动作自然，力求形象。

2. 五禽戏运动量较大，练习要因人而异，动作的速度、步姿的高低、幅度的大小、锻炼的时间、习练的遍数、运动量的大小，都应根据自身情况把握。

3. 学习五禽戏要由浅入深，初学者应先掌握动作的姿势变化和运行路线，搞清来龙去脉。

项目三　八段锦

一、概述

八段锦是由 8 种不同动作组成的健身术，故名“八段”。因为这种健身动作可以强身益寿，祛病除疾，其效果甚佳，有如展示给人们一副绚丽多彩的锦缎，其动作似锦之柔和优美，故称为“锦”。

八段锦是我国民间广泛流传的一种健身术，究竟为何人、何时所创，尚无定论，根据有关文献记载已有八百多年历史，早在南宋时期已有《八段锦》专著。明代以后，在养生专著中多有记载。到清朝末年，《新出保身图说 · 八段锦》首次以“八段锦”为名，并绘有图像，注有歌诀，形成了较完整的套路。从此，传统八段锦动作被固定下来。由于八段锦不受环境场地限制，随时随地可做，术式简单易记易学，运动量适中，老少皆宜，而强身益寿作用显著，故一直流传至今，是广大群众所喜爱的健身方法。八段锦有坐势和立势之分。本章讲述的是流传甚广，便于习练的立势八段锦。

二、作用机理

八段锦属于古代养生导引法的一种，是形体活动与呼吸运动相结合的健身法。活动肢体可以舒展筋骨、疏通经络，与呼吸结合则可行气活血、周流营卫、斡旋气机。经常练习八段锦可起到防病治病的作用。

八段锦对人体的养生康复作用，从其歌诀中即可看出。例如“双手托天理三焦”，即说明双手托天的动作，对于调理三焦功能是有益的。两手托天，全身伸展，又伴随深呼吸，一则有助于三焦气机运化；二则对内脏亦有按摩、调节作用，起到通经络、调气血、养脏腑的效果。同时，对腰背、骨骼也有良好的作用。其他诸如“调理脾胃须单举”“摇头摆尾去心火”等均是通过宣畅气血、舒展筋骸而达到养生的目的。八段锦的每一段都有锻炼的重点，综合起来，是对五官、头颈、躯干、四肢、腰、腹等全身各部位进行了锻炼，对相应的内脏以及气血经络起到了保健调理作用，是机体全身调养的健身功法。

现代研究证实，八段锦功法能加强血液循环，改善神经体液调节机能，对腹腔脏器有柔和的按摩作用，对神经系统、心血管系统、消化系统、呼吸系统及运动器官都有良好的调节作用，是一种较好的强身健体的功法。

三、操作技术

预备势：两膝微屈开立，与肩同宽，两臂前屈，两掌捧于腹前，指尖相对，掌心向内，全身放松，目视前方。

(一)双手托天理三焦

两手掌心向上，十指交叉，由腹前提至胸前，翻掌，掌心向下，然后双手上托。同时两小臂向内旋转，双手上托，两臂充分伸展，如托天状，缓缓抬头目视掌背。同时两腿缓缓挺膝伸直，两臂向外旋转，顺体前下落至体两侧，两掌捧于腹前，掌心向上，同时两膝微屈。(图5－23)

(二)左右开弓似射雕

左脚向左迈出一步，屈膝半蹲成马步；两小臂在胸前交叉，左掌在外，右掌在内，左手拇指、食指呈“八”字撑开，其余三指第一、二指节屈曲，左手缓缓向左平推至左臂伸展，立掌，同时右掌屈指成“爪”，向右平拉至肩前，如开弓射箭之势，谓“左开弓”，目视左手方向。动作稍停。右手成掌向上、向右、向下划弧，同时左手成掌向下回落，捧于腹前，左脚收回成预备势，目视前方。左右交替，做“右开弓”。(图5－24)

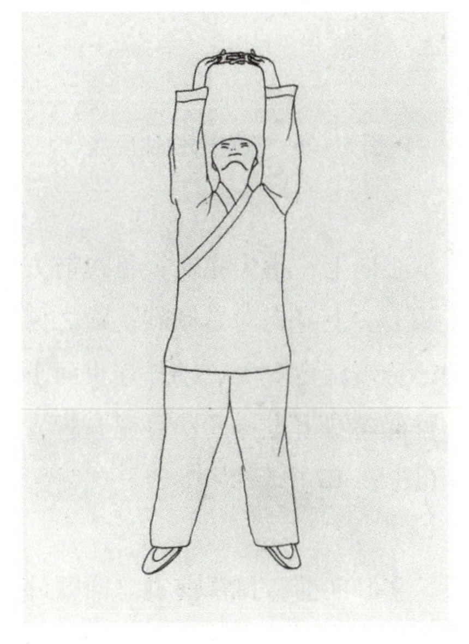

图5－23　双手托天理三焦

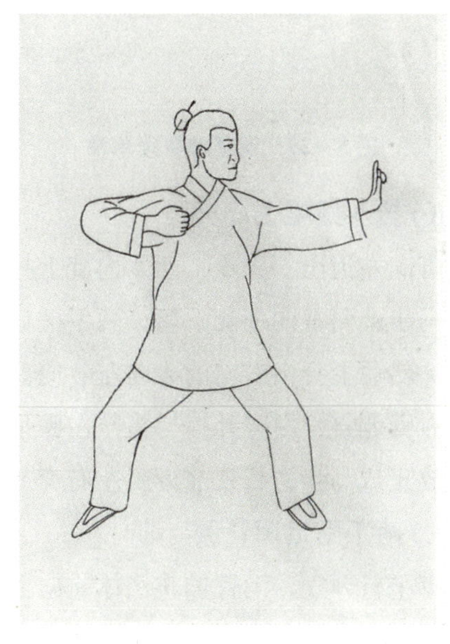

图5－24　左右开弓似射雕

（三）调理脾胃须单举

双手捧至胸前，左掌翻掌上举成单臂托天状，掌心向上，指尖向右，同时右掌翻掌下按于右髋外侧，肘微屈，掌心向下，指尖向前，目视前方，谓“左举手”。左臂外旋，左掌翻掌在身前下落，右手顺体上穿，两手臂经胸前交叉，右手臂在里，右手臂上举成托天状，左手臂按停于左髋外侧，谓“右举手”。（图 5－25）

（四）五劳七伤往后瞧

两脚平行开立，两臂伸直下垂，掌心向后，指尖向下，目视前方，两臂充分外旋，掌心向外，头慢慢向左后转，目视左后方，然后，两臂内旋，目视前方。复原再做右转头。（图 5－26）

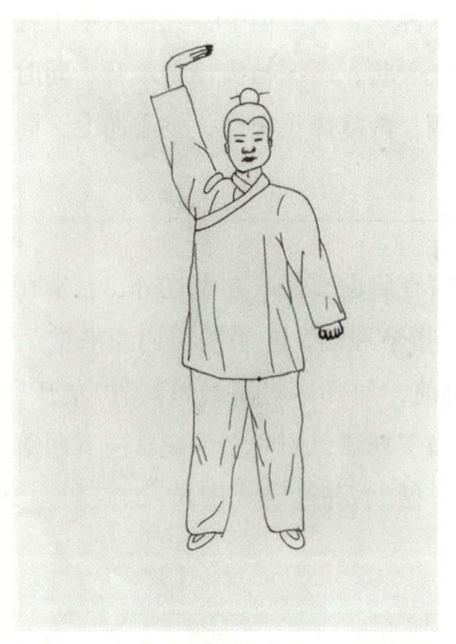

图 5－25　调理脾胃须单举

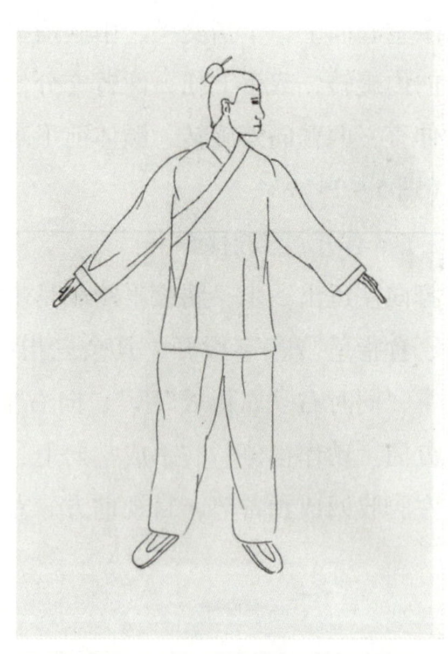

图 5－26　五劳七伤往后瞧

（五）摇头摆尾去心火

左脚向左迈出一大步，两掌内旋上托至头顶，掌心向上，指尖相对；目视前方，屈膝半蹲成马步；两掌向外侧下落，两手虎口向里按于膝上。上身先向右倾斜，随之俯身；目视右脚。然后上身由右向前、向左、向后弧形摇动，身体旋转 180°，动作连贯而下，左臂弯曲，右臂绷直，肘臂外撑，头与左膝呈一垂线，臀部向右下方撑劲；目视右脚，上身右移身体放正成马步，目视前方。左右交替做摇摆。（图 5－27）

（六）两手攀足固肾腰

两脚平行开立，两臂伸直经体前向上举至头顶，掌心向前；目视前方。两臂外旋至掌心相对，屈肘，两掌下按于胸前，掌心向下，指尖相对；目视前方。两臂外旋，两掌顺腋下后插，掌心向内，沿后背两侧向下摩运至臀部。上体缓缓前倾，两膝挺直，同时两掌沿

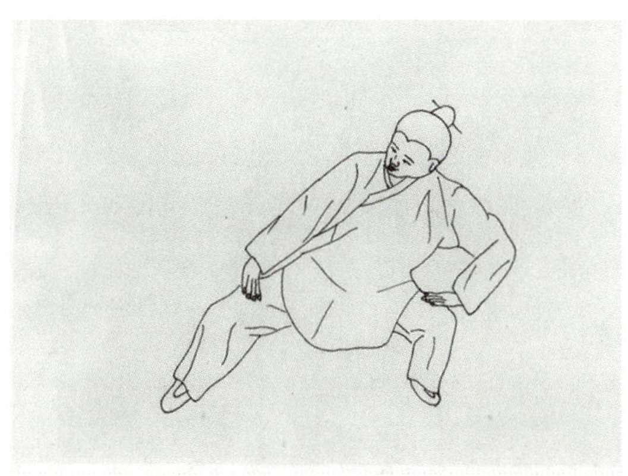

图 5-27　摇头摆尾去心火

尾骨、大腿向下摩至脚跟，至脚面抓握片刻。将身体缓缓直起，两臂伸直，再次上举。(图 5-28)

(七)攒拳怒目增气力

左脚向左开步，两腿屈膝下蹲成马步；两拳握拳分置腰侧，拳心向上。左拳向前缓慢用力击出，左臂内旋，掌眼朝上，瞪目怒视前方。左拳变掌，向左环绕成掌心向上后，抓握成拳，再缓慢收抱于腰侧；目视前方。收回左拳，击出右拳，左右交替。(图 5-29)

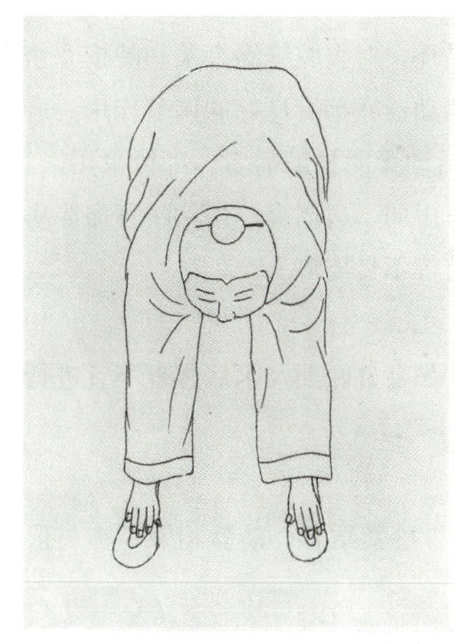

图 5-28　两手攀足固肾腰

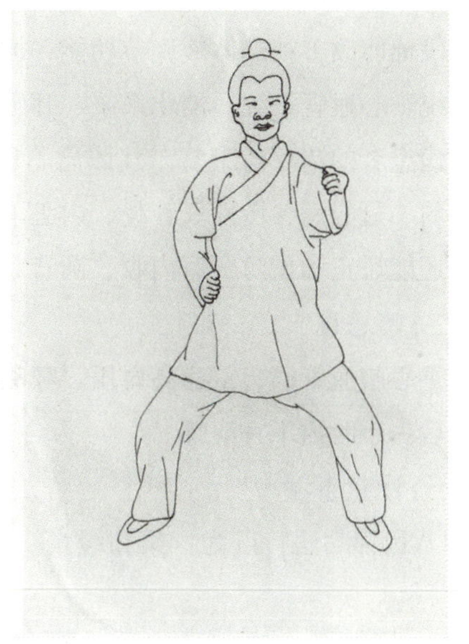

图 5-29　攒拳怒目增气力

(八)背后七颠百病消

两足并拢，两腿直立，身体放松，两手臂自然下垂，目视前方，两脚跟尽量上提，头用力上顶，同时配合吸气。然后两脚跟下落，轻震地面，并配合呼气。(图 5-30)

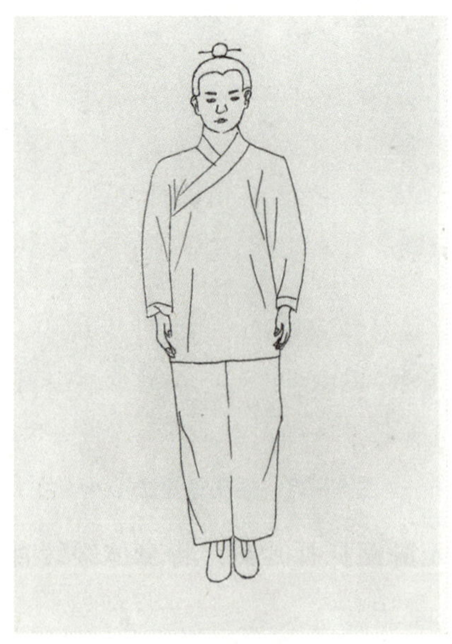

图 5－30　背后七颠百病消

四、临床应用

(一) 适应证

八段锦能改善神经体液调节功能，加强血液循环，对腹腔脏器有柔和的按摩作用，对神经系统、心血管系统、消化系统、呼吸系统及运动器官都有良好的调节作用。适用于各种慢性病患者的治疗与康复，凡体质不很虚弱，活动无明显障碍者，都可采用。对头痛、神经衰弱、冠心病、慢性气管炎、内脏下垂、脾胃虚弱、肩周炎、慢性腰背痛等病证尤为适用，还能矫正和预防两肩内收、圆背和脊柱后突等不良姿势。

(二) 禁忌证

严重心脑血管病、重症高血压、哮喘发作期、妇女妊娠期及术后患者不宜进行此项运动。饭后一小时内不宜演练。

(三) 注意事项

1. 八段锦功法特点为：柔和缓慢、圆活连贯、松紧结合、动静相兼、神与形合、气寓其中。

2. 眩晕症发作期，不宜采用“往后瞧”及“摇头摆尾”等动作。

3. 直立性低血压者，慎用“托天”“单举”“背后七颠”等式。

4. 每式动作的重复次数，应按体质强弱灵活掌握，一般宜渐次增多，不可突然做超负荷锻炼。

项目四 太极拳

一、概述

太极拳是中国宝贵的民族文化遗产，千余年来就在人民群众中流传，它不仅是抗敌自卫的技击手段，而且是人们用以健身祛病和延年益寿的重要方法。

太极拳的起源及创始者，至今尚待考证，众说纷纭，有云南北朝时即有太极拳，有云创始者为唐代许宣平，有云是宋代张三峰，有云是明代张三丰，也有认为始于清代陈王廷和王宗岳者，究竟如何尚无定论。在长期流传中，逐步形成有陈式、杨式、吴式、武式、孙式各流派。各流派的太极拳虽然风格各异，但基本要领均相同，都要求：静心用意，气沉丹田，呼吸自然，中正安舒，柔和缓慢，连贯协调，虚实分明，轻灵沉着，刚柔相济，圆活稳健，动作处处走弧线，以腹式呼吸为主。在技法上主张避实就虚，以逸待劳，以静制动，常常是借力打力，后发先至，有“四两拨千斤”之奥妙。

太极拳套路简单，可强身健体，在民间深受喜爱。为了便于在广大群众中推广太极拳，1956 年国家体育总局组织部分专家，在杨式太极拳的基础上，按由简入繁、循序渐进、易学易记的原则，去其繁难和重复动作，选取了二十四式，编成“简化太极拳”。全套共 4 段，约 5 分钟可练完一套。为了满足群众练拳的需要，1979 年国家体育总局又编创四十八式太极拳，是简化太极拳的继续和提高。全套 8 分钟左右可练完。本章节介绍简化二十四式太极拳。

二、作用机理

太极拳以“太极”为名，系取《易・系辞》中“易有太极，是生两仪”之说，“太极”指万物的原始“浑元之气”，太极拳以“太极”为原理，太极动而生阳，静而生阴，阴阳二气互为其根，此消彼长，相互转化，不断运动，故能激发人体自身的阴阳气血达到“阴平阳秘”的状态，使生命保持旺盛的活力。

太极拳是一种意识、呼吸、动作密切结合的运动，用意念指挥身体活动，用呼吸协调动作，融武术、气功、导引于一体。练太极拳要精神专注、排除杂念，将神收敛于内而不被他事分神，神内敛则“内无思想之患”而精神得养。《素问・上古天真论》云：“恬惔虚无，真气从之，精神内守，病安从来。”太极拳以呼吸协同动作，气沉丹田，以激发内气营运周身，这种腹式呼吸，不仅可增强和改善肺的通气功能，而且可益肾而固护元气。太极拳以意领气，以气运身，内气发于丹田，通过旋腰转脊的动作，带动全身，气经任、督、带、冲诸经脉，行于四肢，周流全身之后，气复归于丹田，故周身肌肉、筋骨、关节、四肢百骸，均得到锻炼，具有活动筋骨、疏通经络、行气活血的功效。

三、操作技术

预备势：身体自然站立，两脚并拢，两手垂于大腿外侧；头项正直，口闭齿扣，胸腹放松；眼平视前方。

(一)起势

1. 左脚开立 左脚向左分开，两脚平行同肩宽。

2. 两臂前举 两臂慢慢向前举，自然伸直，两手心向下。

3. 屈腿按掌 两腿慢慢屈膝半蹲，同时两掌轻轻下按至腹前。(图5-31)

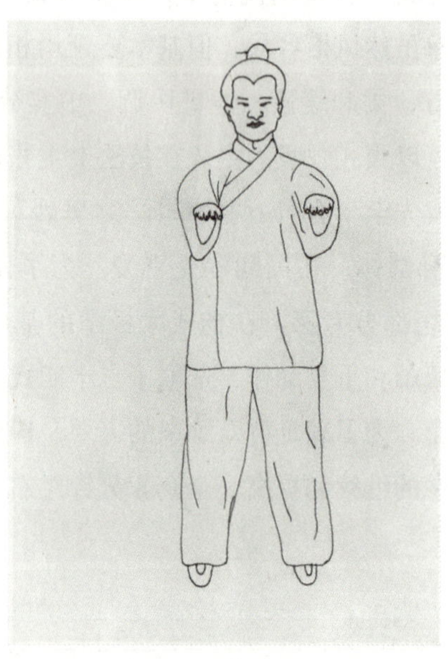

图5-31 起势

(二)左右野马分鬃

1. 左野马分鬃

(1)抱球收脚 上体稍右转，右臂屈抱于右胸前，左臂屈抱于腹前，成右抱球；左脚收至右脚内侧成丁步。

(2)弓步分手 上体左转，左脚向左前方迈出一步，成左弓步；同时两掌前后分开，左手心斜向上，右手按至右胯旁，两臂微屈。(图5-32)

2. 右野马分鬃

(1)抱球收脚 重心稍向后移，左脚尖翘起外撇；上体稍左转，左手翻转在左胸前屈抱，右手翻转前摆，在腹前屈抱，成左抱球；重心移至左腿，右脚收至左脚内侧成丁步。

(2)弓步分手 同前弓步分手，唯左右相反。

（三）白鹤亮翅

1. 跟步抱球 上体稍左转，右脚向前跟步，落于左脚后；同时两手在胸前屈臂抱球。

2. 虚步分手 上体后坐并向右转体，左脚稍向前移动，成左脚虚步；同时右手分至右额前，掌心向内，左手按至左腿旁，上体转正；眼平视前方。（图 5－33）

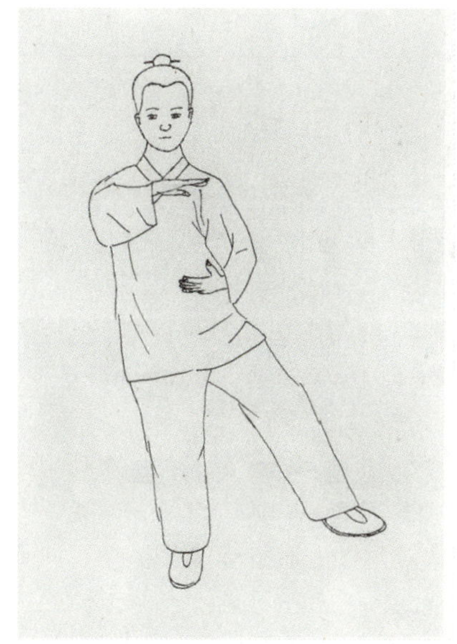

图 5－32 野马分鬃

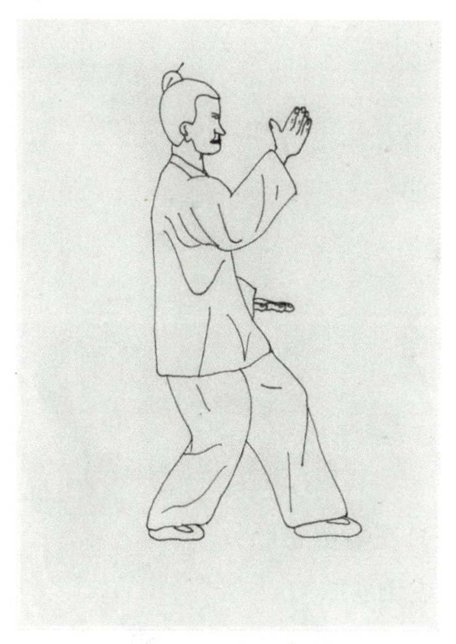

图 5－33 白鹤亮翅

（四）左右搂膝拗步

1. 左搂膝拗步

（1）收脚托掌 上体右转，右手至头前下落，经右胯侧向后方上举，与头同高，手心向上，左手上摆，向右划弧落至右肩前；左脚收至右脚内侧成丁步；眼视右手。

（2）弓步搂推 上体左转，左脚向左前方迈出一步成左弓步；左手经膝前上方搂过，停于左腿外侧，掌心向下，指尖向前，右手经肩上，向前推出，右臂自然伸直。（图 5－34）

2. 右搂膝拗步

（1）收脚托掌 重心稍后移，左脚尖翘起外撇，上体左转，右脚收至左脚内侧成丁步；右手经头前划弧摆至左前肩，掌心向下，左手向左上方划弧上举，与头同高，掌心向上；眼视左手。

（2）弓步搂推 同前弓步搂推，唯左右相反。

（五）手挥琵琶

1. 跟步展臂 右脚向前收拢半步落于左脚后；右臂稍向前伸展。

2. 虚步合手 上体稍向左回转，左脚稍前移，脚跟着地，成左虚步；两臂屈肘合抱，

右手与左肘相对，掌心向左。（图5－35）

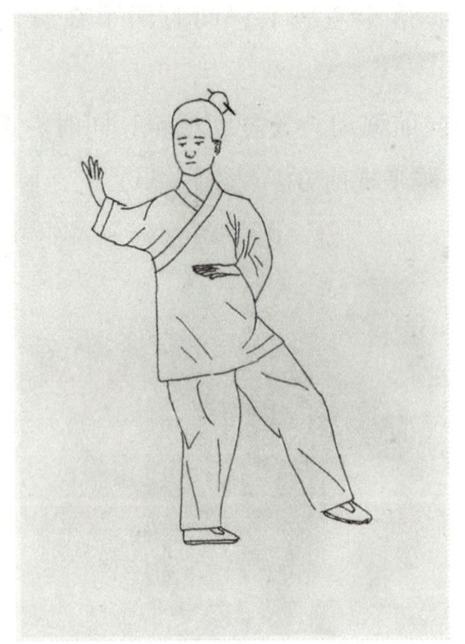

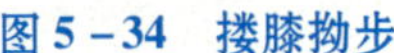

图5－34 搂膝拗步

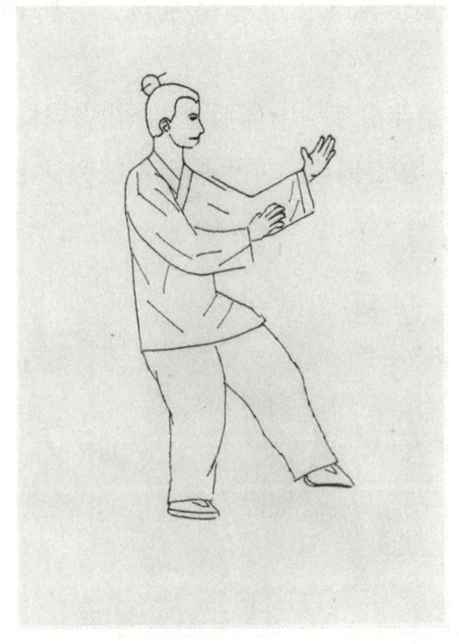

图5－35 手挥琵琶

（六）左右倒卷肱

1. 右倒卷肱

（1）退步卷肱　上体稍右转，两手翻转向上，右手随转体向后上方划弧上举至肩上耳侧，左手停于体前；上体稍左转；左脚提起向后退一步，脚前掌轻轻落地；眼视左手。

（2）虚步推掌　上体继续左转，重心后移，成右虚步；右手推至体前，左手向后、向下划弧，收至左腰侧，手心向上；眼视右手。（图5－36）

2. 左倒卷肱

（1）退步卷肱　同前退步卷肱，唯左右相反。

（2）虚步推掌　同前虚步推掌，唯左右相反。

（七）左揽雀尾

1. 抱球收脚　上体右转，右手向侧后上方划弧，左手在体前下落，两手呈右抱球状；左脚收成丁步。

2. 弓步掤臂　上体左转，左脚向左前方迈成左弓步；两手前后分开，左臂半屈向体前掤架，右手向下划弧按于左胯旁，五指向前；眼视左手。

3. 转体摆臂　上体稍向左转，左手向左前方伸出，同时右臂外旋，向上、向前伸至左臂内侧，掌心向上。

4. 转体后捋　上体右转，身体后坐，两手同时向下经腹前向右后方划弧后捋，右手举于身体侧后方，掌心向外，左臂平屈于胸前，掌心向内；眼视右手。

5. 弓步前挤 重心前移成左弓步；右手推送左前臂向体前挤出，两臂撑圆。

6. 后坐引手 上体后坐，左脚尖翘起；左手翻转向下，右手经左腕上方向前伸出，掌心转向下，两手左右分开与肩同宽，两臂屈收后引，收至腹前，手心斜向下。

7. 弓步前按 重心前移成左弓步；两手沿弧线推至体前。（图5－37）

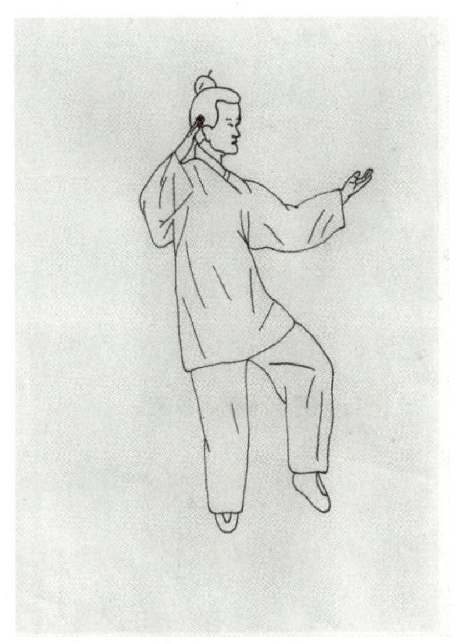

图5－36 倒卷肱

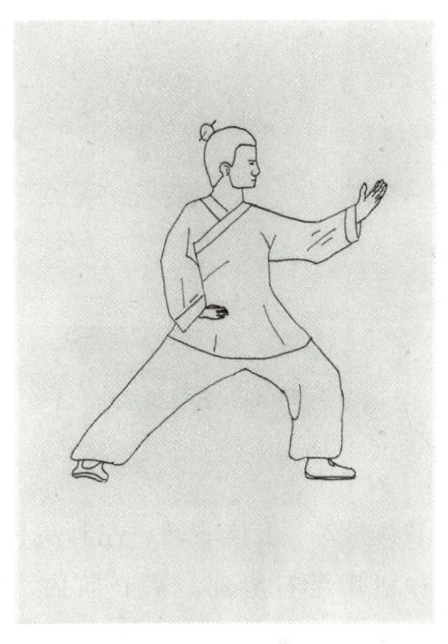

图5－37 左揽雀尾

（八）右揽雀尾

1. 转体分手 重心后移，上体右转，左脚尖内扣；右手划弧右摆，两手平举于身体两侧；头随右手移转。

2. 抱球收脚 3. 弓步掤臂 4. 转体摆臂 5. 转体后捋 6. 弓步前挤 7. 后坐引手 8. 弓步前按 均同前第七式左揽雀尾，唯左右相反。（图5－38）

（九）单鞭

1. 转体运臂 上体左转，左腿屈膝，右脚尖内扣；左手向左划弧，掌心向外，右手向左划弧至左肘前，掌心转向上；视线随左手运转。

2. 勾手收脚 上体右转，右腿屈膝，左脚收成丁步；右手向上向左划弧，至身体右前方变成勾手，腕高与肩平，左手向下、向右划弧至右肩前，掌心转向内；眼视勾手。

3. 弓步推掌 上体左转，左脚向左前方迈出成左弓步；左手经面前翻掌向前推出。（图5－39）

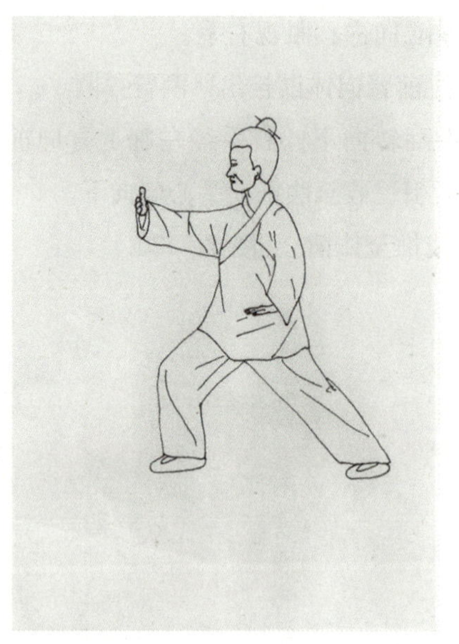

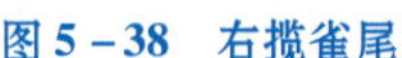

图 5-38 右揽雀尾

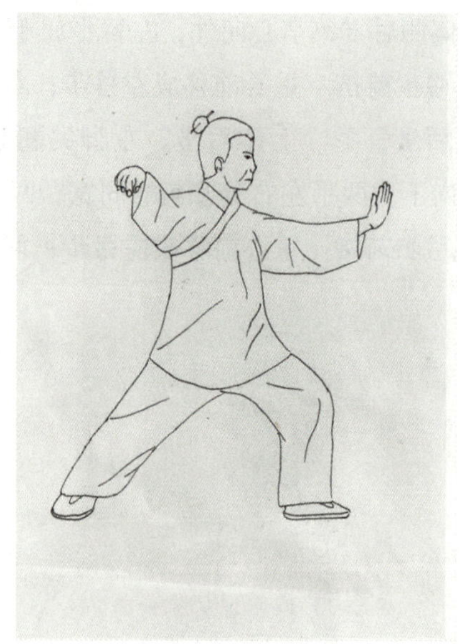

图 5-39 单鞭

（十）云手

1. 转体松勾 上体右转，左脚尖内扣；左手向下、向右划弧至右肩前，掌心向内，右勾手松开变掌。

2. 左云收步 上体左转，重心左移，右脚向左脚收拢，两腿屈膝半蹲，两脚平行向前成小开立步；左手经头前向左划弧运转，掌心渐渐向外翻转，右手向下、向左划弧运转，掌心渐渐转向内；视线随左手运转。

3. 右云开步 上体右转，重心右转，左脚向左横开一步，脚尖向前；右手经头前向右划弧运转，掌心逐渐由内转向外，左手向下、向右划弧，停于右肩前，掌心渐渐翻转向内；视线随右手运转。（图 5-40）

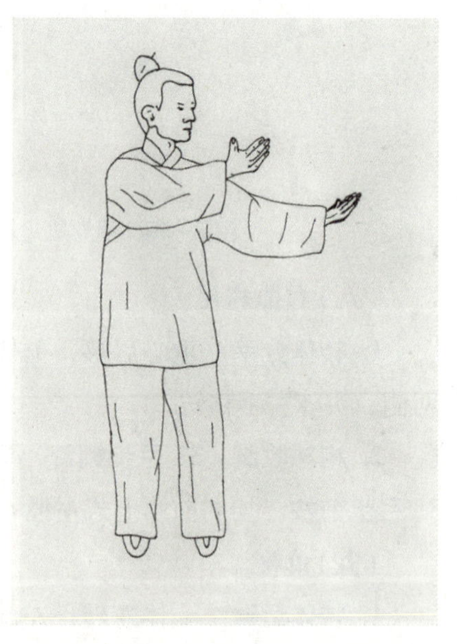

图 5-40 云手

（十一）单鞭

1. 转体勾手 上体右转，重心右移，左脚跟提起；右手向左划弧，至右前方掌心翻转变勾手；左手向下向右划弧至右肩前，掌心转向内；眼视勾手。

2. 弓步推掌 同前第九式弓步推掌。（图 5-41）

（十二）高探马

1. 跟步翻手 后脚向前收拢半步；右手勾手松开，两手翻转向上，肘关节微屈。

2. 虚步推掌 上体稍右转，重心后移，左脚稍向前移成左虚步；上体左转，右手经头侧向前推出；左臂屈收至腹前，掌心向上。（图5－42）

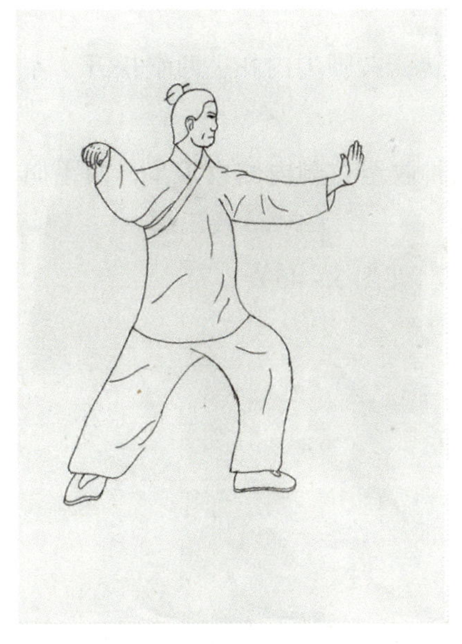

图5－41 单鞭

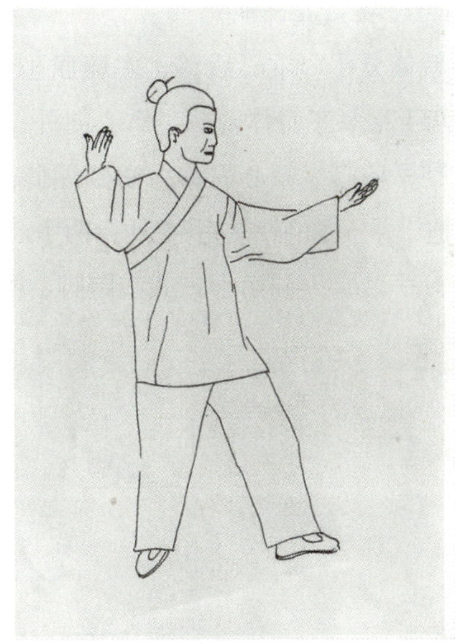

图5－42 高探马

（十三）右蹬脚

1. 穿手上步 上体稍左转，左脚提收向左前方迈出，脚跟着地；右手稍向后收，左手经右手背上方向前穿出，两手交叉，左掌心斜向上，右掌心斜向下。

2. 分手弓步 重心前移成左弓步；上体稍右转，两手向两侧划弧分开，掌心皆向外；眼视右手。

3. 抱手收脚 右脚成丁步；两手向腹前划弧相交合抱，举至胸前，右手在外，两掌心皆转向内。

4. 分手蹬脚 两手手心向外撑开，两臂展于身体两侧，肘关节微屈，腕与肩平；左腿支撑，右腿屈膝上提，脚跟用力慢慢向前上方蹬出，脚尖上勾，膝关节伸直，右腿与右臂上下相对，方向为右前方约30°；眼视右手。（图5－43）

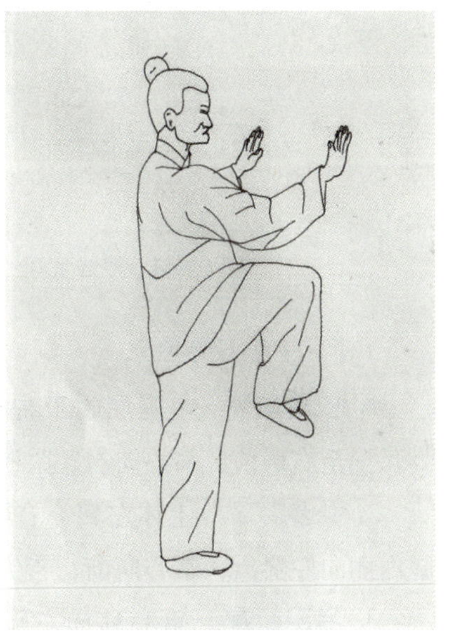

图5－43 右蹬脚

（十四）双峰贯耳

1. 屈膝并手 右小腿屈膝回收，左手向体前划弧，与右手并行落于右膝上方，掌心皆翻转向上。

2. 弓步贯掌 右脚下落向右前方上步成右弓步；两手握拳经两腰侧向上、向前划弧摆至头前，两臂半屈成钳形，两拳相对，同头宽，拳眼斜向下。（图5-44）

（十五）转身左蹬脚

1. 转体分手 重心后移，左腿屈坐，上体左转，右脚尖内扣；两拳松开，左手向左划弧，两手平举于身体两侧，掌心向外；眼视左手。

2. 抱手收脚 重心右移，右腿屈膝后坐，左脚收至右脚内侧成丁步；两手向下划弧交叉合抱，举至胸前，左手在外，两手心皆向内。

3. 分手蹬脚 同第十三式右蹬脚，唯左右相反。（图5-45）

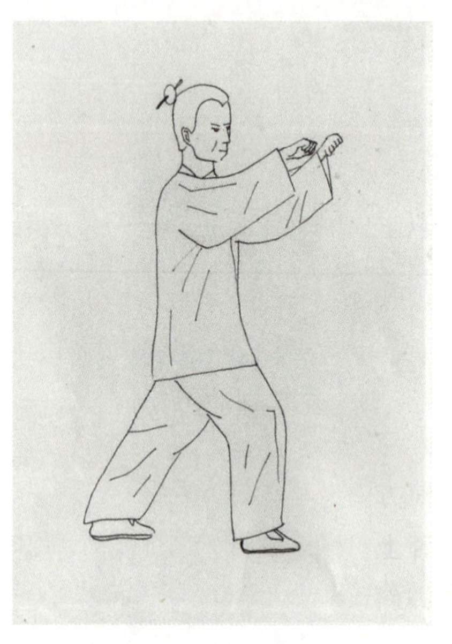

图5-44 双峰贯耳

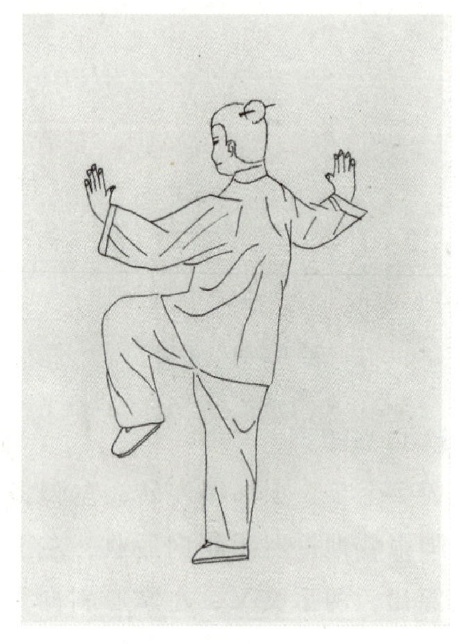

图5-45 转身左蹬脚

（十六）左下势独立

1. 收脚勾手 左腿屈收于右小腿内侧；上体右转，右臂稍内合，右手变勾手，左手划弧摆至右肩前，掌心向右；眼视勾手。

2. 仆步穿掌 上体左转，右腿屈膝，左腿向右前方伸出成左仆步；左手经右肋沿左腿内侧向左穿出，掌心向前，指尖向左；眼视左手。

3. 弓腿起身 重心移向左腿成左弓步；左手前穿并向上挑起，右勾手内旋，置于身后。

4. 独立挑掌 上体左转，重心前移，右腿屈膝提起成左独立步；左手下落按于左胯旁，右勾手下落变掌，向体前挑起，掌心向左，高于眼平，右臂半屈成弧。（图5-46）

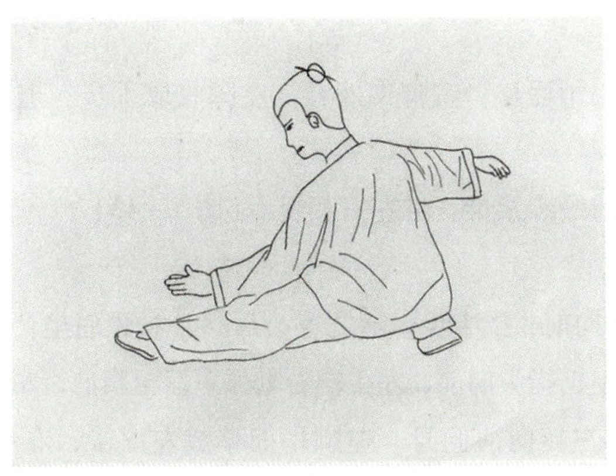

图 5－46　左下势独立

（十七）右下势独立

1. 落脚勾手　右脚落于左脚右前方，脚前掌着地，上体左转，左脚以脚掌为轴随之扭转；左手变勾手向上提举于身体左侧，高与肩平，右手划弧摆至左肩前，掌心向左；眼视勾手。

2. 仆步穿掌　同前仆步穿掌，唯左右相反。

3. 弓步起身　同前弓步起身，唯左右相反。

4. 独立挑掌　同前独立挑掌，唯左右相反。（图 5－47）

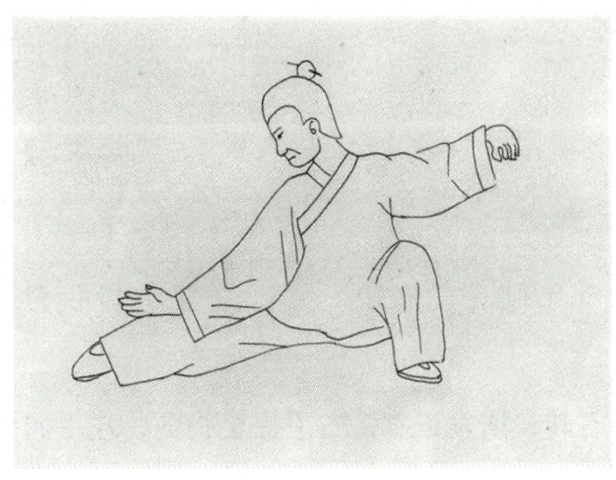

图 5－47　右下势独立

（十八）左右穿梭

1. 右穿梭

（1）落脚抱球　左脚向左前方落步，脚尖外撇，上体左转；两手呈左抱球状。

（2）弓步架推　上体右转，右脚向右前方上步成右弓步；右手向前上方划弧，翻转上举，架于右额前上方，左手向后下方划弧，经肋前推至体前，高与鼻平；眼视左手。

2. 左穿梭

(1)抱球收脚　重心稍后移，右脚尖外撇，左脚收成丁步；上体右转，两手在右肋前上下相抱。

(2)弓步架推　同前弓步架推，唯左右相反。(图5-48)

(十九)海底针

1. 跟步提手　右脚向前收拢半步，随之重心后移，右腿屈坐；上体右转，右手下落屈臂提抽至耳侧，掌心向左，指尖向前，左手向右划弧下落至腹前，掌心向下，指尖斜向右。

2. 虚步插掌　上体左转向前俯身，左脚稍前移成左虚步；右手向前下方斜插，左手经膝前划弧搂过，按至左大腿侧；眼视右手。(图5-49)

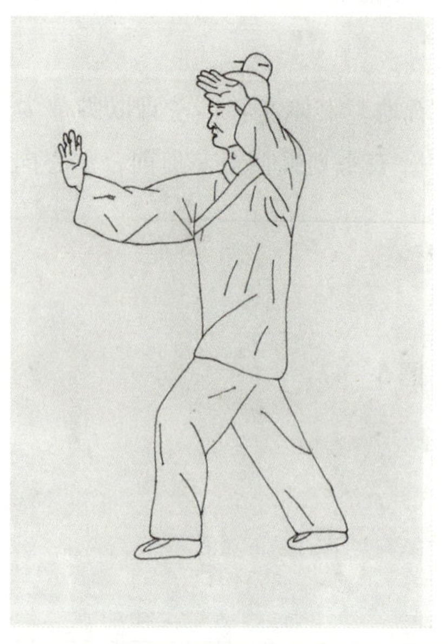

图5-48　左右穿梭

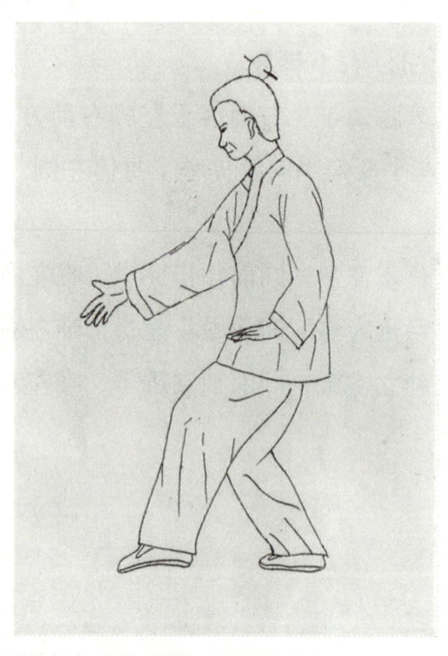

图5-49　海底针

(二十)闪通臂

1. 提手收脚　上体右转，恢复正直；右手提至胸前，左手屈臂收举，指尖贴近右腕内侧；左脚收至右脚内侧。

2. 弓步推掌　左脚向前上步成左弓步；左手推至体前，右手撑于头侧上方，掌心斜向上，两手分展；眼视左手。(图5-50)

(二十一)转身搬拦拳

1. 转体扣脚　重心后移，右腿屈坐，左脚尖内扣；身体右转，右手摆至体右侧，左手摆至头左侧，掌心均向外；眼视右手。

2. 坐腿握拳　重心左移，左腿屈坐，右腿自然伸直；右手握拳向下、向左划弧停于左肋前，拳心向下，左手举于左额前；眼向前平视。

3. 踩脚搬拳 右脚提收至左脚内侧，再向前迈出，脚跟着地，脚尖外撇；右拳经胸前向前搬压，拳心向上，高与胸平，肘部微屈，左手经右前臂外侧下落，按于左胯旁；眼视右拳。

4. 转体收拳 上体右转，重心前移，右拳向右划弧至体侧，拳心向下，左臂外旋，向体前划弧，掌心斜向上。

5. 上步拦掌 左脚向前上步，脚跟着地；左掌拦至体前，掌心向右，右拳翻转收至腰间，拳心向上；眼视左掌。

6. 弓步打拳 上体左转，重心前移成左弓步；右拳向前打出，肘微屈，拳眼向上，左手微收，掌指附于右前臂内侧，掌心向右。（图5－51）

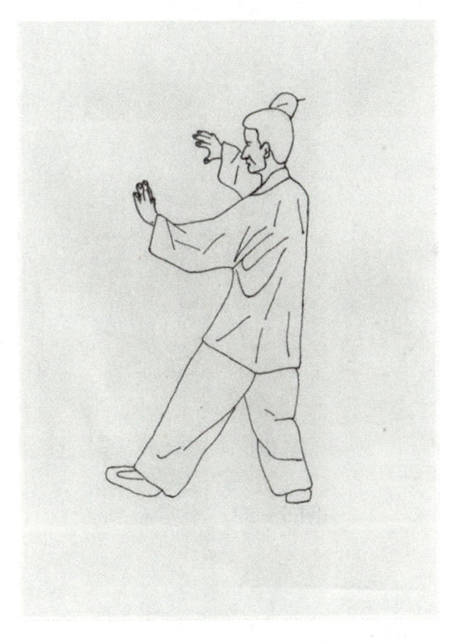

图5－50 闪通臂

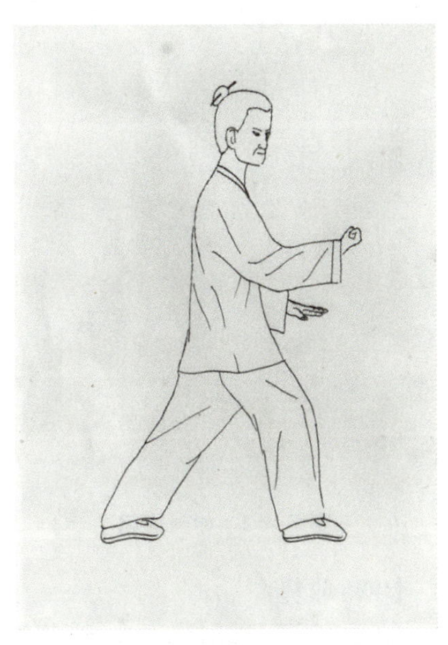

图5－51 转身搬拦拳

（二十二）如封似闭

1. 穿手翻掌 左手翻转向上，从右前臂下向前穿出；同时右拳变掌，也翻转向上，两手交叉举于体前。

2. 后坐收掌 重心后移，两臂屈收后引，两手分开收至胸前，与胸同宽，掌心斜相对；眼视前方。

3. 弓步按掌 重心前移成左弓步；两掌经胸前弧线向前推出，高与肩平，宽与肩同。（图5－52）

（二十三）十字手

1. 转体扣脚 上体右转，重心右移，右腿屈坐，左脚尖内扣；右手向右摆至头前，两手心皆向外；眼视右手。

2. 弓腿分手 上体继续右转，右脚尖外撇侧弓，右手继续划弧至身体右侧，两臂侧平举，手心皆向外；眼视右手。

3. 交叉搭手 上体左转，重心左移，左腿屈膝侧弓，右脚尖内扣；两手划弧下落，交叉上举成斜十字形，右手在外，手心皆向内。

4. 收脚合抱 上体转正，右脚提起收拢半步，两腿慢慢直立；两手交叉合抱于胸前。（图5-53）

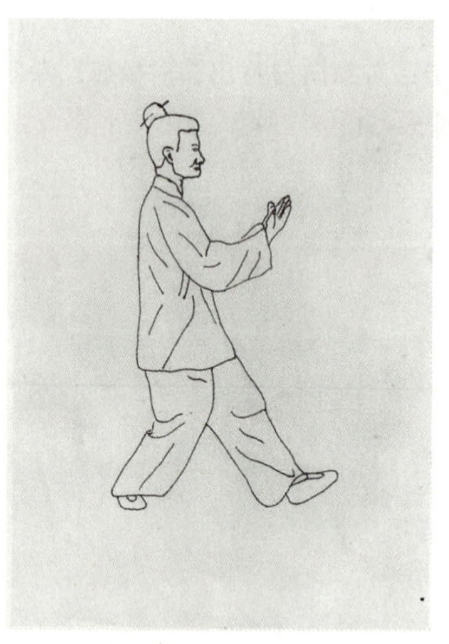

图5-52 如封似闭

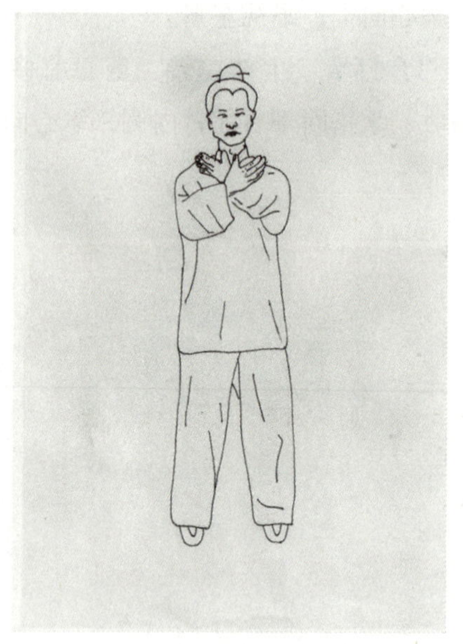

图5-53 十字手

（二十四）收势

1. 翻掌分手 两臂内旋，两手翻转向下分开，两臂慢慢下落停于身体两侧；眼视前方。

2. 并脚还原 左脚轻轻收回，恢复成预备姿势。（图5-54）

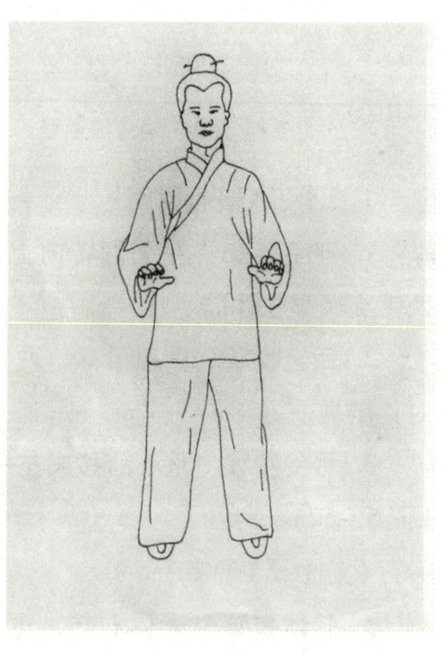

图5-54 收势

四、临床应用

（一）适应证

太极拳能协调脏腑、调畅气机、调理阴阳、强壮身体，故有较好的康复医疗作用。临床常用于高血压、低血压、心肌梗死、慢性阻塞性肺疾患、胃下垂、慢性肝炎等患者的康复期。对胃与十二指肠溃疡、慢性胃肠炎、消化不良、老年性便秘、肠粘连、慢性肾炎、糖尿病、慢性非活动性肺结核、慢性支气管炎、哮喘、脂肪肝、肝硬化、神经衰弱、遗精、盗汗、老年性脊柱退行性病变、关节炎、神经痛等都有一定的疗效。特别对年老体弱及慢性病患者，更是锻炼身体、增强体质、治疗疾病的有效方法。

(二)禁忌证

在精神不佳，身体劳累，慢性病发作，感冒发热，饭后不久或过饥过饱时不宜练习太极拳。外伤、体质十分虚弱者不宜此项运动。

(三)注意事项

1. 太极拳要求精神专一，全神贯注，意动身随，内外三合(内三合指意、气、力相合，即意与气合，气与力合；外三合指手与足合、肘与膝合、肩与胯合)。做到呼吸自然，由意识引导动作，全身协调，重心稳定，连绵不断，劲力完整。
2. 太极拳必须符合三对阴阳、六个要素，即动静、虚实、开合。
3. 动作姿势要规范，速度宜慢不宜快，速度要始终保持均匀。
4. 运动量要适当，量力而行，因人制宜，因病制宜。
5. 要循序渐进，持之以恒，才能取得良好的疗效。

复习思考

一、选择题(A1 型题)

1. 易筋经功法对于除外以下哪个系统的病证作用较强(　　)。

A. 呼吸系统　　B. 循环系统　　C. 运动系统

D. 消化系统　　E. 神经系统

2. 五禽戏中虎戏(　　)。

A. 主肝，能疏肝理气，舒筋活络，适用于肝郁不疏、肝气横逆、筋脉拘急者

B. 主肾，能益气补髓，壮腰健肾，适用于肾虚及肺肾两虚之喘证法

C. 主肺，能补肺宽胸，调畅气机，适用于肺气壅塞、清肃之令不行者

D. 主心，能养心补脑，开窍益智，适用于心神不宁、全身不适者

E. 主脾，能调理脾胃，充实四肢，适用于脾胃虚弱、消化不良者

3. 眩晕症发作期，不宜采用下列哪个动作(　　)。

A. 双手托天理三焦　　B. 左右开弓似射雕　　C. 调理脾胃须单举

D. 五劳七伤往后瞧　　E. 两手攀足固肾腰

4. 直立性低血压者，可以采用下列哪个动作(　　)。

A. 双手托天理三焦　　B. 背后七颠百病消　　C. 调理脾胃须单举

D. 五劳七伤往后瞧　　E. 左右开弓似射雕

二、问答题

简述太极拳的康复医疗作用，并举例说明可用太极拳促进康复或预防、治疗的疾病。

扫一扫，看课件

扫一扫，看课件

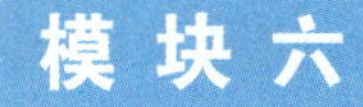

药物外治技术

【学习目标】

1. 掌握药物外治的优点；药物熏洗疗法的治疗原理和分类。
2. 熟悉药物外治的作用机理；药物熨敷疗法的治疗作用。
3. 了解药物贴敷疗法的分类和操作；常用药物外治方药及适应证。

一、概述

药物外治技术是以中草药煎煮、捣烂之后，通过对全身、局部、腧穴，进行熏蒸、浸浴、烫洗、敷贴等方式，达到康复目的的一种治疗方法。药物外治法是中医学中一颗璀璨明珠，历史悠久，源远流长。早在原始社会时期，人们在虫兽所伤、打斗或跌仆后，经常使用树叶、树皮、泥土等涂敷包扎伤口，这是外治法的最早模式。随着历史的变迁、社会的进步，医学不断发展，药物外治法也得到了进一步的提高，在《黄帝内经》中就有“内者内治，外者外治”的文字记载，张仲景虽被推为汤药之祖，但也提出了“导引吐纳，针灸膏摩”的治法。

药物外治法不需要经过消化、吸收、输布等漫长过程，作用直达疾病部位，因此较为安全、有效，尤其对老幼虚弱之体，攻补难施之时，不肯服药之患者，不能服药之病证，更为适宜。中医外治宗师吴师机在其外治专著《理瀹骈文》中说，外治可“统治百病”，可见中医外治法的适用性非常广泛。

临床常用的药物外治法有药物熏洗法、药物熨敷法、药物贴敷法、药浴法、药枕法、药带法。

二、作用机理

外治疗法是将药物放置于患部或经络、穴位，使药物通过皮肤透入，经络传导的作用直接、集中、持久地激发经脉之气，以疏通经络，调和气血，促进脏腑气血的正常运行，从而协调人体各脏腑之间的功能，使之恢复正常和提高免疫及抗病能力，巧妙地达到从外治内，祛邪扶正，治愈疾病的作用和目的。

现代医学研究表明，皮肤表面的毛孔、汗腺也是药物直接进入和被吸收的通道。可以说外治疗法既有温热的作用，又有药气的作用，是物理治疗与中药治疗的理想结合。

三、操作技术

(一)药物熏洗法

药物熏洗法是借助热力，促使药力快速通过皮肤和患处，使药物得以快速吸收，同时熏洗局部温度增高，使腠理疏通，气血流畅，便于药物通过与吸收，快速发挥治疗作用，达到康复、治疗疾病的目的。

现代医学研究表明，药物熏洗法利用温度、机械和药物的作用引起皮肤和患部血管扩张，促进局部和周身血液循环，使新陈代谢旺盛，从而改善局部组织营养和全身功能，调节免疫状态，增强机体抗病能力。同时刺激皮肤神经末梢感受器，通过神经系统的反射作用，破坏原有的病理反射联系，改善人体组织和器官的活动功能，促进体液和内分泌调节，达到治愈疾病的目的。

药物熏洗法具有解毒消肿、舒筋活络、止痛止痒、祛风燥湿等作用，常用的有溻渍法、淋洗法、熏洗法等方法，应根据病情、病位、患者个人状况选择不同的疗法，其操作方法分别如下：

1. 溻渍法 是用毛巾、纱布等蘸取药汁，敷于患处称溻，将四肢浸于药水中称渍。二法常同时使用或先溻后渍，故称溻渍法。

(1)按病选药，煎煮后，去渣存汁。

(2)用毛巾或纱布蘸取药汁，轻轻绞拧后敷于患处，至凉。

(3)取下毛巾或纱布，将患处浸于剩余药汁中，若药汁降温，可稍加热。

(4)一般每日可溻渍2~3次，每次15~30分钟。

2. 淋洗法 是以煎煮后的药汁淋浴洗涤患处的方法，具有消痈散结、活血通络的作用。

(1)选用长嘴冲洗壶，下接容器。

(2)根据病情，选择合适的体位，或坐，或卧。

(3)将配好、煎煮后的药汁注入长嘴壶，对患者患处进行冲洗。

(4)每日2~3次。

3. 熏洗法 是利用药物煎汤后，趁热先在皮肤和患处进行熏蒸，待药液降温后，再行淋洗，以治疗疾病的一种外治疗法。根据熏洗部位的不同，可分为全身熏洗法和局部熏洗法。

（1）全身熏洗法　按病选药。在密室内煎煮药物，使药液蒸汽充斥满室，室温达到40℃，嘱患者置身室中，以蒸汽熏之；待药物温度降低后，再用药液洗浴患部，每日1～2次。

（2）局部熏洗法

①坐位熏洗法：此法多用于熏蒸前、后二阴部。将按药方制的药物加水煎煮，倒入盆内，盆上倒扣熏笼，坐在熏笼上，外罩被单，进行熏蒸。药液在100℃左右，也可边加热边熏蒸，每次熏蒸15～30分钟，每日1～2次。

②锅口熏洗法：此法适用于身体的胸部、背部、上肢及下肢。将按药方配制的药物放入锅内，加水煎煮，将身体相应部位置于锅口上面，边煎边熏。每次熏蒸30～40分钟，每日1～2次，待温后，进行洗浴。每次洗10～30分钟，每日1～2次。为保持水温，可不断地往浴盆内加热水。

③壶口熏法：此法适用于身体的任何部位。将按药方配制的药物放入烧水壶里，加水煎煮，壶口上套橡胶皮管，用皮管口喷出的药蒸汽对着需熏蒸部位进行熏蒸。每次熏蒸30～40分钟，每日1～2次。

（二）药物熨敷法

药物熨敷法起源较早，在《黄帝内经》《金匮要略》《肘后方》《备急千金要方》《外台秘要》等都有相关记载，沿用至今，几乎无病不可用熨敷之法。药物熨敷法是指将加热后的药物直接或用布、树叶等包裹后敷于患病部位或穴位上，也可在体表做往复或旋转移动，使药物作用通过皮毛腠理进入机体，发挥疏通经络、行血消瘀、散寒祛邪、调整脏腑等功效的一种外治疗法。

根据药物熨敷时所借助的介质不同，可以将药物熨敷疗法分为药包热敷法、药液热敷法、盐热敷法、醋热敷法、沙土热敷法、砖瓦热敷法等。

1. 药包热敷法　将煮好或炒热的药物，用纱布或布袋包好，熨贴于患处或穴位，一般备两块纱布或布袋，一袋冷却后，另换一袋，交替加热使用，每次熨敷30分钟，每日2次。

2. 药液热敷法　将药物煮熬40分钟左右，取2～4块30cm^2大小的纱布垫，浸泡在药液内。待布垫在药液内充分浸泡后，捞出，挤去多余的水，然后置于患病部位。将布垫分成两部分，轮流持续热敷。每次30～60分钟，每日1～2次。

3. 盐热敷法　选择颗粒大小均匀，没有杂质的食盐适量，倒入铁锅中，用文火慢慢加热，边加热边搅拌。待温度在55～60℃时，倒入布袋内，将口扎好，敷于腰腿部疼痛处。通常每次热敷15～20分钟，每日热敷1～2次。

4. 醋热敷法　取适量食盐放入铁锅内爆炒。取适量陈醋洒入盐内，边洒边搅动，要求搅拌均匀，醋洒完后再略炒一下，倒在事先准备好的布包内，趁热敷于腰腿部疼痛处。通常每次热敷 15 ~ 20 分钟，每日热敷 1 ~ 2 次。

5. 沙土热敷法 取适量的细沙，放在铁锅内炒热，用布包裹后趁热敷于腰腿部疼痛处，以患者感到舒适、能耐受为度。通常每次热敷 15 ~ 20 分钟，每日热敷 1 ~ 2 次。

6. 砖瓦热敷法 取适宜的青砖或瓦片，置炭火或煤火中烘热，用布包裹，以适当的温度热敷腰腿部疼痛处，可用两组砖瓦轮流进行。通常每次热敷 15 ~ 20 分钟，每日热敷 1 ~ 2 次。

（三）药物贴敷法

药物贴敷法是指将加工处理后的药物，借助薄贴、油膏、敷贴等直接作用于患病部位，以达到康复、治疗疾病目的的外治疗法，常用的有薄贴法、油膏法、敷贴法、湿敷法、掺药法等。

1. 薄贴法 是以膏药贴敷患部或穴位，以治疗疾病的一种方法，又称"膏药疗法"。《医学源流》有"今所用之膏药，古人谓之薄贴"的记载，现将薄贴疗法所用的膏药称为硬膏。膏药因其富有黏性，敷贴患处，能固定患部，使患部减少活动；保护溃疡疮面，可以避免外来刺激和细菌感染；膏药使用前加温软化，趁热敷贴患部，使患部得到较长时间的热疗，改善局部血液循环，增强抗病能力。

适用证：一切外科病初起、已成、溃后各个阶段，均可应用。

用法：由于膏药方剂的组成不同，运用的药物有温凉之异，所以在应用时就有各种不同的适应证。如太乙膏性偏清凉，功能消肿、清火、解毒、生肌，适用于阳证，为肿疡、溃疡通用之方。阳和解凝膏性偏温热，功能温经和阳、祛风散寒、调气活血、化痰通络，适用于阴证疮疡未溃者。千捶膏性偏寒凉，功能消肿、解毒、提脓、祛腐、止痛，初起贴之能消，已成贴之能溃，溃后贴之能祛腐，适用于痈、有头疽、疔、疖等一切阳证。咬头膏具有腐蚀性，功能蚀破疮头，适用于肿疡脓成，不能自破，以及患者不愿接受手术切开排脓者。操作方法如下：

（1）根据病情选择药物配方，如阳证应选择具有清火消肿、解毒生肌作用的药物；阴证应选用温经散寒、化痰通络的药物。

（2）按配方将选好的药物若干，倒入植物油中煎熬，去渣存油，加入黄丹，再次煎熬。利用黄丹在高热下凝结的特性，制成制剂，俗称"药肉"。也有不需煎熬，经捣烂而制成的膏药制剂。

（3）将"药肉"或捣烂后的药物用竹签摊在布、皮板或纸上，贮存备用。

（4）选择病变部位，进行贴敷，一般薄型膏药适用于溃疡，每日更换 1 次；厚型膏药适用于肿疡，每 2 ~ 3 日更换 1 次。

此外，膏药摊制的形式有厚薄之分，在具体运用上也各有所宜。如薄型的膏药，多适用于溃疡，宜于勤换；厚型的膏药，多适用于肿疡，宜于少换，一般 5 ~ 7 天调换 1 次。

注意点：凡疮疡使用膏药，有时可能引起皮肤焮红，或起丘疹，或发生水疱，瘙痒异常，甚则溃烂等现象，这是因为皮肤过敏，形成膏药风(接触性皮炎)；或溃疡脓水过多，由于膏药不能吸收脓水，淹及疮口，浸淫皮肤，而引起湿疮。凡见此等情况，可以改用油膏或其他药物。此外，膏药不可去之过早，否则疮面不慎受伤，再次感染，复致溃腐，或使疮面形成红色瘢痕，不易消退，有损美观。

2. 油膏法 是将药物和油类煎熬或捣匀成膏的制剂，贴敷于患处和穴位，以达到治疗疾病目的的一种外治疗法。油膏相对硬膏而言，具有柔软、滑润、无板硬黏着不舒的感觉，尤其适宜于病灶凹陷折缝之处，故又称为软膏。油膏的基质有猪脂、羊脂、松脂、麻油、黄蜡、白蜡以及凡士林等。

适应证：适用于肿疡、溃疡，皮肤病糜烂结痂渗液不多者，肛门病等。

用法：由于油膏方剂的组成不同，疾病的性质和发病阶段各异，其具体运用时应有针对性进行选择。如金黄油膏、玉露油膏适用于阳证肿疡、肛门周围痈疽等病。冲和膏适用于半阴半阳证。回阳玉龙油膏适用于阴证。生肌玉红膏功能活血祛腐、解毒止痛、润肤生肌收口，适用于一切溃疡，腐肉未脱，新肉未生之时，或日久不能收口者。红油膏功能防腐生肌，适用于一切溃疡。生肌白玉膏功能润肤生肌收敛，适用于溃疡腐肉已净，疮口不敛者，以及乳头皲裂、肛裂等病。疯油膏功能润燥杀虫止痒，适用于牛皮癣、慢性湿疮、皲裂等。青黛散油膏功能收湿止痒、清热解毒，适用于蛇串疮、急慢性湿疮等皮肤焮红痒痛、渗液不多之症。消痔膏功能消痔退肿止痛，适用于内痔、赘皮外痔、血栓痔等出血、水肿、疼痛之症。操作方法如下：

(1)按证选药。

(2)将选好的药物与猪油、羊脂、松脂、麻油、黄蜡、白蜡、凡士林等共同煎熬，或搅拌成膏状。

(3)将制备后的软膏贴敷于患处。

注意点：凡皮肤湿烂，疮口腐化已尽，摊贴油膏，应薄而勤换，以免脓水浸淫皮肤，不易干燥。目前调制油膏大多应用凡士林，凡士林系矿物油，也可刺激皮肤引起皮炎，如见此等现象应改用植物油或动物油；若对药物过敏者，则改用其他药。油膏用于溃疡腐肉已脱、新肉生长之时，摊贴宜薄，若过于厚涂则使肉芽生长过剩而影响疮口愈合。

3. 敷贴法 是将干、鲜药物研为细末或捣烂后，加入适量的鸡蛋清、水、酒、醋、蜂蜜、油等赋形剂，调和成糊状，直接涂敷于患处或腧穴上，以达到康复目的的一种外治疗法。

敷贴法可直接治疗患处，还可以通过肌肤、腧穴、经络，传至五脏六腑，治疗疾病。故药物敷贴法被广泛应用于临床，有解毒止痛、活血止血、清热排脓等作用，既适用于局部病变，也可用于全身性疾患。

适应证：局限性表皮血管瘤、瘢痕疙瘩、神经性皮炎、湿疹等。

用法：敷贴疗法的药物须与不同的液体调制成糊状。根据病情的性质与疾病发展的不同阶段，调制用的液体也多种多样。一般来说，以醋调制，取其散瘀解毒之效；以酒调制，可疏通经络，助行药力；以葱、姜、韭、蒜捣汁调制，可借其辛香散邪之功；以蛋清调制，可缓和刺激；以菊花汁、丝瓜叶汁、金银花露调制，则有清凉解毒的作用。若上述液体取用困难时，也可用冷茶水加白糖少许进行调制。其具体操作方法如下：

(1)按病选药　若所选为鲜品药物，捣烂后直接敷于患处；若为干品药物，将药物研为细末，以醋、酒、鸡蛋清、油或葱、姜、韭、蒜等汁液，调糊备用。

(2)穴位贴敷　按照"上病取下，下病取上，中病取旁"的原则，循经络走向取穴，贴敷。

(3)敷脐疗法　脐总理人体诸经百脉、五脏六腑、四肢躯体、头面五官，具有敏感度高、渗透力强、迅速吸收扩散的优点，安全可靠，易于被患者接受。操作时先将脐部清洗干净，然后将加工炮制成丸、散、膏的药物，或直接捣泥的鲜品药物填入脐内，用纱布和胶布固定，以免滑脱。

(4)病变部位贴敷　选取病变部位，遵照外疡初起贴敷整个病变部位，溃后贴敷患处四周的原则进行局部贴敷。

注意点：贴敷疗法在应用过程中要注意一定要辨证或辨病治疗，在贴敷法应用的药物中，有些药物有一定的刺激性(例如紫皮蒜、白芥子、鲜毛茛等)，容易出现发疱等现象，注意局部应避免感染。

4. 湿敷法　是将药物浸润后贴敷于患处或穴位，或将纱布用药纸浸湿后贴敷于患处或穴位的一种外治疗法，具有消肿、收敛、止痛、止痒、减少渗出以及加速伤口愈合等作用。

适应证：急性肠梗阻、胁痛、癫狂、失眠等。

用法：根据病情配方，将配方的药物加工成药散，或水煎汤或用95%的乙醇浸泡5～7天即可使用。使用时用消毒纱布蘸药液敷在患处1～2小时换药1次，或3～5小时换药1次。有些疾病如痈肿可先熏洗后湿敷，可增强疗效。操作方法如下：

(1)药膏湿敷法　将配伍后的鲜品中草药捣烂成泥，湿敷于患处或穴位。

(2)药液湿敷法　将药物煎好后冷却或将药物浸泡于酒中，用纱布蘸取药汁湿敷于患处或穴位。

(3)药末湿敷法　根据病情需要，将配伍后的药物研成细末，拌匀，与酒、醋、蜂蜜、麻油、水等液体混合，搅拌成糊状，趁湿贴敷于患处或穴位。

(4)药渣湿敷法　将配伍后的药物煎煮，去汁，冷却，取药渣敷于患处或穴位，上盖纱布，待感觉药渣干后，用原煎药汁淋洒纱布，使纱布保持湿润。

注意点：纱布从药液中捞出时，要拧挤得不干不湿，恰到好处。过干了效果不好，过湿了药液漫流。药液不要太烫，防止烫伤。药物组成可根据不同的疾病，做适当的调整和化裁，在应用湿敷法的同时，还可根据病情适当配合熏洗、药物内服和针灸等疗法，以增强疗效。

5. 掺药法 将各种不同的药物研成粉末，根据制方规律，并按其不同的作用，配伍成方，用时掺布于膏药或油膏上，或直接掺布于病变部位，谓之掺药，古称散剂，现称粉剂。掺药的种类很多，用来治疗外科疾患，范围很广，不论溃疡和肿疡，消散、提脓、收口等均可应用。其他如皮肤病、肛门病等也同样可以施用。由于疾病的性质和阶段不同，应用时应根据具体情况选择用药，可掺布于膏药、油膏上，或直接掺布于疮面上，或黏附在纸捻上再插入疮口内，或将药粉时时扑于病变部位，以达到消肿散毒、提脓祛腐、腐蚀平胬、生肌收口、定痛止血、收涩止痒、清热解毒等目的。

掺药配制时，应研极细，研至无声为度。其植物类药品，宜另研过筛；矿物类药品，宜水飞；麝香、樟脑、冰片、朱砂粉、牛黄等香料贵重药品，宜另研后下，再与其他药物和匀，制成散剂方可应用，否则用于肿疡药性不易渗透，用于溃疡容易引起疼痛。有香料的药粉最好以瓷瓶贮藏，塞紧瓶盖，以免香气走散。近年来经过剂型的改革，将药粉与水溶液相混合制成洗剂，将药物浸泡于乙醇溶液中制成酊剂，便于患者应用。

适应证：适用于肿疡初起，而肿势局限于一处者。

用法：阳毒内消散、红灵丹有活血止痛、消肿化痰之功，适用于一切阳证。阴毒内消散、桂麝散、黑退消有温经活血、破坚化痰、散风逐寒之功，适用于一切阴证。其具体操作方法如下：

(1)清洁创面，将药粉均匀撒布于创面上。

(2)用纱布或油膏纱布覆盖。

(3)1～2 天换药 1 次。

(四)药浴法

药浴法，是常用的外治疗法之一，是在中医理论的指导下，选配适当的中药煎成汤剂加入浴桶煮沸，利用经煮沸后产生的蒸汽熏蒸，或药物煎汤取液进行全身或局部洗浴(如坐浴、足浴、手臂浴、面浴、目浴等)，以达到预防、治疗、康复疾病的目的。

药浴法源远流长，历史悠久。早在三千多年前的商殷时期，宫廷中就盛行用药物进行沐浴，以防治疾病。随着中医药学的发展，药浴疗法的种类不断增加，应用范围不断扩大。至清代，其治疗范围已遍及内、外、妇、儿、五官、皮肤等各科疾病，在药浴种类上有洗、沐、浴、浸、渍、浇等法。药浴法具有毒副作用较少、适用范围广泛、简便易于推广等特点，易于被患者接受。

常用药浴液的制备方法有如下四种：①加水适量，将药物煎煮为液。②将药物放入溶液(水、酒等)中浸泡数日制成浴液。③将药物研细过筛，制成散剂或丸剂保存，用时加热水溶解而成浴液。④将药液进行有效成分提取，加入皮肤吸收促进剂，调成药浴液。

药浴法可分为全身沐浴和局部洗浴两大类。

1. 全身沐浴 是指借浴水的温热之力及药物本身的功效，使周身腠理疏通，毛窍开放，起到发汗退热、祛风除湿、温经散寒、疏通经络、调和气血、消肿止痛、祛瘀生新等作用，来预防、治疗、康复疾病。

操作方法：将制备好的中药浴液倒入清洁消毒后的浴盆或浴缸里，加入热水，然后把水调到适当的温度，让患者进行全身洗浴。

2. 局部洗浴 是指借助热力和药物本身效力的综合作用，直接透入局部皮肤腠理，而发挥清热解毒、消肿除湿、祛风杀虫、止痒、活血行气、软化角质、祛腐生肌等功效，从而达到康复治疗目的的方法。

根据洗浴部位的不同，常见的局部洗浴有头面浴、目浴、手足浴、坐浴等，具体操作如下：

(1)头面浴 是将中药浴液倒入清洁消毒的脸盆中，待浴液温度适宜，进行洗发、洗头、洗面。

(2)目浴 是将煎剂滤清后淋洗患眼的药浴方法。洗眼时，可用消毒纱布或棉球渍水，不断淋洗眼部；亦可用消毒眼杯盛药液半杯，先俯首，使眼杯与眼窝缘紧紧贴靠，然后仰首，并频频瞬目，进行眼浴。每日2~3次，每次20分钟。临床往往多是先熏后洗，这种方法除药物可直接作用于眼部，达到疏通经络、退红消肿、收泪止痒等效果，并有由于药液的温热作用，使眼部气血流畅的作用。

(3)手足浴 是临床经常使用的治病护肤的方法。洗浴时，将中药浴液倒入清洁消毒的浴盆或浴缸中，待浴液温度适宜，根据治疗需要，选择手、足、四肢等部位，使用浸泡、淋洗或半身沐浴的方法进行洗浴。

手部洗浴除治疗皮肤病、软组织损伤等外，还具有护肤保健的作用。手的美感是洁净、细嫩和滋润，适度的洗浴手部，不仅清洁皮肤，而且有防止皮肤老化的作用。洗浴足部要用温水，而不能使用冷水，洗完或泡好后要擦干，不要受凉。

四肢洗浴要根据患病部位的不同，来决定药液量的多少。若治疗癣类皮肤病，可将药物浸泡在醋液中，或煎汤后加醋，制成药溶液进行洗浴。治疗股癣，浸洗液浓度不能过高。

(4)坐浴 是将药物煮汤置盆中，让患者坐浴，使药液直接浸入肛门或阴部，以治疗某些疾病的方法。它可使药液较长时间的直接作用于病变局部，并借助热力，促使皮肤黏膜吸收药物，从而发挥清热除湿、杀虫止痒、活血化瘀、收涩固脱等作用，坐浴水温一般以40~50℃为宜。对肛周脓肿已化脓者，则应先经手术切开引流后，再用坐浴疗法。

（五）药枕法

药枕在中国医疗史上早有应用，唐代著名医学家孙思邈在《备急千金要方》中和明代药物学家李时珍在《本草纲目》中都有有关药枕的记载。

药枕法是指将具有挥发性的芳香药物装入枕头中，令患者在睡眠时枕之，以达到康复、治疗疾病的外治疗法。传统的中医外治学认为，人在睡眠时，药物通过鼻、舌、皮肤、穴位（如风府、风池等）的吸收发挥药效，达到防病、治病及保健作用。

药枕法多用于治疗头颈部疾病，如头痛、目赤、耳鸣、项强及颈椎病等。治疗失眠的药枕，最早见于晋代葛洪《肘后备急方》中记载的，用蒸大豆装枕治失眠；宋代有人用草决明装枕治失眠；民间还有取灯心草、琥珀的宁心安神作用，制成"灯心枕""琥珀枕"，用来息梦安眠；用黑豆、磁石粉装的枕头也有防治失眠多梦的作用。

药枕法使用很方便，易于被患者接受，具有养血健脑、安神定志、调养脏腑、清肝明目、疏通经络等功效。值得一提的是，一般药枕需要枕上 1～2 月才有效，有人主张将药枕一年一换，以保证其防治作用。药枕法解决了因中药饮片昂贵、煎药费时耗能等带来的经济负担，而且适用范围广泛，如支气管炎、哮喘、感冒、脑动脉硬化、视力模糊、神经衰弱、冠心病、美容问题等几乎所有的临床病证均可辨证使用枕疗，发挥其整体调节的综合作用。

民间相传的药枕种类很多，如用谷壳、芦花做枕芯，可清火去热；用荞麦皮、蚕砂做枕芯，对上焦火盛者有清凉作用；绿豆枕，可治高血压、神经衰弱、暑热头晕、鼻炎等；五叶枕（桑、竹、柳、荷、柿叶）能治胃热头痛、耳喉肿痛；明目枕（白菊花、绿豆皮、荞麦皮、桑叶、决明子）能治眼睛昏花、视物模糊、眼赤流泪等。

（六）药带法

药带法是将药物加工后，装在细长如腰带的布袋中，或摊撒在纱布条的各层之间，缠系在腰部、头部或其他部位，以达到康复、治疗疾病目的的一种外治疗法。操作方法如下：

1. 按病情选药，将药物或研细末或煎煮或蒸后，装在药带内或摊在药巾上，分别缠在腰部、头部或其他病所。

2. 湿带法，将药物煎浓汁，收膏，涂在纱布或绵纸上，叠成带状，外以布袋包裹，缠于腰部、头部或其他患病部位。

3. 缠带时间每日不少于 6 小时。

四、临床应用

（一）药物熏洗法

1. 适应证

（1）内科疾病　如中风、黄疸、腰痛、水肿等，尤其适用于各种慢性炎症，如慢性肾炎。

(2)周围血管疾病　如糖尿病血管病变、血栓闭塞性脉管炎、闭塞性动脉硬化症、下肢静脉曲张、下肢深静脉血栓形成、大动脉炎等。

(3)外科疾病　如疖、痈、丹毒、慢性溃疡、淋巴管炎等。

(4)骨科疾病　如风湿性关节炎、软组织损伤、骨折、增生性骨关节炎等。

(5)皮肤科疾病　如银屑病、湿疹、神经性皮炎、带状疱疹等。

2. 禁忌证

(1)各种急性热病初起、痈疡成脓期禁用。

(2)体虚多汗、恶性肿瘤患者禁用。

(3)皮肤敏感性降低或温度感觉缺失者禁用。

(4)儿童、老人、久病虚弱、精神病患者慎用。

3. 注意事项

(1)严格掌握熏洗药物温度，若温度过高，则易发生烫伤；温度过低，则不能正常发挥药效。

(2)煎药所用清水适量。水过多，则药液淡而疗效差；水过少，虽然药物浓度高，但热力不够，不能达到“熏”的目的。

(3)局部熏洗时，为使蒸汽热力集中，盛药器皿应加桶状纸圈或塑料圈对准患部进行熏蒸，如眼、肛门疾患。

(4)对某些需要延长熏洗时间的疾病，药液应分为两份，分别盛之，交替加热使用。

(5)药液需要连续使用时，应冷藏保存，以防药液变质。

(6)熏洗后，注意保暖和休息。

(7)各种皮肤炎症熏洗后，更换内衣裤，并对换下的内衣裤进行消毒，每日1次。

(8)对皮肤有刺激性和腐蚀性的药物禁用。

4. 应用举例

(1)头痛　当归60g，川芎30g，荆芥穗120g，煎汤熏头面。(《理瀹骈文》)

(2)头风久痛　莽草。煎汤沐之，勿令入目。(《理瀹骈文》)

(3)中风　陈艾、木瓜、酒、醋各180g。煎汤熏洗。(《古今外治灵验单方全书》)

(4)类风湿关节炎　川乌、草乌、羌活、独活、乳香、没药、甘松、山柰、伸筋草、路路通、丝瓜络各15g。煎汤熏洗，每剂可熏洗2～3天。(《康复医学》)

(5)风湿性关节炎　鲜威灵仙500g，生甘草60g，松树枝60g。上药煎汤，趁热熏洗患处，每日1次，每次1小时。(《古今外治灵验单方全书》)

(6)下肢溃疡　鲜枸杞根250g。水煎后，先熏洗溃疡面，待药汁减温至不烫人时，反复清洗创面，每日1次，每次30分钟。(《中国民间疗法》)

(二)药物熨敷法

1. 适应证 临床应用十分广泛，可用于内、外、妇、儿、骨伤各科。主要适用于各科疾病的寒证。

2. 禁忌证

(1)癌肿、溃疡、孕妇的腰腹部禁用。

(2)热性病、高热、神昏、谵语、精神分裂症患者禁用。

(3)阳盛格阴之真热假寒证禁用。

(4)高血压、严重心脏病患者禁用。

(5)热过敏体质者禁用。

(6)有出血倾向的患者，如紫癜、月经过多、崩漏等禁用。

3. 注意事项

(1)热敷时，药物温度不宜过高或过低。过高则可能发生烫伤，过低则影响疗效。

(2)操作过程中，若患者出现头痛、头晕、恶心等症状，应立即停止治疗。

(3)对五官病患者，治疗时应特别小心，要应用无菌操作技术。

(4)视病情轻重缓急，可单独使用熨敷疗法，也可配合其他疗法进行施治。

(5)寒冷的冬季，应注意室内温度，预防感冒。

(6)治疗后，嘱患者休息，并注意保暖。

4. 应用举例

(1)头痛 艾叶，以帛夹住，包头上。揉如棉，用熨斗熨艾，使热气入内，良久即愈。(《备急千金要方》)

(2)中风口㖞 瓜蒌(绞汁)，和大麦面作饼，炙熟熨之。(《太平圣惠方》)

(3)肩背腰腿痛 生姜400g，取汁，加入牛膝90g，共同煮沸。另以乳香、没药末各4.5g，与铜勺内煎化，移入煎剂内，再入花椒末少许，搅匀。根据痛处宽窄贴敷患处，外以皮纸盖之，热熨斗熨之。每日1～2次，候五七日脱下，或起小痕，不妨。(《寿世保元》)

(4)历节痛风 炭灰5升，蚯蚓泥1升，红花9克。和醋炒热，布包作两起，轮流熨之，甚效。(《景岳全书》)

(5)寒痹、骨节痛 苍术60g，羌活25g，独活25g，蛇床子15g，蔓荆子15g，穿山甲15g(土炒)，雄黄15g，硫黄9g，麝香3g。上药炒热，以绢包。或以醋拌炒作饼，用绢布，烧秤锤放饼上，熨之(也可改用热熨斗熨药饼上)。(《寿世保元》)

(三)药物贴敷法

1. 适应证

(1)薄贴法 多用于外科肿疡，局部病变的治疗。适用于一切外科病证的各个阶段。

（2）油膏法　适用于肿疡、溃疡，皮肤病糜烂结痂渗出不多者，以及肛肠科、骨伤科疾病。

（3）敷贴法　适用于内科疾患，如各种痛证（头痛、腹痛、胁痛、腰痛等）、哮喘、心悸、胸痹、不寐、中风、泄泻、水肿等；外科疾患，如各种痈、疡、疽、疔、疖、丹毒、瘰疬、烧伤、冻伤等；骨科疾患，如骨结核、骨折、软组织损伤、关节炎、类风湿关节炎等；皮肤科疾患，如湿疹、带状疱疹等；肛肠科疾患，如痔疮、脱肛；儿科疾患，如小儿急慢惊风、小儿肺炎等；妇科疾患，如月经不调等；五官科疾患，如胬肉攀睛、牙痛、鼻渊等。

（4）湿敷法　适用于外科、骨伤科、皮肤科疾患，如外伤疼痛、压疮、剥脱性皮炎等，用于消肿止痛、收敛生肌。

（5）封药法　因可长期用纱布封扎，故广泛应用于外科、骨伤科疾患，尤其可用于恶疮的治疗，也可用于某些内科疾病，如面神经麻痹、泄泻、癃闭等。

（6）围药法　主要用作疮、疡、疖、肿等外科与皮肤科疾患的治疗。对肿疡初起，疗效显著。

2. 禁忌证

（1）薄贴法　皮肤有丘疹、水疱、渗出者禁用，皮肤过敏者禁用。

（2）油膏法　皮肤过敏者禁用。

（3）敷贴法　恶性肿瘤、皮肤过敏者禁用。阳证不能选用热性药贴敷，以免助长火毒；阴证不能用寒性药贴敷，以免寒湿痰瘀凝滞不化。

（4）湿敷法　虚寒证与大面积皮肤疱疹者禁用。

（5）封药法　皮肤过敏者慎用。

3. 注意事项

（1）对症选药，按照患者年龄、身体状况、疾病性质、病情轻重，选择用药，确定敷药时间和次数。

（2）应分清药物的寒热，并据此来选择赋形剂。

（3）每隔一段时间换药 1 次，以达到更好疗效。

（4）应用中若出现皮肤过敏、潮红或水疱，应立即停用或减少用量。

（5）应用薄贴法时，膏药不可去之过早，以免疮面受伤，再次感染。

（6）皮肤湿烂，疮口腐化已尽者应用油膏，应勤更换，以免脓水浸渍皮肤。

（7）鲜品贴敷时，要注意药品的干湿度。过干则不容易贴敷在皮肤上，过湿则容易流失，不能保证药物的充分渗入与吸收。

（8）急症疾患未确诊前，不宜使用敷脐疗法。

（9）选用湿敷法，药物干湿度要适中，毒蚀药物湿敷时间不可过长。

(10)使用封药法封扎恶疮时间不宜过长，一般3～5日换药1次。

(11)使用围药法治疗疮疡，若疮疡已化脓，则先排脓后围药。

4. 应用举例

(1)头痛 生乌头，去皮捣烂，以醋和，涂放布上敷痛处，须臾痛止。日夜五六敷，逐痛处敷之。(《备急千金要方》)

(2)瘰核 雄猪胆10个，铜铫内煎熬，摊油纸上，剪作膏药状，贴在溃患之处。如有脓水，随贴随换，不久自然收功，奇验。(《外科精义》)

(3)中风口㖞 活鲇鱼，切尾尖，朝吻贴之，即正。(《本草纲目》)蓖麻子仁，捣膏，左贴右，右贴左，即正。(《外台秘要》)

(4)仆打及金刃伤 蚕豆(炒去壳)，取豆捣细和匀，蜡熔为膏，摊贴患处，用之收口如神。(《理瀹骈文》)

(5)中风闭证 巴豆3粒。去皮捣烂如泥，用布包裹后填入脐中。(《理瀹骈文》)

(6)肝阳上亢型头晕、头痛、高血压 吴茱萸、川芎、白芷各30g。将上药研成粉末，装瓶密闭，备用。用时，取少许药末用脱脂棉裹成小球状，填入患者脐内，胶布固定。若患者感觉脐处发痒，将药物揭去，待痒感消失后再行贴敷。每日贴敷1～2次，每次1～2小时，3～10次为1疗程。(《中医外治奇方妙药》)

(7)疮口日久不愈 乌贼骨30g，砒霜3g。上药共研末备用，将药粉填脐内，外用盐泥封固。(《理瀹骈文》)

(8)跌打伤骨 胆南星、木鳖子各120g，乳香、没药、官桂各30g，生姜500g。生姜去皮捣汁，余药研末，入醋少许，加白面调糊，摊纸上贴，外用帛缠杉木类敷，自能痊愈。(《扶寿精方》)

(9)骨折 生地黄适量。生地黄研汁，用酒和服，杵烂，封扎骨折处，1月筋骨连续。(《古今外治灵验单方全书》)

(四)药浴法

1. 适应证 伤风感冒、咳嗽(支气管炎)、风湿病(风湿性关节炎、类风湿关节炎、腰腿关节疼痛)、扭伤、小儿麻疹、痘疹透发不畅、小儿麻痹后遗症、皮肤湿疹、体癣、头癣、瘙痒症等。现代广泛用于健康保健、美容等。

2. 禁忌证

(1)恐水症、刀斧所伤者禁用。

(2)高热大汗、有出血倾向等患者禁用。

(3)高血压、主动脉瘤、冠心病、心力衰竭、呼吸衰竭、肾衰竭等禁用。

(4)一切需要绝对卧床休息的疾病禁用。

(5)对于年老和心、肺、脑等病患者，不宜单独洗浴，应有家属助浴，洗浴的时间不宜过长。

3. 注意事项

(1)浴液加水后，温度要适中，不能过热，以免烫伤。

(2)沐浴时要注意保暖，避免受寒、吹风，洗浴完毕后马上拭干皮肤，尤其是在秋冬之季，更应注意浴处宜暖而避风。《老老恒言》谓："浴后当风，腠理开，风易感，感而即发，仅在皮毛则为寒热，积久入里患甚大，故风来宜避，浴后尤宜避。"

(3)饭前、饭后30分钟内不宜沐浴。空腹洗浴，容易发生低血糖，而虚脱昏倒。饭后饱腹沐浴，全身体表血管被热水刺激而扩张，胃肠等内脏血液都会被动员而分散到身体表层，胃肠道的血量供应减少，同时会降低胃酸分泌，并使消化器官功能减低，而影响食物的消化吸收。

(4)药浴时间以20~30分钟为宜。

(5)沐浴时，对于急性炎症性渗出明显的皮肤病应该慎用。

(6)对皮肤有刺激性或腐蚀性的药物不宜使用。

(7)在沐浴过程中如发现有药物过敏者，应立即停止沐浴。

(8)沐浴时洗剂必须过滤，以免药渣进入眼内；同时，一切器皿、纱布、棉球及手指必须消毒。眼部有新鲜出血或患有恶疮者，忌用本法。

4. 应用举例

(1)头风久痛　荠草，煎汤沐之，勿令入目。(《太平圣惠方》)

(2)疥疮　苦参250g，猪胆4~5枚。上方共煎取液，以药液淋洗患处。3日1次，可洗3~5次。(《圣济总录》)

(3)风湿性关节炎　海风藤、豨莶草、防风、秦艽、桑枝、松节、木瓜、白芷、川芎、当归、羌活、续断各30~50g，细辛10g。上药同煎，熏蒸患处，待药液降温后沐洗患处。(《理瀹骈文》)

(4)眩晕(高血压)　桑叶、桑枝各30g，茺蔚子15g。上药加水煎成1500mL，每日浸足2~3次，10天为1疗程。(经验方)

(五)药枕法

1. 适应证　适用于窍闭诸证，如痰蒙清窍的头痛、耳闭、鼻渊等。也可用于某些内科疾患，如高血压、神经衰弱等。

2. 禁忌证　本法起效缓慢、作用持久，因此对于各种急性病不宜选用，如中风阴闭、阳闭，高血压脑病，急性化脓性中耳炎等。

3. 注意事项

(1)辨证论治，根据治疗需要选择药枕。

(2)需选用透气性良好的布料做枕皮、枕芯。

(3)装入枕的药物要干燥、洁净。

(4)药枕气味散失后，重新装入药物，更换枕芯。

4. 应用举例

(1)头风　绿豆2000g。将绿豆装入枕芯，做成药枕，令患者枕之。(《本草纲目》)

(2)风热头痛　决明子1000g，菊花1000g。上药共研细末，装入枕芯，做成药枕，令患者枕之。(《本草纲目》)

(3)风寒头痛　吴茱萸叶2000g，蒸热，装入枕芯，令患者枕之。也可将吴茱萸用棉布包裹做成药枕，令患者枕之。(《中医外治法》)

(4)失眠　黑豆、磁石各1000g。上药打碎，装入枕芯，做成药枕，令患者使用。(《中国民间疗法》)

(5)颈强　黑大豆2000g，蒸熟，使豆变色，用棉布包裹，做成药枕，令患者枕之。(《本草纲目》)

(6)眩晕(高血压)　生石膏适量。生石膏打碎装入枕芯，做成药枕，令患者使用。(《中医外治法》)

(7)脑痛　桃树叶2000g。将桃树叶揉碎，装入枕芯，做成药枕，令患者使用。(《理瀹骈文》)

(六)药带法

1. 适应证　可用于腹痛、腰痛、头痛、吐泻、水肿、阳痿、闭经、外伤等病证。

2. 禁忌证

(1)皮肤有破损、溃疡者禁用。

(2)局部有皮疹、疱疹者禁用。

(3)过敏性体质者慎用。

3. 注意事项

(1)药带不宜缠扎过紧，以免影响气血通畅。

(2)选用芳香、辛散药物装带，应密闭保存，以防挥发，影响疗效。

(3)刺激性较强或剧毒药物，不可做成药带使用。

(4)治疗过程中，若出现过敏现象，应立即停止使用药带。

4. 应用举例

水肿　巴豆12g(去油)，水银6g，车前子9g，大枣3枚。将水银研开，和诸药共为细末，用水调糊，将药物放入布袋内，置于脐上，扎紧约1小时。若泻下3次，即可将药袋去掉。注意：此方药性剧烈，须在医生指导下慎用。(《陕西中医验方选编》)

复习思考

一、选择题（单选）

1. 下列关于中药外治疗法的描述，不正确的是（　　）。

A. 外治之理即内治之理

B. 体现了中医整体与局部的辩证统一关系

C. 体现了中医辨证与辨病的辩证统一关系

D. 其疗效产生与经络无关

E. 中药外治疗法可结合现代物理治疗运用

2. 下列不属于中药外治法优点的是（　　）。

A. 直达病所　　B. 起效缓慢　　C. 治法多样

D. 适应证广　　E. 给药方便

3. 下列不属于熏洗法作用的是（　　）。

A. 解毒消肿　　B. 消毒杀菌　　C. 祛风燥湿

D. 行气止痛　　E. 活血通络

二、问答题

简述药物敷贴法的分类。

扫一扫，看课件

扫一扫，看课件

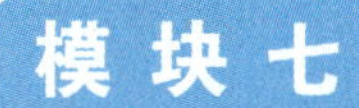

传统养生康复技术

【学习目标】

1. 掌握膳食疗法、情志疗法的治疗技术、临床应用。
2. 熟悉膳食疗法、情志疗法的养生机理；娱乐疗法的养生技术。
3. 了解房事养生的治疗技术和临床应用。

项目一　膳食疗法

一、概述

饮食是人类赖以生存和维护健康必不可缺的物质之一。饮食不但可以营养身体，而且可以防治疾病。先哲们早就认识到了饮食的重要性，如《汉书·郦食其传》曰："民以食为天。"《素问·平人气象论》指出："人以水谷为本，故人绝水谷则死。"我国人民在长期的饮食实践和健康探索中，积累了丰富的知识和宝贵的经验，逐步形成了独具特色的饮食养生。

膳食疗法，包括食饮法和药膳法，是在中医理论指导下，研究食物的性能，利用食物保持健康，延年益寿，或辅助药物防治疾病，预防疾病复发的养生方法。膳食养生的目的在于通过合理而适度地补充营养，以补益精气，并通过饮食调配，纠正脏腑阴阳之偏颇，从而增进机体健康、抗衰延寿。膳食疗法是中医养生学中的重要组成部分。

二、作用机理

(一)滋养保健

膳食养生的滋养保健作用主要体现在 3 个方面。首先，饮食是人体健康的基础，中医学认为构成和维系人体生命活动的基础是精、气、神，合理的膳食能使精气充足，神自健旺。《素问·六节藏象论》说：“五味入口，藏于肠胃，味有所藏，以养五气，气和而生，津液相成，神乃自生。”只有饮食正常，脾胃运化有力，才能化生精微，充养形体气血、脏腑筋脉及四肢百骸，才能“形与神俱”。说明了饮食营养不仅滋养形体百骸，而且在此基础上，使神情自生。

其次，中医学理论体系核心部分的藏象学说，特别强调五脏在人体生理和病理活动中的中心地位。五脏能够发挥正常功能，离不开饮食的滋养。饮食进入人体后，经过脾胃的受纳运化转化为水谷精微，上输于心肺化为气血灌注于五脏六腑、四肢百骸及经脉，而发挥滋润濡养全身的作用。食物的五味不同，对五脏的滋养作用也有所不同。《素问·宣明五气》指出：“五味所入，酸入肝，辛入肺，苦入心，咸入肾，甘入脾。”

再者，气血是维持人体生命和生理活动的基本物质。人体的气有三个来源，一是禀受于父母的先天之精气；二是来自于饮食营养的水谷之精气；三是来自于自然界的清气即空气。它们在人体内构成元气、宗气、营气、卫气等，共同发挥作用，维持人体的生命和生理活动，而元气、宗气、营气、卫气都以水谷精气为其主要的生成来源。因此，饮食营养直接影响到这些维持人体生理活动、维持人体健康的气的生成和盛衰。人体的血主要是由营气和津液所组成，营气和津液都来自摄入的饮食营养经脾胃运化而化生的水谷精微。因此，脾胃又被称为气血生化之源。《灵枢·决气》云：“中焦受气取汁，变化而赤，是谓血。”饮食营养的优劣和脾胃运化功能的强弱，直接影响着血液的化生；饮食营养的长期摄入不足，或脾胃运化功能的长期失调，均可导致血液的生成不足，而形成血虚的病理变化。

（二）抗御邪气，预防疾病

中医学认为邪气是疾病产生的重要条件。许多食物具有抗御邪气的功效，如苦瓜、赤小豆等具有清热解毒的功效；藕节、黑木耳等具有清热凉血的功效；香蕉、蜂蜜等具有通便的功效；西瓜、绿豆等具有清热解暑的功效；生姜、大葱等具有辛温解表的功效；佛手、玫瑰花等具有行气的功效等。

中医学历来重视疾病的预防。《素问·四气调神大论》云：“是故圣人不治已病治未病，不治已乱治未乱，此之谓也。”这句话提出了“治未病”的思想，阐明了“治未病”的重要性。“治未病”包含两个方面，一是未病先防，二是已病防变。它对养生保健、防病治病有着重要的指导作用，数千年来一直有效地指导了中医学的防治实践。现代研究证明，人体若缺乏某些食物成分，就会导致疾病。如缺少蛋白质和碳水化合物就会引起肝功能障碍；缺乏某些维生素就会引起夜盲症、脚气病、口腔炎、坏血病、软骨症等；缺乏某些微量元素，如缺钙会引起佝偻病，缺磷会引起神经衰弱，缺碘会引起甲状腺肿，缺铁质会引起贫血，缺锌会引起身体发育不良等。在现实生活中经常食用的许多物品既是食物又是药物，如甲鱼、燕窝、大枣、虫草、芝麻、莲子、鸡、鸭、鱼、茯苓、山药等。这些物品既是美味食品，又具有补气血、调阴阳的作用。通过食物的全面配合，或有针对性地增加含上述成分的食物，就会预防和治疗这些疾病。合理安排饮食可保证机体的营养，使五脏功能旺盛、气血充实，即所谓“正气存内，邪不可干”。

（三）延衰益寿

饮食养生，是长寿之道的重要环节，利用饮食调养达到抗衰防老、益寿延年的目的，是历代医家十分重视的问题。《养老奉亲书·饮食调治》说：“高年之人真气耗竭，五脏衰弱，全仰饮食以资气血。”

在人体的精微物质精、气、血、精液中，特别强调精在延衰益寿中的作用。精包括禀受于父母的“先天之精”和饮食水谷所化生的“后天之精”。人之精根源于先天而充养于后天，后天之精是维持人体生命活动的营养物质，主要分布到五脏六腑、皮毛筋骨，以发挥其滋养濡润作用，其通过代谢平衡后所剩余的部分，则输注到肾脏，成为肾精的一部分。因此在饮食养生中注重选用具有补精益肾、健脾益胃的食品，有利于健康和长寿。

三、操作技术

（一）全面膳食，合理搭配

食物的种类繁多，所含的营养成分也各不相同，只有做到全面膳食、合理搭配，才能满足生命活动和健康长寿的需求。

全面膳食就是全面摄取人体所必需的各种营养成分。《素问·脏气法时论》中“五谷为养，五果为助，五畜为益，五菜为充”的全面膳食、合理搭配的饮食养生原则，主张人们的饮食要以谷类为主食，肉类为副食，蔬菜水果为辅助。现代研究认为，蛋白质、脂类、糖类、维生素、矿物质、水和纤维这七类是人体所需的主要营养。其中谷类食物含有丰富的糖类、蛋白质、不饱和脂肪酸；肉类含有大量的优质蛋白质和饱和脂肪酸、类脂；蔬菜和水果中含有大量的维生素、矿物质、水和纤维素。《黄帝内经》中的这一养生原则和现代提倡的“平衡膳食宝塔”思想是一致的，必须食用多种食物，才能保证人体的正常需要。

合理搭配就是在全面膳食的基础上注意各类食物所占的比例。首先，饮食的合理搭配应是荤素搭配，以素食为主。《素问·脏气法时论》中所述五谷、五果、五菜都是素食，只有五畜是荤腥。其次，合理搭配应是“谨和五味”。《素问·生气通天论》指出：“谨和五味，骨正筋柔，气血以流，腠理以密。”说明五味调和适宜则五脏有所充养，功能发挥正常，如果五味过偏，则不利于人体的健康，甚至就会出现病态。

再者，应注意饮食冷热、种类适宜。生冷之物不但损伤脾胃，而且容易伤肺。《灵枢·邪气脏腑病形》说：“形寒饮冷则伤肺”。所以《灵枢·师传》说：“食饮者，热无灼灼，寒无沧沧。”

另外，食物种类应该考虑食物多样性和在日常常用食物中选择的原则，不可脱离实际，片面追求所谓高档、精致、昂贵、大补的食物，还要遵守有关法律，不要片面追求野生动物的所谓补益作用而损害动物。

（二）审因施膳，以人为本

审因施膳是饮食养生的原则之一，即因时、因地、因人制宜的合理选择膳食。时有四季的不同，昼夜的交替等；地有地势的高低，气候的寒热，水土的不同等；人有年龄、性别、体质的差异性。在三者中，人是最积极主动的因素，所以又要以人为本。

1. 因人制宜 就是根据个人的年龄、性别、体质等生理特点进行饮食养生。小儿脏腑娇嫩，饮食宜平淡，性味不宜过偏；女子以血为本，饮食应以补阴、补血为主，尽量选择多汁多液之食物；老人因肝肾阴虚、肝阳上亢而致头昏目眩者，宜多食贝类海产品；肠燥便秘者，宜多食含油脂的植物种仁或多纤维素的菜根之类；老人体质虚弱，不宜大剂量强补，而应当少量多次进补。

机体寒热的偏性，也要求与食物的寒热属性相宜，才能有益于身体，如体质属寒的，宜服热性食物；体质属热者，忌辛辣烟酒以及一切热性食物。每类食物均有不同的属性和营养特点，如蔬菜中的葱、韭、大蒜、辣椒等辛辣温热，对脾胃虚寒者，少食有通阳健胃作用，而对阴虚阳亢之体，多食则生痰动火。瓜果类其性多寒，大多能清热解渴，对素体虚寒者和妇女行经时应当注意。

2. 因时制宜 四时气候的变化，对人体的生理功能、病理变化均产生一定的影响。根据不同季节气候的特点，来考虑食饮康复的宜忌，很有必要。

《备急千金要方·食治》云："春七十二日，省酸增甘，以养脾气；夏七十二日，省苦增辛，以养肺气；秋七十二日，省辛增酸，以养肝气；冬七十二日，省咸增苦，以养心气；季月各十八日，省甘增咸，以养肾气。"说明古人饮食非常注重因时制宜。

一年四季有寒热温凉的变迁，所以用食时要考虑当时的气候条件。如在阳气生发的春季，不宜过食油腻、煎炒、动火之物，此时常选食一些鸭梨、荸荠、橘子、甘蔗等果品为辅助，常食绿豆汤、绿豆芽等，取其清淡、甘凉，以免体内积热。夏季暑湿热盛，腠理开泄，勿过食生冷、油腻厚味，饮食宜甘寒少油、利湿清暑，常可选食西瓜、冬瓜、白兰瓜等瓜果，常饮绿豆汤、酸梅、冰糖煎水代茶饮等，取其清热、解暑利湿、养阴益气之功。

3. 因地制宜 我国疆土辽阔，地理环境相差很大，在食饮康复的时候，必须考虑这一因素，不同的地理环境其气候条件及生活习惯不同，人的生理活动和病变特点也有区别。因此，选择饮食必须有针对性，如北方冬季气候多严寒，可选用一些大温大热之品，如羊肉等；南方气候稍温和，则宜选用甘温清补之品，如猪肉、鸡、龟等；大温大热之羊肉则不可多服，多服则助热动血。又如长期水上作业之人或在海边居住者，多湿邪内侵，饮食上要注意佐以健脾利湿；长期高空作业或居于山区者，多燥邪相干，食养时须多用清宜凉润之品，如银耳、冰糖、雪梨、鳖、龟等。

（三）饮食有节，科学进食

1. 饮食有节 是指饮食必须定时，必须适量，要有规律性。《素问·五常政大论》中“谷肉果菜食养尽之，无使过之伤其正也”的记载，说明了按时节量的重要性。要做到饮食养生的规律，应根据自己身体的情况，结合日常生活、工作学习的安排而有相应的饮食制度。一般饮食习惯是一日三餐，即早餐、午餐、晚餐，间隔时间为4～6小时。早餐应安排在6：30～8：30，午餐应在11：30～13：30，晚餐应在18：00～20：00进行为宜。这种时间安排与饮食物在胃肠中消化和吸收的时间比较吻合，这样才能使摄入的热量和各种营养素适应人体的需要和消耗，以促进生长发育，促进健康，提高工作劳动效率。

饮食适量，就是按照一定的进食量。一日三餐中，早餐要保证营养充足，午餐要吃好，晚餐要适量。比较合理的三餐分配是：早餐，应占全日总热量的30%～35%；中餐，应占全日总热量的40%左右；晚餐，应占全日总热量的25%～30%。

《饮膳正要》说：“晚餐不可多食。”因为晚上活动量降低，如摄入过量营养物质，就会过剩，转化成脂肪贮存起来，日久发胖，增加心脏负荷，易患心脑血管疾病。同时，晚餐过饱，会增加胃肠负担，出现腹胀、消化不良等影响睡眠。因此，宜少吃多餐，不宜吃得过饱。

2. 避免偏嗜，均衡饮食 饮食偏嗜会引起机体阴阳的偏盛偏衰，引起疾病。人体的内脏可因饮食五味的太过而受伤，如过于多食酸味的东西，就会肝气太盛，脾气衰竭，出现脾胃胀满，两胁隐痛；过于多食咸味的东西，就会大骨受伤，肌肉萎缩，心情抑郁；过于多食甜味的东西，则会面色泛黑，胸中烦闷不安；过食苦味的东西，会伤脾胃，消化不良，使胃部胀满；过食辛味的东西，则筋脉容易败坏而松弛，精神也会受到损害。因此，避免饮食偏嗜是非常必要的。

3. 宜清淡，忌厚味 《素问·生气通天论》载：“高梁之变，足生大丁。”意思是说过食肥厚甜腻的食物，易引起痈疽毒疡等疾病。因而程钟龄在《医学心悟》中明确提出“莫嗜膏粱，淡食为最”，与我们所提“宜清淡，忌厚味”意义相同。

经常过食酒肉、油腻、煎炸、辛辣之品，能助湿生痰，助热动风，诱发疾病，如心脑血管疾病与血中胆固醇的关系极为密切，当摄入的胆固醇超过人体的需要时，有可能会引起动脉粥样硬化、高血压等疾病。所以，像蛋黄、动物脂肪、脑髓一类的胆固醇含量较高的食物应该谨慎食用，尤其是中、老年人。

清淡的饮食如五谷杂粮、植物性豆类、蔬菜、植物油等复合碳水化合物，长期食用，可以降低血浆中胆固醇和甘油三酯，降低冠心病发病率。正如李杲所言：“宜谷食多而肉食少。”

4. 饮食卫生 饮食不洁可以造成疾病，危害健康。要做到饮食清洁，除了食物清洗、煮沸加工消毒之外，还必须排除食物的腐烂变质、病毒损害等。张仲景在《金匮要略方论·禽兽鱼虫禁忌》中指出："诸肉及鱼，若狗不食，鸟不啄者，不可食……肉中有如米点者，不可食之。"这在当时是一个了不起的发现。

5. 良好的进食习惯 良好的进食习惯是食饮康复的重要环节，应予以足够重视。情绪波动、思虑过度、环境恶劣等，都可影响食欲，影响进食后营养吸收。如吃饭时看书、发怒、忧郁或大声讲话等，既是不良的进食习惯，又是有害于健康的劣性刺激。良好的情绪，安静的环境，都有助于进食与消化。

进食应做到缓、专、乐。进食宜缓，吃饭时应该从容和缓，细嚼慢咽，这样进食既有利于各种消化液的分泌，食物易被消化吸收，又能稳定情绪。进食专心致志，既可品尝食物的味道，又有助于消化吸收。安静愉快的情绪有利于胃的消化，乐观的情绪和高兴的心情都可以使食欲大增。另外，进食的环境要宁静、整洁，进食的气氛要轻松愉快，或放一些轻柔松快的乐曲，以利于增进食欲及加强消化功能。

四、临床应用

食饮法的作用是多方面的，由于饮食具有自身的"性""味""归经""升降沉浮"及"补泻"等特性，决定了其临床运用的多样性。

（一）预防疾病

广义地说，所有食饮康复的措施都是以防治疾病、延年益寿为目的。饮食对人体的滋养作用，本身就是一项重要的保健预防措施，饮食可以调整人体的阴阳平衡，如《素问·阴阳应象大论》所说："形不足者，温之以气，精不足者，补之以味。"根据食物的气、味特点及人体阴阳盛衰的情况，给予适宜的饮食营养或以养精，或以补形，既可补充营养，又可调整阴阳平衡，是保证机体健康，防止发生疾病的重要措施。

除了从整体出发的饮食全面调理和有针对性的加强某些营养食物来预防疾病外，某些食物对某些疾病还有特异作用，直接用于某些疾病的预防。如用葱白、生姜、香菜等预防感冒；用甜菜汁或樱桃汁预防麻疹；用鲜白萝卜、鲜橄榄煎服预防白喉；用大蒜预防癌症，杀菌和抑制病毒，可防治呼吸道感染和肠道传染病；用绿豆汤预防中暑；用荔枝预防口腔炎、鼻炎引起的口臭症状；用红萝卜粥预防头晕；用动物肝脏预防夜盲症；用海带预防甲状腺肿大；用谷皮、麦麸预防脚气病；用水果和蔬菜预防坏血病；生山楂、红茶、燕麦能够降低血脂，可预防动脉硬化等。

（二）滋养保健

中医学认为，各种食品和药物一样，都有相应的归脏归经，从而发挥滋养脏腑、经脉、气血乃至四肢、骨骼、皮毛等作用。饮食进入人体，脾胃运化，输布全身，滋养人体，固护正气，从而维护正常的生命活动和抗御邪气。正所谓"安身之本必资于饮食，不知食宜者，不足以存生”。

1. 平补滋养法 应用不热不寒、性质平和的食物，如粳米、玉米、扁豆、白菜、鹌鹑、鸡蛋、猪肉、牛奶等。或应用既能补气又能补阴，或既能补阴又能补阳的食物，如山药、蜂蜜既补脾肺之气，又滋脾肺之阴；枸杞子既滋肾阴，又补肾阳等。

(1)适应证 适用于普通人保健。

(2)禁忌证 无特殊禁忌证。

(3)注意事项 饮食适当，余无特殊。

2. 清补滋养法 应用有补益作用但不滋腻碍脾，性质平和或偏寒凉的食物，如萝卜、冬瓜、西瓜、小米、苹果、梨、黄花菜等。有时也以泻实性食物祛除实证，清胃热，通利二便，加强消化吸收，推陈而致新，以泻中求补。

(1)适应证 适用于普通人养生保健，或体形较胖，身体超重者。

(2)禁忌证 体虚，手术后恢复期患者禁用。

(3)注意事项 对久病体虚，或手术后患者，偏寒凉或泻实的食物使用要谨慎。

3. 温补滋养法 应用温热性食物如核桃仁、大枣、猪肝、羊肉、狗肉、鸡肉、鲍鱼、鳝鱼、海虾等进行补益的方法。

(1)适应证 适用于阳虚或气虚而见肢冷、乏力、疲倦、小便清长而频或水肿等患者，也常作为普通人的冬令进补食物。

(2)禁忌证 素体阳盛之人或阴虚阳亢患者禁用。

(3)注意事项 春夏季节慎用，须在明确辨证指导下应用。

4. 峻补滋养法 应用补益作用较强，显效较快的食物如鹿肉、鹿胎、鹿尾、鹿肾、甲鱼、熊掌、鳟鱼、黄花鱼、巴鱼等来达到急骤补益的目的。

(1)适应证 适用于体虚或久病不愈或重病后。

(2)禁忌证 虚实夹杂者或有实证、外感者禁用。

(3)注意事项 此法的运用应注意体质、季节、病情等条件。

(三)延缓衰老

饮食养生是长寿之道的重要环节，利用饮食调养达到抗衰防老、益寿延年的目的，是历代医家十分重视的问题。

中医在应用饮食调理进行抗衰防老方面，除因时、因地、因人、因病之不同，做到辨证用膳，虚则补之，实则泻之，还常注意对肺、脾、肾三脏的调理。因为这三脏在生命过程中，特别是在机体与自然界的物质交换、新陈代谢过程中，起着极为重要的作用。肺“司呼吸”“天气通于肺”，脾为“水谷之海”“气血生化之源”，肾为机体的“先天之本”，因为“肾藏精”“受五脏六腑之精而藏之”。

临床实际表明，肺、脾、肾三脏脏气亏损，功能衰退，常导致若干老年性疾患，如肺虚或肺肾两虚可导致咳喘；脾虚可导致倦怠、消化不良、营养障碍；脾肺两虚可导致痰饮喘咳；肾虚可导致腰酸腿疼、小便失常、水肿、低热、消瘦，以及健忘、牙齿松动、须发早白或脱落等未老先衰的征象。

从中医抗衰防老所确立的治则治法来看，多从补益肺、脾、肾方面入手，历代食饮康复食谱也以调补肺、脾、肾三方面为主。应用如黄豆、核桃、大枣、栗子、龙眼、荔枝、莲子、山药、藕、桑椹、百合、白果、杏仁、荸荠、梨、罗汉果、橄榄、黑芝麻、枸杞子、生姜、萝卜、芋头、冬瓜、大蒜、西瓜、苹果、荷叶、蜂蜜、橘皮、蘑菇、银耳、木耳、香椿、茼蒿、木瓜、韭菜子、南瓜、海参、牛乳、鹌鹑蛋、猪肉、牛肉、鹿肉、鹿脐、鹿鞭、鸡肉、鸭肉、鲤鱼、鲫鱼、鳝鱼、蛤肉、牡蛎肉等进行补益。

（四）治疗疾病

中医历代医家都主张“药疗”不如“食疗”，在治疗过程中先以食疗，后以药疗，只有食疗不能取效时，才以药疗。古时人们称能用食物治病的医生为“上工”，如《太平圣惠方》中有“夫食能排邪而安脏腑，清神爽志以资气血，若能用食平疴，适情遣疾者，可谓上工矣”。

1. 调理阴阳 人体的生理功能只有在阴阳和谐协调的情况下，才能得以维持，从而处于健康状态，免受病邪的侵袭，生活中饮食得当则可起到维持阴阳调和的作用。

同时，对阴阳失调所导致的疾病状态，利用饮食的性味也可进行调节。如阳虚的人用温补，选牛肉、羊肉、狗肉、干姜等甘温、辛热类食品补助阳气；而阴虚的人当用清补，选百合、淡菜、甲鱼、海参、银耳等甘凉、咸寒类食品养阴生津。

2. 补益脏腑 人体各种组织、器官和整体的功能低下、正气不足，是导致疾病的重要原因。从中医辨证的角度可以分为五脏不足，如可分为肝虚、心虚、脾虚、肺虚、肾虚；以及气血阴阳不足，如气虚、血虚、阴虚、阳虚等。主要表现如心悸气短、全身乏力、食欲不振、食入不化、咳嗽虚喘、腰膝酸软等。

体质虚弱或慢性虚证患者可用血肉有情之品来滋补，如鸡汤可用于虚劳，当归羊肉汤可用于产后血虚，牛乳饮用于病愈后调理，胎盘粉用于补肾强身，猪骨髓用于补脑益智，动物脏器用于滋补相应的脏腑等。

米面果菜等也有改善人体功能、补益脏腑气血的作用，如粳米可补脾、益胃、清肺；荔枝甘温能益血、益人颜色，身体虚弱、病后津伤可用以滋养调摄；花生能健脾和胃、滋养调气，营养不良、乳汁缺乏皆可用补虚益气之品；黑芝麻有补血、生津、润肠、乌发的作用，可用于肺脾两虚、津亏阴虚体弱之人等。

3. 泻实祛邪 外部致病因素侵袭人体，或内部功能紊乱，病理产物积聚，皆可使人发生疾病。如果病邪较盛即“邪气实”，其证候多表现为实证或虚实错杂之证。此时既要针对病情进行全面的调理，又要直接祛除病因，即所谓“祛邪安脏”。如用大蒜治痢疾，山楂消食积，鲤鱼治肺痨，薏苡仁祛湿，藕汁治咯血，赤小豆治水肿，猪胰治消渴，蜂蜜润燥等，有些食物还有多方面的治疗作用。《本草纲目》记载：“鸡子黄补阴血，解热毒、治下痢甚验。”鸡蛋除营养作用外，还有调节脏腑功能、清解热毒等作用。

附：历代本草文献所载具有治疗作用的食物

1. 补气类食物，可用于气虚病证，如粳米、糯米、小米、黄米、大麦、山药、大枣、胡萝卜、香菇、豆腐、鸡肉、鹅肉、鹌鹑、牛肉、兔肉、狗肉、青鱼、鲫鱼等。

2. 补血类食物，可用于血虚证，如桑椹、荔枝、松子、黑木耳、菠菜、胡萝卜、猪肉、羊肉、羊肝、甲鱼、海参、平鱼等。

3. 助阳类食物，可用于阳虚病证，如枸杞菜、枸杞子、核桃仁、韭菜、丁香、刀豆、羊肉、狗肉、鹿肉、鸽蛋、雀肉、鳝鱼、海虾、淡菜等。

4. 滋阴类食物，用于阴虚病证，如银耳、黑木耳、大白菜、梨、葡萄、桑椹、牛奶、鸡蛋黄、甲鱼、乌贼鱼、猪皮等。

5. 行气类食物，用于气滞病证，如香橼、橙子、柑皮、佛手、荞麦、高粱、刀豆、菠菜、白萝卜、韭菜、茴香、大蒜、火腿等。

6. 活血类食物，用于血瘀病证，如桃仁、油菜、山慈菇、茄子、山楂、酒、醋、蚯蚓、蝎肉等。

7. 止血类食物，用于出血病证，如黄花菜、栗子、茄子、黑木耳、乌梅、香蕉、莴苣、枇杷、藕节、槐花、猪肠等。

8. 驱虫类食物，用于虫积病证，如榧子、大蒜、南瓜子、椰子肉、石榴、醋、乌梅等。

9. 消导类食物，用于食积病证，如萝卜、山楂、茶叶、神曲、麦芽、鸡内金、薄荷叶等。

10. 温里类食物，用于里寒病证，如辣椒、胡椒、花椒、八角茴香、小茴香、丁香、干姜、蒜、葱、韭菜、刀豆、桂花、羊肉、鸡肉等。

11. 收涩类食物，用于滑脱不固病证，如石榴、乌梅、芡实、高粱、鲶鱼等。

12. 平肝类食物，用于肝阳上亢病证，如芹菜、番茄、绿茶等。

13. 通便类食物，用于便秘病证，如菠菜、竹笋、番茄、香蕉、蜂蜜等。

14. 安神类食物，用于神经衰弱及失眠病证，如莲子、百合、龙眼肉、酸枣仁、小麦、粳米、蘑菇、猪心、石首鱼等。

15. 健脾和胃类食物，用于脾胃不和病证，如南瓜、包心菜、芋头、猪肚、牛奶、芒果、栗子、大枣、粳米、糯米、扁豆、玉米、无花果、胡萝卜、山药、白鸭肉、醋等。

16. 健脾化湿类食物，用于湿阻脾胃病证，如薏苡仁、蚕豆、香椿、大头菜等。

17. 祛风湿类食物，用于风湿病，如樱桃、木瓜、五加皮、薏苡仁、鹌鹑、黄鳝、鸡血等。

18. 利尿类食物，用于小便不利、水肿病证，如玉米、赤小豆、黑豆、西瓜、冬瓜、葫芦、白菜、白鸭肉、鲤鱼、鲫鱼等。

19. 散风寒类食物，用于风寒感冒病证，如菜叶、豆豉、杨桃等。

20. 清热泻火类食物，用于内火病证，如茭白、蕨菜、苦菜、苦瓜、松花蛋、百合、西瓜等。

21. 清热生津类食物，用于燥热伤津病证，如甘蔗、番茄、柑橘、柠檬、苹果、甜瓜、甜橙等。

22. 清热燥湿类食物，用于湿热病证，如香椿、荞麦等。

23. 清热凉血类食物，用于血热病证，如藕、茄子、黑木耳、菠菜、向日葵子、食盐、芹菜、丝瓜等。

24. 清热解毒类食物，用于热毒病证，如绿豆、赤小豆、豌豆、苦瓜、马齿苋、南瓜等。

25. 清热利咽类食物，用于内热咽喉肿痛病证，如橄榄、罗汉果、荸荠、鸡蛋白等。

26. 清热解暑类食物，用于暑热病证，如西瓜、绿豆、赤小豆、绿茶、椰汁等。

27. 消化热痰类食物，用于热痰病证，如白萝卜、冬瓜子、荸荠、紫菜、海蜇、海藻、鹿角菜等。

28. 温化寒痰类食物，用于寒痰病证，如洋葱、杏子、芥子、生姜、佛手、香橼、桂花、橘皮等。

29. 止咳平喘类食物，用于咳嗽喘息病证，如百合、梨、枇杷、花生、杏仁、白果、乌梅、小白菜等。

项目二　情志、娱乐疗法

一、情志疗法

（一）概述

情志疗法是指通过医务人员的语言、表情、姿势、态度、行为及气质等影响和改善患者的情绪，解除其顾虑和烦恼，增强其战胜疾病的意志和信心，使患者能在最佳心理状态下接受治疗和护理，达到早期康复的目的。中医养生既重视养形，更强调养神。正如《素问·上古天真论》所言：“恬惔虚无，真气从之，精神内守，病安从来。”

情志活动的变化对疾病的影响极为重要，当外界各种精神刺激强度过大或持续时间过长时，会出现异常情志变化，表现为病态情绪，引发或加重疾病。例如，伤残患者在病残初期，不能正视伤病残的现实，或担忧疾病的预后，表现为紧张、忧虑、抑郁、消沉、悲观等情绪反应，不配合甚至拒绝治疗，导致病情延误或加重。

既病之后，情志活动还始终影响着疾病的发展与转归，不同的疾病可引起不同的情志改变；而不同的情志变化，又可产生不同的疾病。康复对象由于本身伤残和疾病的影响，面临着比健康人更为严重的学习、生活、工作、社交等各个方面的困难，经常受到误解，容易产生恐惧、愤怒、甚至厌世等情绪变化，使疾病反复或变生他证。

对于疾病过程中产生的不良情绪，以及情志疾病，除临床常规治疗外，必须配合情志疗法，这就要求医务人员必须时刻注意患者的情志变化，及时纠正和消除患者的病理情绪，帮助患者建立积极的人生态度、合理的情绪反应，为战胜疾病、创建未来的新生活树立信心与决心，使其能尽快地重返社会，更好地适应社会。

目前临床常用的情志疗法有情志相胜法、以情治情法和情志导引法。

（二）作用机理

1. 情志致病，损伤五脏 如《医学正传》所言："喜、怒、忧、思、悲、恐、惊，谓之七情，七情通于五脏。喜通心，怒通肝，悲通肺，忧思通脾，恐通肾，惊通心肝，故七情太过则伤五脏。"指出情志失调可以使脏腑气机逆乱、气血失调，导致种种疾病的发生。又因为心为五脏六腑之大主，精神之所舍，故各种情志刺激都与心脏有关，心神受损又可涉及他脏。另外，不同的情志变化，对内脏又有着不同的影响，如《素问·阴阳应象大论》中说"喜伤心，忧伤肺，怒伤肝，思伤脾，恐伤肾"。但一般来说，情志伤脏常以心、肝、脾三脏的症状多见。

2. 情志变动，影响气机 如《素问·举痛论》云："百病生于气也。怒则气上，喜则气缓，悲则气消，恐则气下，惊则气乱，思则气结。"指出情志失调可以导致五脏气机失调。而不同的情志变化，对人体气机活动的影响各不相同，表现的症状亦各异。

3. 内脏病变可引起情志变化 如《素问·阴阳应象大论》言："人有五脏化五气，以生喜怒悲忧恐。"强调情志活动必须以五脏精气为物质基础，一旦脏腑发生病变，势必引起情志变化。《灵枢·本神》中说："肝气虚则恐，实则怒……心气虚则悲，实则笑不休。"所以，患病后不论病情缓急都可导致精神情志的变化。

（三）治疗技术

1. 情志相胜法 情志相胜法是在"五行学说"的指导下，根据五行生克制化的理论，利用一种或多种情绪去调节、控制、克服另外一种或多种不良情绪的心理疗法，又称为以情胜情法、五志相胜法。

根据五行生克制化规律，五志之间存在着悲胜怒、怒胜思、思胜恐、恐胜喜、喜胜悲的相克关系。张子和在《儒门事亲·九气感疾更相为治衍》中对情志相胜疗法的应用进行了系统的总结："悲可以治怒，以怆恻苦楚之言感之；喜可以治悲，以谑浪亵狎之言娱之；恐可以治喜，以恐惧死亡之言怖之；怒可以治思，以侮辱欺罔之言触之；思可以治恐，以虑彼忘此之言夺之。"

（1）悲胜怒疗法　是根据"悲则气消"的特点，采用各种方法，如用怆恻苦楚的言语与行为，促使患者产生悲哀感，来制约以怒为主的不良刺激，抑制亢奋的情志表现，平和逆乱的气机，消除急躁易怒的情绪，而达到身心康复目的的一种疗法。金克木，故悲痛、忧愁情绪可以控制、克服愤怒情绪。

（2）怒胜思疗法　是指采用各种方法，如侮辱欺罔的言语与举止触怒患者，利用发怒时肝气升发的作用，制约以思虑为主的不良刺激，解除体内气机的郁滞，消除过度思虑的一种疗法。木克土，故可以利用愤怒时肝气升发、气机亢奋、营血通利等生理效应，来消除体内因过思而致的气机郁结。

（3）思胜恐疗法　是用理智的言语开导说服患者，以收敛涣散的神气，使患者主动地排解不良情绪，以达到康复目的的一种疗法。土克水，思为脾土之志，通过思生理智，采用说理开导等方法，使患者在理念支配下主动排解惊恐等不良情志，理智分析产生恐惧的原因，逐渐克服恐惧情绪。"思则气结"，故思又可收敛因恐惧而涣散的神气，调整生理状态。

（4）恐胜喜疗法　是指采用各种方法，如用恐惧惊悚的言语、动作恐吓患者，使其惊恐，来制约以喜为主的不良情绪刺激，收敛心神的治疗方法。水克火，故可以利用恐惧情绪来克制过度喜悦。

（5）喜胜悲疗法　是指采用各种方法，如幽默、诙谐的言语或行为，愉悦患者，来制约以悲忧为主的不良刺激，使患者忘记悲忧，消除其苦闷情绪的治疗方法。火克金，故愉快喜悦的情绪可以驱散忧愁苦闷的情绪。

2. 以情制情法　以情制情法是以"阴阳学说"为理论依据，根据阴阳对立制约、消长平衡的观点，用最能触动患者的事物、言行等，有意识地激起患者的某种情志变化，以制约另一种相关情志刺激，控制患者的病态情绪，以及由不良情志刺激引起的疾病，促进身心康复的一种情志疗法。

依照"实则泻之""虚则补之"的治疗原则，正确运用情志之偏，补偏救弊，可以纠正阴阳气血之偏，恢复机体的平衡协调功能，使阴平阳秘、气血通畅，从而达到康复、治疗疾病的目的。

（1）激怒疗法　愤怒有忘思、解忧、消郁、抑喜的作用。愤怒虽然是一种不良的情绪反应，但因其属于阳性的情绪变动，对于阴性的情绪变化及其所致的疾病，有抑制、治疗作用。

①语言法：通过精心设计，将治疗方法和目的事先告诉患者家属并征得同意后，以口

头或书信的方式，使用有污蔑、侮辱、欺骗含义的语言触怒患者，使患者大发脾气。要求必须选择最容易触犯患者的关键问题，在恰当的时间和场合触怒患者；使用的语言内容要求只有暂时的作用，不要有“回味”作用，以免患者因怒“回味”后，引起新的不快。一般来说，应用书信的形式触怒患者，程度较重，多用于不便开口的情况。

②行为法：是有意以某种行为触怒患者的一种情志疗法。将实施的方法和目的，事先告诉患者家属，征得同意后，在有除医生和患者外的第三者（如护士和患者家属）在场的情况下进行，所采取的行为不要给患者的自尊心带来伤害，尤其是女患者。

(2)喜乐疗法　喜为积极的阳性情绪反应，因而既可以用来治疗不良情绪活动所致的疾病，也可以用来治疗阴性情绪反应及其所致的疾病。保持乐观愉快的情绪能使人体气血调和，脏腑功能正常。对于患者来说，不管其病情如何，乐观的情绪均可以促使病情好转。

①语言法：是指通过语言的交流，使患者喜悦，甚至发笑的一种方法。使用妙趣横生的语言，如讲故事、听相声、说笑话、看喜剧等，结合滑稽可笑的表情、动作，引起患者心中喜乐，甚至哈哈大笑，从而达到康复治疗的目的。若能结合患者的文化程度、专业知识进行交流，则效果更佳。

②行为法：是用一种行动引起患者心中喜悦或发笑的方法。可以由医生亲自执行，也可以由他人代替执行，要求构思巧妙，不厌其烦，具备一心为患者服务的精神。

③奖励法：是指采用适当的奖励或表扬的方式，让患者获得某种荣誉，引发其喜悦之情的一种情志疗法。奖励要适度，过高则失真，过低则达不到目的。视患者不良情绪的程度和敏感程度，精心选择奖励的场合，有时需在大庭广众之中并报以雷鸣般的掌声，有时只需张贴一张表扬信。奖励的内容涉及患者的各个方面，甚至患者的合作态度等。

(3)悲哀疗法　悲哀虽属于阴性消极情绪，但在一定条件下，可以平息激动、控制喜悦，使人忘却思虑，表现积极的治疗作用。肺金之志为悲，肝木之志为怒，悲则气消，怒则气上，金能克木，悲可胜怒，喜与怒同属阳性亢奋情绪，与忧悲相对立，故悲哀疗法亦可治疗狂喜之证。

①顺势法：是指患者本已悲哀哭泣，治疗者顺势利导，鼓励其痛哭一场，以宣散内郁之结气，促使身心康复的一种情志疗法。

②逆情法：是指采取与患者心情相反的做法，引起患者的悲哀之情，以控制另一种病态情绪的情志疗法。引起悲哀的程度，要因人而异。性格开朗的人，除非有重大的违逆心情的事，否则不会产生悲哀之情；气度狭小的人，小事情也可导致哭泣不止。引起悲哀的内容，应选择患者最喜爱的事或物。

(4)惊恐疗法　即以惊恐手段控制患者的病态情绪，制止其不良情绪进一步发展的一种疗法。肾水之志为恐，心火之志为喜，水能克火，恐可制喜。惊则气乱、气散，故利用惊恐疗法，可以解除因忧思而导致的气机郁结、闭塞，治疗某些忧虑症。

①声响法：是指用突然的巨大声响，使患者惊恐，而达到康复目的的疗法。使用时必须出其不意，而且要选择患者平日很少听到，或听之即产生惊恐的声响，才能达到预期的效果。

②暗示法：是指治疗者用语言或行为，让患者自己体会到可怕之处，而产生恐惧之情的一种情志疗法。恐惧程度需因人而异，比较敏感的患者很快就会感到惊恐；而有些患者需要慢慢推敲、分析之后才产生惊恐，或者越来越惊恐。

(5)思虑疗法　是利用“思则气结”的作用，收敛由于惊恐、狂喜而涣散之神气，并通过“思”产生理智情绪，使患者主动排除某些不良情绪的一种疗法。脾土之志为思，肾水之志为恐，思则气结，恐则气下，土能克水，思能胜恐，故凡由惊恐、狂喜而致的气散之证，均可以思虑疗法治之。

3. 情志导引法　情志导引法是指尽量满足患者的合理要求，以诚相待，引导患者排泄心中的疑虑、悲郁、愤怒等不良情绪，以达到使患者心情舒畅、身心康复目的的疗法。

(1)疏导法　通过正面说理，对患者阻塞的病理心理状态进行疏通引导，使之畅通无阻，从而达到治疗和预防疾病的目的，促进身心健康的一种情志疗法。疏导法通过直接与患者交谈的方式，使患者了解自身疾病的发生、发展规律及其康复治疗情况，消除患者心中的疑虑，引导患者正确认识疾病，解除不良情绪反应，使患者心境坦然，精神愉快，心情舒畅，气机条达，气血调和，脏腑气血功能旺盛，利于疾病的治疗与疗效的巩固。疏导法包括解释、鼓励、安慰、保证等内容。

疏导法对语言的使用尤其重视。《灵枢·师传》对此做了精辟的总结，即“告之以其败，语之以其善，导之以其所便，开之以其所苦”。

①告之以其败，即给患者指出疾病的危害，使患者重视疾病，认真对待，若不及时治疗，就会贻误病情。

②语之以其善，指要求患者与医生很好地配合，告诉患者疾病的可愈性，只要遵照医嘱进行治疗，疾病是可以向好的方向发展的。

③导之以其所便，指告知患者进行治疗和调护的具体措施，教会患者自我调养的方法。

④开之以其所苦，指解除患者不必要的顾虑，给其一定承诺、保证，减轻患者心理上的压力。

(2)疏泄法　是指通过倾诉、哭泣、喊叫等行为或方式，让患者发泄积郁在心中的压抑、忧闷等情绪，以减轻或消除不良情绪反应，使患者情感释怀、身心舒畅的一种情志疗法。在使用疏泄疗法时，要对患者采取同情、关怀与耐心的态度，尽量让患者畅所欲言而无所顾虑，须做到以下几点：

①选择安静的场所，同时向患者保证一定会保守秘密。

②不可因患者讲述内容啰嗦和重复，而厌烦患者；应积极鼓励甚至引导患者将郁闷的情绪诉说或发泄出来，以化郁为畅，疏泄情志；允许甚至引导患者哭诉倾泄苦衷，借此使其悲郁之情得以发泄和舒展，使气机调畅。

③提倡积极健康的疏泄方式，如写信、打球等；尽量少用或不用消极或过激的疏泄方法，如打人毁物、自残等。

④当患者的情绪疏泄达到一定程度，能理智地认识问题、分析问题时，应给予患者温和、正确的指导，帮助其纠正不良情绪。

⑤疏泄要适度，有宣有收，不可一味地做下去，否则会适得其反。

⑥鼓励患者扩展心胸，开阔眼界，以提高对不良刺激的耐受性。

(3)移情法　又称移情易性法，是指通过语言、行为等，引导患者把注意力从疾病或不良情绪中转移到其他方面的一种情志疗法。患者的注意力往往集中在疾病上，整天胡思乱想，陷入痛苦、忧伤、烦恼之中不能自拔。应根据患者的兴趣，选择正当健康的移情方法与转移途径，如运动、娱乐、聊天、读书等。引导患者转移消极情绪，调节情志，克服紧张、烦闷之感，进而忘却病痛，恢复或保持愉悦欢欣的积极情绪，达到心理平衡。切忌以不良习惯或嗜好作为移情的途径，如吸烟、酗酒等。

(四)临床应用

1. 情志相胜法

(1)适应证　适用于“所胜”之志所致的病态情绪或脏腑病变。

①悲胜怒疗法，适用于过度恼怒产生的情志及躯体障碍，如肝火旺盛、肝阳上亢所致的癫狂、呕血、气厥等。

②怒胜思疗法，适用于长期思虑不解或思虑过度而产生的情志及躯体障碍，应用喜乐疗法治疗无效的病证，如气结成疾或情绪异常低沉。

③思胜恐疗法，适用于恐惧过度产生的情志及躯体障碍，如二便失禁、遗精等。

④恐胜喜疗法，适用于喜悦过度产生的情志及躯体障碍，如精神亢奋、狂躁等。

⑤喜胜悲疗法，适用于忧悲过度产生的情绪抑郁、低沉等情志及躯体障碍。

(2)禁忌证

①情绪低沉者慎用悲胜怒疗法。

②肝阳上亢、肝火易升者，心经实火者禁用怒胜思疗法。

③素性自卑、多疑、嫉妒者慎用思胜恐疗法；肝气郁结者禁用思胜恐疗法。

④心神涣散、心神不宁者禁用恐胜喜疗法，如心悸、失眠等；表现为神情低落者慎用恐胜喜疗法，以免出现过激行为，如自杀。

⑤表现为亢奋、狂躁的病证禁用喜胜悲疗法，如狂证、笑不休等；中气下陷者禁用喜

胜悲疗法，如疝气、脱肛、阴挺、出血证等。

(3)注意事项

①知情同意：治疗前，必须向患者或患者家属讲明具体的实施方案、预期达到的效果及可能出现的异常现象，在取得患者或家属的理解并征得同意后，才能实施治疗计划。

②辨病审因：辨清疾病发生的原因和主要表现，判断为哪一类情志状况，制订合理的治疗方案。如因思念亲人而情绪低落，因喜从天降而大喜过甚，因挫折而悲伤不已，因惊吓而惴惴不安，因争吵而怒不可遏等。

③中病即止：情志变化一旦超过了人的心理承受范围，就成为常见的致病因素。因此，用一种情绪去克制另一种情绪，必须适度，不能太过，以防过犹不及而加重病情或诱发其他疾病。

④因人而异：治疗方法和刺激强度的确定须因人而异。每个人都有不同的心理承受能力，应综合考虑患者的性格特点、平时表现、生活与文化背景等，采取适用于患者本人的治疗方法和刺激强度，使“治病而不致病”。

⑤合理调整：可以单独使用一种治疗方法，也可以引入第三种情绪予以调整。其规律是：悲胜怒，以恐调之；恐胜喜，以怒调之；喜胜悲，以思调之；思胜恐，以忧调之；怒胜思，以喜调之。

⑥综合治疗：针对病因，根据患者的兴趣，配合其他的康复疗法，如娱乐疗法、气功疗法、药物疗法等。

2. 以情治情法

(1)适应证　适用于各种情志异常病证，以及由情志所伤而引起的病证。

①激怒疗法，适用于忧愁不解而意志消沉、惊恐太过而胆虚气怯的阴性情绪变化及其所致的疾病。

②喜乐疗法，适用于因恼怒、思虑、悲哀等不良情绪活动所致的病变，以及与喜乐相对立的、表现为阴性情绪状态的疾病。

③悲哀疗法，可用来消散内郁，适用于气机郁滞所致的病证；悲为阴性情志活动，可抑制亢奋的情绪，适用于阳性情绪亢盛所致的病证，如暴怒、躁狂、狂喜等。

④惊恐疗法，适用于心火亢盛或气机郁滞所致的病证，如狂喜、忧虑等。

⑤思虑疗法，适用于神气涣散所致的惊恐、狂喜等。

(2)禁忌证

①素体阳盛、性情急躁、妄自尊大者慎用激怒疗法；肝阳上亢、肝火易升者禁用激怒疗法，如头痛、眩晕等；心经火盛，易引动肝火，故心经实火者禁用激怒疗法，如心悸。

②神志逆乱、精神失常者禁用喜乐疗法，如狂证；心气涣散、神情恍惚、沉默痴呆者禁用喜乐疗法，如癫证。

③素体自卑消沉、孤僻厌世者禁用悲哀疗法；心神不宁、肺气抑郁、情绪低落者禁用悲哀疗法。

④素体胆小怯弱、迷信者慎用惊恐疗法；心虚胆怯，神不守舍者禁用惊恐疗法，如胸痹、不寐等；肾气不固，如小儿、年老体虚者禁用惊恐疗法；中气下陷者禁用惊恐疗法，如疝气、脱肛等。

⑤素性心胸狭小、多疑善妒者慎用思虑疗法；心脾两虚者禁用思虑疗法，如不寐；气机郁滞者禁用思虑疗法，如郁证、癫证等。

(3)注意事项

①态度诚恳、热情，表情严肃、认真，措辞权威、严谨，富有高度的同情心，以赢得患者的信任和寄托，便于了解疾病的真实情况。

②掌握病因、病情，选择最能触动患者的事例或行为，制订治疗方案。

③因人施治，掌握患者的气质、性格特征，以及对情志刺激的敏感程度，选择适当的刺激强度与方法，避免刺激太过或不及；全面掌握患者的文化程度、专业知识、经济条件、社会关系、理想追求、习惯好恶等综合情况，选择患者最能理解、接受的语言、事例与方式，有的放矢地进行治疗。

④根据患者的具体情况，选择治疗时间与场合。掌握影响患者情绪波动的时间限度，适可而止，并在适当的时候澄清误会。特别是惊恐疗法与激怒疗法，更不可久用，用后须做好善后处理，让患者明白治疗的道理与目的，彻底消除因治疗引起的后顾之忧。

⑤不管采取何种治疗方法，都须事先告知患者家属，征得家属同意，方可施治；有时还须取得家属的配合，才能奏效。

⑥病情缓解后，应以恬愉为务收功，帮助患者建立积极乐观的生活态度，以巩固疗效，尤其是抑郁型患者更应如此。

⑦治疗适可而止，不可太过。特别是表现为消极作用的不良情志活动，在治疗时，只能当作权宜之计，中病即止，切不可作为主要或唯一的治疗方法，长期反复使用。如使用激怒疗法时，须根据“以怒胜之，以喜解之”的善后原则，在怒疗之后，以喜善其终。

⑧应用喜乐疗法治疗疾病时，若为达到治疗目的，善意欺骗患者，则须立即或同时对患者进行劝慰、开导。因为善意欺骗只有暂时的效果，一旦患者知晓真情，会导致病情反复。

⑨积极配合其他疗法，如药物疗法、娱乐疗法等，以防旧病复发。

3. 情志导引法

(1)适应证

①疏导法，适用于躯体疾病的急性期、危险期；丧失信心或劳动能力的慢性疾病，如急性心梗、冠心病、支气管哮喘、类风湿关节炎等；神经症性障碍，如抑郁神经症、焦虑

神经症、疑病症、惊恐症、强迫症等。

②疏泄法，适用于性格内向、抑郁、孤僻者；神经症、心因性精神障碍、情绪反应性精神疾病等；因社会适应困难而表现为心境不悦、自责自卑、悲观失望、不寐等情志、行为异常与躯体疾患。

③移情法，适用于患有躯体疾病而无求治欲望或治愈信心者、将疾病看得过分严重者；残疾人；遭受突然刺激而表现为急性心理障碍者；精神、神经疾病及患者，如神经衰弱、焦虑症、强迫症等；某些行为障碍性疾病，如性障碍、烟瘾、遗尿等。

(2)禁忌证　各种精神疾病的急性期、发作期；讳疾忌医，拒绝治疗者。

(3)注意事项

①选择安静舒适、通风良好的治疗场所，以避免噪声、人群流动等影响患者的情绪，使治疗效果降低。

②审证求因，辨证论治，全面收集资料、掌握病情，密切观察患者情志的变化，判断疾病的发展阶段及该阶段的主要病机，辨证论治。

③态度诚恳、认真，言行举止庄重、严肃，富有同情心，以便使患者放心、安慰，并得到鼓舞。若流露出半点不耐烦、不严肃、应付、厌恶，甚至歧视的神态、情绪，轻则治疗无效，重则适得其反，加重病情。

④语言准确、鲜明、生动、灵活、亲切，用充分的事实、道理，分析疾病产生的根源和形成过程，以及疾病的本质与特点，教给患者战胜疾病的方法。切忌采用说教式的“大道理”或严厉批评的方式，最好用设身处地的对比方法，让对方自己理解其思想与情绪反应的不恰当之处。

⑤全面考虑患者的个人及疾病情况，综合分析，选择适宜、健康的导引方式与方法。

二、娱乐疗法

(一)概述

娱乐疗法是一种传统的康复治疗手段，包括音乐歌舞、戏曲弹唱、琴棋书画、文娱活动、雕塑美术、仪仗田钓等多种形式，对患者进行身心兼治，达到养生康复的目的。

传统娱乐疗法的方式大体两种，一种是通过辨证选择的无需患者参与的娱乐活动，如听音乐、看戏曲、赏艺术等形式，以心识而娱耳目、乐心意的心身康复方法。另一种是患者亲自参与某些娱乐内容，如弹拉说唱、仪仗田钓、文娱活动、绘画雕刻等形式，以神形兼养的心身康复方法。

娱乐疗法是一种具有重要意义的特殊康复疗法。通过娱乐疗法实践可以让患者疏泄情志，提高对现实生活的认识水平和能力；训练患者集中注意力，提高思维灵敏性和意向的持久性，可以增强患者人际交往的能力；有助于建立良好的医患关系，达到辅助临床治疗的目的。适用于各年龄阶段的人，从不善语言表达的幼儿到暮年孤寂的老人，娱乐疗法具有相当广泛的实用性。

（二）作用机理

1. 音乐疗法　传统医学理论认为，音乐可以通心神，与人气相接，可以动荡血脉，流通精神，使人喜，使人悲，以调畅情志。音乐旋律的阴阳升降可以协调人体阴阳升降的平衡，所以音乐可以产生康复治疗作用。如《医方类聚》说："脾好音乐，丝竹才闻，脾即磨矣。"说明音乐有助于消化功能。

现代医学研究表明，音乐可以调节呼吸、循环、内分泌等系统的生理功能，使呼吸道阻力降低、血压下降等；对精神神经系统也有良好的作用，可以改善注意力，增强记忆力，活跃思想，启发和丰富想象力及创造力；可以改善情绪及人的个性特点和行为方式，增强自信心，并具有良好的镇静、镇痛作用。

2. 舞蹈疗法　舞蹈疗法是一种运用动作和有节奏的表情动作来帮助个人建立整体意识和正常行为操作功能，它们包括：情感、心理、行为、社会人际及精神方面的功能。

传统医学理论认为，舞蹈疗法可以舒筋活血，调养血脉，练形调神。《吕氏春秋·古乐》记载："筋骨瑟缩不达，故作舞以宣导之。"通过运动与舞姿相结合的康复舞蹈，锻炼肢体屈伸功能，使气血流通而充盈，心神得以濡养，达到养神娱志的作用。

现代医学认为，舞蹈时人的腰肢扭动和腹部肌肉的活动都是对胃肠有规律的按摩过程，有利于消化和增强体力。舞蹈能唤起人心中的美感。长期坚持跳舞，能增进大脑的灵敏性。舞蹈以其特有的运动方式，活跃人身的四肢百骸、五脏六腑，从而达到强身健体和治疗心身障碍之功效。

3. 文娱疗法

（1）防病健身的功能　身心兼备的文娱活动是保持机体健康状态不可或缺的自然生理刺激因素，它可以引起人体内环境诸多因素的变化，如气体交换、血糖的消耗、血液循环的加强和体温调节等。

（2）镇静功能　现代诸多研究表明，各种文娱活动有治疗紧张和缓解疼痛的作用。

（3）抗抑郁功能　适当的文娱活动可减轻非精神病性抑郁，尤其对心外科疾患所致的抑郁障碍有减轻作用。

（4）提高应激反应适应能力　文娱疗法对神经系统与内分泌系统的适应能力有调节作用。

（三）治疗技术

1. 音乐疗法

（1）主动式治疗　又称参与性音乐疗法，让患者通过音乐、跳舞和演奏，或与体操相结合运用来调节情绪，逐步增强适应外界环境的能力，以辅助治疗，帮助康复。这种康复治疗方式可单独或集体接受治疗，多用于康复机构、精神病医院、肿瘤医院等。

(2)被动式治疗　又称感受性音乐疗法，可单独或集体接受治疗，主要依靠听觉器官去倾听音乐。在欣赏音乐、戏剧、舞蹈的过程中，通过音乐的旋律、节奏、音响、音色等领悟音乐的各种心理效应，使患者在心理上达到自我调整，以促进康复。

2. 舞蹈疗法　舞蹈有民族舞、观赏舞、交谊舞、迪斯科、健身操，还有街头的秧歌舞等，种类较多。民族舞旋律幽美回荡，易于被国人接受，且易学易会。观赏舞以稀奇制胜，有娱情畅志之功，多用于被动式治疗。交谊舞可以舞伴对跳，也可以与众人一起跳；男女相悦而舞，通过视觉、触觉和动觉得到一种异性的情感交流。迪斯科舞蹈多是以腰肢扭动为主，带动上下肢活动，活动量较大，节奏较快。健身操和秧歌舞具有时代气息，喜闻乐见，易于普及推广，是舞蹈健身的常用方法。

舞蹈的康复效果，主要用舞曲节奏和舞蹈动作节奏来协调人体的生理节奏。凡每分钟在60拍以上的节奏，令人兴奋，可促进生理、生化的进程；节奏舒缓者，可消除紧张、疲劳，从而促进身心健康。

3. 文娱疗法　由于文娱疗法是以文化体育娱乐为内容特征的康复措施，根据参与人数可分为个体或个别康复和团体康复疗法。

(1)个体(别)疗法　指无须他人参与，以通过自娱方式，达到康复形神的目的。如钓鱼、放风筝、踢毽子、游泳、慢跑、打拳、读书等。

(2)团体疗法　由2人以上组成活动群体，进行文化体育娱乐活动，以帮助患者身心康复。如弈棋、桥牌、趣味运动会、趣味竞赛、大合唱、文娱晚会、集体舞、座谈会等。

不同的治疗团体在其结构、目标方向皆不相同，所治疗的目的更是多种多样。就目的来说，某些团体可能有自己特定的主题、任务、目标，如抗癌团体定期组织抗癌心得会，通过谈心和交流消除恐惧，树立康复信心，达到很好的康复治疗的效果；而某些团体既无确定的主题，也少有明显的结构，如弈棋、桥牌、趣味运动会、趣味竞赛、大合唱、集体舞等，以怡情强身为过程，达到促进康复的目的。该疗法适用于老年患者、绝症患者、慢性病和疾患性心理障碍患者。

(四)临床应用

1. 音乐疗法

(1)适应证　音乐疗法的适应对象十分广泛，不仅适用各种患者，还可适用健康者，以抒发感情，缓解紧张性应激，预防疾病等；改变和改善人际关系；缓解分娩期间待产妇的紧张等；另外，也被广泛应用于临终关怀。

(2)禁忌证　节奏缓慢，甚至悲哀的音乐令人与人疏远，产生惆怅与怨气，故应因人、因时、因事辨证施治，精心设计，不可随意施用。

(3)注意事项

①主动式治疗和被动式治疗两种方式可单独进行，亦可相互结合进行。另外，音乐疗

法不应理解为单纯通过音乐音响来进行治疗，应与心理讲座、音乐、艺术讲座和其他疗法结合运用。

②在进行音乐疗法前，应了解个人的性格、爱好、情感、处境等，选择符合个人性情的音乐，并注意“平衡性”，即音乐的“阴与阳”“静与动”“强与弱”等。

③音乐疗法中乐曲选择须符合两个标准：第一，低音厚实深沉，内容丰富，中、高音的音色要有透明感，具有感染力；第二，音乐中的三要素即响度、音频、音色三个方面要有和谐感。

2. 舞蹈疗法

(1)适应证　舞蹈疗法在医疗实践中，应用人体动作和舞蹈治疗有着广泛的应用领域，受到人们越来越多的重视。如情感性精神病、行为障碍、疾病恐惧症、创伤后遗症等。舞蹈疗法还可以帮助正常儿童的身心顺利发展，帮助正常成人进一步发展其潜能等。

(2)禁忌证　舞蹈种类繁多，应在专业医务人员指导下，结合不同舞种与病证，辨证施舞，不可强求。

(3)注意事项　①民族舞作为康复活动的医疗内容，要符合民族习俗，掌握其动作与病证的关系，才能有效发挥舞蹈疗法的功效。②以康复为目的的舞蹈疗法，不追求舞蹈艺术或舞姿，而是注重其康复训练的作用。

3. 文娱疗法

(1)适应证　文娱疗法老少皆宜，尤对长期处于脑力劳动者、有病源性心理障碍者、老年人、有慢性疾患或绝症患者更为适宜。

(2)禁忌证　文娱疗法相对其他疗法，活动强度较大，视病情酌情安排，强调医务人员的专业性和对患者的指导，不可妄用。

(3)注意事项　①对适于个体疗法的患者，应实施监控，严格把握其适应证。②对实施团体疗法的患者，有特定主题和任务，目标要明确，该团体内个体的主题、任务、目标应是一致的。③团体疗法患者间关系应和谐，具有互补性，医务人员做好协调工作。④文娱疗法范围广泛，可与其他疗法结合施用，不能拘泥。

项目三　其他养生康复技术

一、概述

养生与每个人一生相伴。生命自妊娠于母体之始，直至耄耋，每一个年龄阶段都存在着养生的内容。养生也不只适合于无病之时，人在未病之时、患病之中、病愈之后，都有养生的必要。人的每一个想法、每一个动作及每一句话都涉及养生问题，所以养生是一生的工程。中医养生学强调养生贵在生活化，注意从人们日常生活衣、食、住、行的方方面面总结养生方法，早在《黄帝内经》中就有“起居有常，不妄作劳”的论述，历代养生家无不奉为圭臬。

养生方法很多，着眼点各异，但殊途同归。除了膳食、情志、娱乐养生外，其他养生方法还有房事养生、起居养生等。

二、作用机理

房事即性生活，男女之间的房事活动，不仅具有原始的生殖繁衍功能，也是人们生活娱乐、健康保养的重要内容。在中医养生指导下进行和谐适度的房事，能够舒缓情志，调畅气机，疏通经络，调和气血，缓解疼痛，养颜美容。正如《备急千金要方·养生·房中补益》所云：“男不可无女，女不可无男，无女则意动，意动则神劳，神劳则损寿。”

三、操作技术

（一）顺从生理，房事有度

古人认为“欲不可纵”，纵欲过度，损伤肾精，耗散元气；抑制太过则引起生理和心理疾病。房事作为人的本能，既不能禁，也不可纵，应顺从人自然的生理需要，适当安排性生活的次数。

（二）适时房事，守法合规

古代养生学家认为，初次性生活的年龄不宜过早。早在《寿世保元·老人》就有“男子破阳太早，则伤其精气；女子破阴太早，则伤其血脉”之说。可见，适时的婚育，对健康有益。我国当前法律规定，结婚年龄，男不得早于22周岁，女不得早于20周岁。在这个年龄阶段，人的身体盛壮，心理较为成熟，身心都足以承担婚育给个人生活带来的改变，符合养生的规律。

四、临床应用

我国古代养生家历来十分重视房事养生问题，并形成了一套以节欲保精为主要内容的房事调谐养生理论和养生方法。

古人认为性成熟并不是最佳的婚配年龄，只有当男女阴阳之气完实，才适合婚配。《褚氏遗书》就明确提出：“合家男女必当其年。男虽十六而精通，必三十而娶；女虽十四而天癸至，必二十而嫁。皆欲阴阳完实。”古人不但对婚配年龄有所规定，而且对婚后的房事次数也有所限定。元代著名养生家王珪的《泰定养生主论》提出：“年二十者，必不得已则四日一施泄；三十者八日一施泄；四十者十六日一施泄，其人弱者，更宜慎之……人年五十者，精力将衰，大法当二十日一次施泄；六十者，当闭固无泄也，如不能持者，一月一次施泄也。”

《养生方》中提出性生活必须遵循的“十修”守则，所谓“十修”原则：一是要求做到保养肾精之气；二是要求男女双方均有交合的意愿；三是性生活要有一定的节度；四是性生活必须避免过劳、过频而损伤元气；五是要求双方掌握好兴奋的恰当时机；六是要求双方在性交前互通情曲，爱抚相感；七是要求交合动作宜从容徐缓；八是要求保持旺盛体力，以免勃起无力；九是要求男女两精互养，同求长生健乐；十是要求性交结束后，宜静息以养神全形。

复习思考

一、选择题(A1 型题)

1.《素问·宣明五气》指出五味所入，酸入(　　)。

A. 脾　　B. 肺　　C. 肝

D. 胆　　E. 心

2. 一日三餐中，早餐要保证营养充足，午餐要吃好，晚餐要适量。比较合理的三餐分配是，早餐应占全日总热量的(　　)。

A. 40% ~45%　　B. 30% ~35%　　C. 20% ~35%

D. 25% ~30%　　E. 25% ~40%

3. 下列具有温补滋养作用的食物是(　　)。

A. 大米　　B. 猪肉　　C. 小米

D. 苹果　　E. 羊肉

4. 用怆恻苦楚的言语与行为，促使患者产生悲哀感，来制约以怒为主的不良刺激，属于情志疗法中的(　　)。

A. 悲胜怒疗法　　B. 怒胜悲疗法　　C. 激怒疗法

D. 悲哀疗法　　E. 疏导法

5. 不是文娱疗法的治疗作用是(　　)。

A. 缓解疼痛的作用　　B. 抗抑郁功能　　C. 镇静功能

D. 情绪紧张　　E. 血液循环的加强

二、问答题

患者刘某，男，45 岁，近 10 天来，劳累后偶发头痛，休息后自行缓解。在当地医院连续测量三天的血压分别为 140/85mmHg、138/90mmHg、135/90mmHg，血糖、血脂正常，心电图检查未见异常。患者平素脾气比较暴躁，喜食肥甘厚味。医生建议患者改变饮食习惯，合理膳食，预防心脑血管疾病的发生。请为李先生制订一个合理的膳食计划。

扫一扫，看课件

扫一扫，看课件

模块八

康复护理技术

【学习目标】

1. 掌握中医康复护理的特点。
2. 熟悉中医康复护理的内容。
3. 了解餐饮护理、居室护理、行动护理、心理护理的具体内容。

中医康复护理，是在中医基础理论的指导下，结合现代康复医学的理念，从护理学角度出发，运用中国传统医学中的各类技术与方法，如针灸、推拿、中药、功法等，对患者施行整体而全面的护理措施，以使其在身体、心理、生活能力、社会适应能力等方面得到最大限度的复原。

中医康复护理有别于其他护理之处，在于其护理对象主要是针对存在各种功能障碍的患者，如老年病、慢性病、神经损伤后遗症等患者。它除了有“医护”“看护”“养护”的常规护理之外，还有“教护”“防护”的特点，适宜于鼓励患者进行自我康复训练，可以动态地反映患者的病情变化，对提高康复效果、避免并发症的发生起着必不可少的重要作用。

项目一　护理特点

中医护理学以整体观念和辨证施护为基本特点，中医康复护理也需以此两点为根本指导纲要，对人机体自身的功能状态及其与外界环境的关系做深入的探讨。在中医基础理论的指导下，康复护理具备以下特点。

一、整体施护

中医学认为，人体是一个有机的整体，是以五脏为中心，通过经络把各脏腑、形体、官窍、四肢百骸等全身组织器官有机地联系起来，构成一个表里相关、上下沟通、密切联系、协调共济、井然有序的统一整体，并通过精、气、神的作用来共同完成机体的各项生理活动。五脏又分别与喜、怒、忧、思、悲、恐、惊等情志活动相关联，各种不同的情志活动，可以对不同的脏腑产生影响。故脏腑之间、经络之间、脏腑经络与形体官窍之间、脏腑与情志之间在结构上和生理上相互联系，病理上相互影响。人体某一局部的病理变化，往往反映全身脏腑阴阳、气血的盛衰，康复对象在肢体、官窍局部存在的功能障碍以及心理上的情感障碍，也会影响全身的脏腑功能状态。

中医学的整体观念既强调人体内部环境的统一性，又注重人与外界环境的统一性。人类与自然环境以及社会环境应具有协调统一性。自然界的运动变化、社会环境的变动可以直接或间接地影响着人体，使机体相应地发生生理和病理上的变化。

因此，从事康复护理工作时，既需要全面分析康复对象自身机体内部的整体联系，也要考虑到外界环境对其的影响，通过全面整体的分析，确立适宜的护理原则，进行恰当而有效的康复护理。

（一）因机体整体施护

人体是一个有机整体，表现在人的五脏六腑、形体官窍、四肢百骸的密切联系及形神共存的关系上，无论在生理上，还是在病理上，都是紧密联系、互相影响的。如口味变淡、舌质淡嫩，多属脾气虚的表现，护理应侧重健脾益气；目赤肿痛多属肝火上炎的表现，护理应以清肝明目为主。人的形体是统一整体，而人的精神情志亦与脏腑形体有着紧密联络。特别是对于痿证、瘫痪等各类功能障碍的病患，他们经常会产生精神紧张、恐惧、忧愁、绝望等不良情绪。因此，除加强患肢护理之外，还应注意调护全身脏腑气血，重视情志的调摄，谨防头痛护头、脚痛护脚、顾形体不顾心理的局部观点。

（二）因自然环境施护

人体的气血周流、阴阳运动，随着一年四时气候所呈现出的春温、夏热、秋燥、冬寒节律性变化而相应地做出适应性改变。天气炎热，则气血运行加速，腠理开疏，汗大泄；天气寒冷，则气血运行迟缓，腠理固密，汗不出。这是“天人相应”的具体体现。因此，护理工作应顺应季节更替、寒来暑往的自然规律，从而制订适宜的护理方案及措施。一般来说，春夏季节属阳，随着气温逐渐升高，万物阳气升发，对病患的护理当以调动机体阳气为契机，注重各脏腑阳气的调护，如多选用温热之品，嘱患者多进行户外活动。秋冬季节属阴，随着气温逐渐降低，大地及万物阳气敛藏，阴气渐盛，对病患的护理则需以滋阴壮水为原则，注重滋养各脏腑的阴精，如多选用凉润之品，嘱患者以静养生息为宜。此意即遵的是“春夏养阳”“秋冬养阴”的原则。人体的生理活动也随着昼夜晨昏的阴阳运动而不断变化。“天人相应”时，则醒寐有时，人体之阴阳运动交替有节律的进行。当脏腑阴阳失调，且诸证影响作息时，亦或个人缘由不能正常作息时，则会加重脏腑阴阳失衡，使病证加重或证候交杂。许多常见疾病的发作与加重常常具有季节性。《灵枢·顺气一日分为四时》中记载："夫百病者，多以旦慧、昼安、夕加、夜甚……朝则人气始生，病气衰，故旦慧；日中人气长，长则胜邪，故安；夕则人气始衰，邪气始生，故加；夜半人气入脏，邪气独居于身，故甚也。"说明多数疾病有白天病情较轻而夜半加重的特点。因此，施行护理皆应顺应四时，使患者规律作息，主动施护。

不同的地理环境，也是影响人体生理活动和病理变化的重要因素。《素问·五常政大论》言："地有高下，气有温凉，高者气寒，下者气热。"一般而言，我国西北地处高原，气候多燥寒，居民喜食酥酪骨肉和牛羊乳汁，体质壮实，且人体腠理致密，病证多见风寒闭阻，护理上注意衣着寒温适宜，保持室内空气温暖、湿润，避免汗出当风等；江南一带土地肥沃，气候多湿热，居民喜食鱼虾稻米，体格瘦削，且人体腠理疏松，病证多见湿热浸蕴，护理上应注意室内通风，保持清爽，宜给予西瓜、甘蔗、荸荠、绿豆汤、酸梅汤等清凉之品。

（三）因社会环境施护

人不仅有自然属性，还具有社会属性，不断进行丰富多彩的社会活动是人类最鲜明的特征。社会生态变迁与人的身心健康和疾病的发生转归有着密切的关系，太平盛世多长寿，大灾过后必有大疫。社会角色、地位的不同，以及社会环境的变动时时影响人们的身心，病证构成也不尽相同。《医宗必读》中说："大抵富贵之人多劳心，贫贱之人多劳力……富贵之疾，宜于补正；贫贱之疾，宜于攻邪。"说明护理中应考虑到患者的社会地位、经济条件以及家庭、婚恋、朋友等人际关系情况，从中提取良好的环境因素以发挥其积极的影响力，弱化不利的环境因素以减少对患者身心产生的负面影响，使患者解除心理负担和精神压力，主动配合康复治疗，从而实现综合性的护理效应。

二、辨证施护

辨证，是指通过整理、分析四诊收集的症状与体征，辨清疾病的原因、性质、部位与邪正之间的关系，概括、判断其为某证候。

传统康复领域中的中医护理，以辨证为核心思想，通过对机体内在生理功能障碍及相应的外在形体、行为障碍的辨识，根据辨识的结果，针对不同患者、不同疾病、不同证候，制订具体的护理措施，实施护理方案，消除造成机体功能障碍的根本原因。

（一）因人施护

每个人皆是一个独立的个体。每个人的先天禀赋不同，后天生养环境不同，年龄、性别、生活习惯、受教育程度、社会身份、经济条件等也不尽相同，而康复医学所涉及的疾病种类、病情轻重、病痛程度、伤残情况、心理受挫程度等差异，更为迫切地需要护理措施个体化施行。例如瘫痪患者的护理，除常规康复护理措施之外，应给予生活、精神等各方面的照顾和支持，可指导患者家属进行力所能及的护理措施，尽力帮助解决一些实际困难，促进患者的康复信心。又如老年患者气血衰少，脏腑功能多已减退，多见虚证，或正虚邪实，护理时务必注意顾护正气，若必须要施攻邪之法时，攻邪之力须较青壮年为轻，以防伤正。再如小儿患者，其脏腑娇嫩，形气未充，证候易虚易实，易寒易热，病情变化较快，护理时应注意频繁观察病情，做出及时判断。

每个机体的气血盛衰、阴阳升降、脏腑功能的生理状态会因年龄、性别、体质等的不同而各不相同，必然也会使患病后的病理变化出现千差万别。因此，护理中不能孤立地对待病证，需要系统全面地考虑患者的整体性，究其差异，因人施护。如老年人与慢性病患者，证候多有夹虚，在护理中应注意劳逸结合，保暖，养护正气，配合膳食调护。而适龄女性患者在生理上有经、带、胎、产等特点，康复护理时应注意这些方面，以避免继发病证的出现。

（二）因病施护

疾病之所以被分门别类，是由于各自的病因病机、症状与体征各不相同。在护理过程中，护理措施应随不同的疾病而异。如中风患者，多属脉络瘀阻，气虚血滞，肢体活动受限，护理应重在通经活络，促使患肢恢复正常功能；久病寒湿痹证，多发生于膝关节，宜采用保暖，佩戴护膝，采用熨烫等方式进行施护。又如胃痛、泄泻等脾胃病，尤应重视饮食护理，少食多餐，以清淡易消化而又富含多种营养的饮食为宜。

（三）因证施护

辨清证候是进行中医护理的基本依据。无论是在不同疾病中还是同一疾病的不同病理阶段中，如果证候不同，则护理措施不同；而当疾病相同证候也一致，亦或是疾病不同但证候相同，可采用相似的护理措施。因此，临床中常常出现“同病异护”和“异病同护”的情况。

“同病异护”，如水肿之病有实证和虚证之分，实证中有一湿热壅盛证型，护理时以分利湿热为原则，饮食应避免助湿助热之物；虚证中有一脾阳虚衰证型，护理以温运脾阳为原则，居室环境当注意避寒湿，饮食以健脾温煦之物为宜。

“异病同护”，如久痢脱肛与子宫下垂，虽病不同，但若是证候皆属中气下陷证时，则都以“升提中气”为护理原则，嘱患者以休息为主，避免疲劳，以培育中气；饮食以薏苡仁粥、茯苓粥等益气健脾之物为佳，并配合灸治百会、关元以补中益气等。

三、综合施护

处于康复期的护理对象具有明显差异性，因所患病证种类繁杂、病情复杂、病程漫长，在康复期中常有合并症、继发病的发生，具有多因素致病、多病理改变、多层次受累、多功能障碍的特点。因此，临床中不能仅仅使用单一、纯粹的常规护理方法，应将多种方法与技术结合起来，综合施护。

（一）一般护理与特殊护理相结合

针对康复患者的特点，一般性护理包含了对其饮食、起居、行动、精神等内容，如慎起居、和情志、调饮食、节房事等。而由于康复对象的特殊性，除常规护理之外，还应因人、因病、因证而施护，根据具体情况采取相应的特殊护理措施。如偏瘫、截瘫患者，因长期卧床，应重视预防及处理褥疮、肺部感染等并发症。此外，日常行动、二便的解决、患肢的保护等，也需要进行妥善周全的护理。还有一点不能忽略的是患者及家属的心理状态，加入心理护理，尊重、理解、鼓励患者，为其创造一个舒适和谐的氛围，帮助其逐渐地适应家庭生活，并能够及早重返社会。

（二）多种护理方法相结合

综合护理还体现在多种护理方法相结合的形式，经常采用的有中医传统技术、饮食护理、情志护理、功法训练等方法配合应用。如偏瘫患者，经常采用针灸、拔罐、推拿、刮痧、耳针、梅花针、中药熏洗等中医护理技术，同时配合功能锻炼、中药饮食调护，并且应考虑到日常起居，改善家居设施，在康复后期还可教授其传统功法，如太极拳、易筋经等以供练习。此外，患者的精神状况也需要格外关注，以便及时对其进行心理疏导，给予关怀和慰藉。

（三）自我护理、家庭护理与医院护理相结合

自我护理是康复过程中的重要内容，其要求是“外避虚邪贼风，内重恬惔治心”。即患者自己应注意饮食起居，谨防受邪；在精神上，平心宁志，学会自我调节情绪，善于利用美好事物陶冶情操。

家庭护理，是指患者家属参与到护理工作中。因康复对象的病程较为漫长，在护理过程中家属有时会成为主导，并且在陪伴的过程中，家属在耳濡目染、主动学习后能够掌握一定的专业护理知识，成为康复护理不可或缺的成员之一。

医院护理，主要由经过相关康复专业训练的护士担任。康复护士负责各种康复方法的护理实施操作，提供各类并发症的预防措施，动态监测病情变化，从护理技术操作、功能功法训练，到饮食情志调养等各方面进行综合护理。

将自我护理、家庭护理与医院护理有机地结合起来，相互配合与补充，是中医康复护理的特色之一，对于顺利开展综合康复护理、促进患者康复、预防并发症等，均有重要作用。

项目二　护理内容

康复护理内容丰富，在整体观念指导下涉及康复对象的日常起居、精神、用药、训

练、饮食和预防常见并发症等方面，内容包括餐饮护理、居室护理、行动护理、心理护理等。

一、餐饮护理

餐饮护理是指在疾病康复的过程中，对患者的营养和膳食方面进行指导和护理。饮食，即“水谷”，是人体五脏六腑、四肢百骸得以濡养的源泉，是维持人体生命活动必不可少的物质基础。中医学十分重视饮食与人体健康的关系，孙思邈在《备急千金要方·食治》中提到：“不知食宜者，不足以存生也。”可见科学的饮食搭配和良好的饮食习惯是保证健康的关键。

中医康复医疗注重食药并用，许多食物也具有治疗疾病的作用。餐饮护理得当，可以缩短病程，提高疗效；反之则会加重病情，或使疾病反复，甚者可产生并发症与后遗症。尤其是慢性疾病及重病恢复期的餐饮护理更是必不可少。可见，在康复护理工作中做好餐饮护理是十分重要的。

（一）辨证而食

中医病证有寒、热、虚、实之分，中药有四气五味之别。“药食同源”，食物也同中药一样，具有四气五味和升降沉浮的特性。食物的选择在不同程度上影响着疾病的预后与转归，通过辨证选择食物，因人因病、辨证施食，因时因地、灵活选食，审证求因、协调配食，使食借药威，药助食性，药食同用，相辅相成。

1. 寒凉食物 凉性食物具有清热、养阴等功效，如冬瓜皮、菠菜、丝瓜、柠檬、梨等，适用于发热、疮疡、痈肿等里热证；具有清热、泻火、解毒作用的食物性寒，如黄瓜、苦瓜、藕、甘蔗、莴苣、茶叶等，适用于高热、热毒炽盛的里实热证。寒凉食物久服易损阳气，故阳气不足、脾胃虚弱者慎食。

2. 温热食物 温性食物具有温中补气、通阳散寒的作用，如桂圆肉、羊肉、狗肉等，适用于阳气虚弱的虚寒证以及实寒证较轻者；热性食物具有温里散寒、抑阴助阳的功效，如白酒、葱白、生姜、大蒜、辣椒等，适用于阴寒内盛的实寒证。温热食物可温中助阳、伤津耗液，故热证及阴虚热甚者慎食。

3. 平性食物 平性食物没有明显的寒凉或温热偏性，因而不致积热或生寒，故为人们日常所习用，也是食疗调养的基本食物。但因其味有辛、甘、酸、苦、咸之别，所以功效也不同，可辨证选用。如大豆、大米、鸡蛋、花生等属于平性食物。

4. 补益类食物 补益类食物具有益气养血、助阳滋阴的功效。根据其性味的不同，可分为温补、清补和平补三类，温补类食物一般具有温中、助阳、散寒的作用，如羊肉、马肉、核桃、桂圆等，适用于阳虚证、久病体虚或禀赋不足者；清补类食物具有清热、泻火、解毒的作用，如鸭、鹅、豆腐、甲鱼、莲子、冰糖等，适用于阴虚证或热病后期需进补和调护者；平补类食物，没有明显的寒凉与温热偏差，不致积热或生寒，可以作为患者饮食调养的基本食物，如鸡蛋、银耳、豆浆、猪肉、鸡肉等。

5. 发散类食物 发散类食物易于诱发某些疾病，尤其是旧病宿疾和皮肤疾病，或加重已发疾病。因此，禁食或忌食发散类食物在餐饮护理中具有重要意义，如鸡头、蘑菇、芫荽、香椿、虾、蟹等。

此外，《素问·宣明五气》曰："五味所入，酸入肝，辛入肺，苦入心，咸入肾，甘入脾，是谓五入。"五行学说认为，酸、苦、甘、辛、咸五味按各自的五行属性分入五脏，如能依照所属病证调节五味饮食，可以起到事半功倍的作用。

（二）饮食宜忌

"民以食为天"，食物是人类生存、生活的必需品，但是食物对疾病的影响确是不容忽视的。张仲景在《金匮要略》中强调饮食应有所宜忌，提到："所食之味，有与病相宜，有与身为害，若得宜则宜体，害则成疾，以此致危。"临床上许多疾病难愈，或愈而复发，不少是与忽略食物特点、违反饮食禁忌有关。

1. 药物疗效与饮食宜忌 患者所服药物均具有各自的性味、功效，饮食的性味应与所服药物的性味一致，才有助于更好地发挥药效。例如，赤小豆配鲫鱼可加强利水作用，当归加羊肉、生姜可加强补血作用等；而食物与药物性味相斥，则会降低药效，如服白术忌食桃、李，服鳖甲忌食苋菜，服荆芥忌食鲫鱼，服天冬忌食鲤鱼等。

2. 个体差异与饮食宜忌 患者的年龄、体质不同，饮食宜忌不同。如老年人脾胃虚弱，食宜清淡，忌食油腻、黏腻之品，以防伤及脾胃；小儿血气未充，脏腑娇嫩，尤应注意饮食调护，忌食大寒、大热之品；体胖之人多痰湿，宜食清淡、化痰之物，忌食肥甘厚腻之品，以免助湿生痰；体瘦之人多阴虚，宜食滋阴生津、养血之物，忌食辛辣燥热之品，以免助火伤阴。

3. 季节气候与饮食宜忌 四时季节的变化，影响着人体的生理功能变化，故饮食应与四时相应。春季阳气生发，不宜食油腻辛辣之物，以免助阳外泄；夏季气候炎热，阳气亢盛，食宜甘寒，但忌贪食生冷；秋季气候干燥，宜食滋润收敛之品，忌食辛燥温热之品；冬季阳气潜藏，阴气盛极，最宜温补，忌食生冷寒凉。

4. 特殊疾病与饮食宜忌 某些疾病有特殊的饮食禁忌，护理中应特别注意，如消渴患者慎食甘味；心悸患者忌咸食及肥甘厚味；水肿患者慎食盐等。

（三）饮食有节

1. 合理控制食量 食量要因人、因证而异，切勿太过或不足，食量太过，运化不及，损伤脾胃；食量不足，水谷精微不足，气血生化乏源，致正气不足，久之气血亏损而病生。即使食物与病证相宜，也应适当控制食量，以免加重脾胃的负担，而使余邪难清或愈而复发。应该遵循"早吃好，午吃饱，晚吃少"的原则，合理控制每餐的食量。

2. 规律饮食习惯 每天应养成良好的规律饮食习惯，一日三餐要定时，一般两次进餐间隔以4～6小时为宜；进餐时要端正坐姿，做到不压胃，切忌站立饮食，避免影响肠胃正常功能发挥；专心进食，细嚼慢咽，进食速度不宜过快，不可边做事边进食；进食后不可即卧，要做些轻微活动，以助脾胃运化；晚上临睡前不可再进食。

3. 营养搭配饮食 饮食应多样化，荤素搭配，不可偏食。《素问·脏气法时论》中说："五谷为养，五果为助，五畜为益，五菜为充，气味合而服之，以补益精气。"康复对象多体质虚弱，脾胃功能低下，故应以清淡易消化的食物为主，如谷物、蔬菜、瓜果等素食，辅以适当的肉、鱼、蛋类，以调养脾胃，加强运化功能。同时保证营养供应，维持机体气血阴阳平衡，以促进疾病的康复。

4. 注意饮食卫生 食入不洁或有毒食物可引发胃肠疾病或加重原有病情，因此食材的选择要保证新鲜、干净，禁食腐烂、变质、污染的食物以及病死的家禽和牲畜。注意个人卫生，坚持"勤洗手，喝开水，吃熟食"，饭前要洗手，防止"病从口入"。

二、居室护理

中医学历来重视人与自然环境的和谐统一，人的一生有一半以上的时间是在居室环境中度过的。因此，一个安静、整洁、舒适的康复环境，不但有利于患者的日常生活，还有利于疾病的康复与治疗。

（一）一般居室环境护理

1. 病床的安置应根据病证性质而定 寒证、阳虚证患者，多畏寒恶风，应将病床安置在向阳温暖的病室内；反之，热证、阴虚证患者，多恶热喜凉，应将病床安置在背阴凉爽的病室内。

2. 居室应保持安静，避免噪声 安静的居住环境有助于患者休养，噪声可使患者产生烦躁、惊悸等，不利于疾病的康复。甚至有些疾病可因声响过大而加重病情，引起惊厥、抽搐等，如心气虚的患者可因突然的声响而引发心悸。

3. 居室内应保持适宜的温度和湿度 一般情况下，居室内温度以18～20℃为宜。阳虚证、寒证患者，居室温度应偏高；反之，阴虚、热盛患者，居室温度可略低。老年患者体温调节功能较差，对外界温度变化不敏感，需根据病情，适时调节居室温度。

居室内湿度一般保持在50%～60%，但应根据气候和不同证型进行调节。如湿盛者，居室湿度宜低；燥证者，居室湿度可略高；阴虚者多热而偏燥，居室湿度宜高；阳虚者多寒而偏湿，居室湿度宜低。

4. 不同病证对光线的要求不同 一般居室内要求阳光充足，保证每天2.5～4小时的光照可使患者感到舒适愉快。热证、阳亢、肝风内动者，居室内光线宜稍暗；痉证、癫狂证者，强光可诱发疾病，可用黑窗帘遮挡光照，不宜让日光直射其面部。

5. 居室应保持空气清新 人的呼吸、谈话、咳嗽、喷嚏、吸烟、走动等活动，均可使大量的污染物散布于居室内，此外还常有各种排泄物的秽浊之气，严重影响患者的食欲和休息。经常通风换气可保持室内空气新鲜，应根据季节和室内的空气状况而决定每日通风的次数和每次持续的时间。阳虚和易受风邪的患者，在通风时应格外注意不使其直接当风。

6. 居室环境应保持整洁 室内布置力求简单、整齐，易于消毒清洁，地面和家具、用品等应每日清洁。要注意患者个人卫生，特别是长期卧床的患者更应勤换衣服卧具。

（二）特殊居室环境护理

残障患者因疾病或外伤造成的功能障碍，使行动能力减退或丧失，需要借助轮椅或拐杖完成日常生活活动。普通居室内的设施不适宜残障患者的使用，甚至对其行动构成阻碍，如坐轮椅的患者，遇到有阶梯的入口时不能独自进入，没有电梯时也不能从一楼到达更高的楼层。因此，需要创造一种“无障碍”的居室环境，以方便残障患者的生活与行动。

1. 出入口应为斜坡形。倾斜的角度为5°左右，或斜坡每增长30cm，高度升高2.5cm；斜坡宽度应为1～1.14m，两侧要有5cm高的突起，以防止轮子滑出；斜坡表面应用防滑材料；与斜坡相接的门内外应有1.5m×1.5m的平台部分，以便于患者开门及进出门后能转过身来关门或锁门。

2. 走廊应根据需要设定。迎面或同时通过一个轮椅和一个行人的走廊需宽1.4m，迎面或同时通过两个轮椅的走廊至少需宽1.8m；允许单拐步行通过的走廊宽度应为0.7～0.9m；允许双拐步行通过的走廊需宽0.9～1.2m。离地面35cm以下的走廊墙面应贴以保护墙皮的轮椅挡板，以避免轮椅碰落墙皮。

3. 电梯面积至少为1.5m×1.5m，门宽不小于82cm；电梯内的迎门面应设有镜子，以方便患者不用转身即可观察自己是否已完成进出；电梯控制部分应离地1m左右。

4. 卧室地板不应打蜡，并尽量去除地毯。门的有效宽度至少为82cm，开关把手应使用向外延伸的横向把手；通道宽度以1.2m为宜。室内桌前、柜前，以及床的一侧均应留有1.6m的活动空间，便于轮椅可做360°旋转以应付各种需要；若床与桌相近，则1.6m的圆周可以共用。衣柜内挂衣架的横木不高于1.22m；因为坐在轮椅上手能触及的最大高度一般为1.22m。墙上电灯开关应低于92cm，电插座以离地30cm以上为宜。窗户位置低一些，以便轮椅乘坐者直接观望到窗外的景色，以减轻心理障碍因素。

5. 盥洗室地面应有防滑措施，门最好是拉门，以免开关时引起麻烦。马桶应采用坐式，高40～45cm，两侧安置扶手，扶手相距80cm左右；若为扶拐的男患者，还应设有落地式小便池，两侧离地90cm处应有扶手，正面120cm处应有横的支栏，以便于患者依靠和释出双手协助解开裤扣。洗手池池底最低处应高于68cm，以便于轮椅患者的肘部能进入池底，接近水池洗手和洗脸；水龙头应采用操作方便的长手柄式。盆浴的盆沿离地面的高度应与轮椅座高相近，高40～45cm；盆周与盆沿同高处应有平台设计，以便患者转移和摆放一些浴用物品；淋浴用的喷头应为手持型淋浴喷头。

（三）起居护理

1. 顺应四时 中医学认为，人与自然界是一个有机的整体，四时气候变化直接影响着人体的生长发育、健康状况、衰老和死亡。《素问·四气调神大论》指出："逆春气，则少阳不生，肝气内变；逆夏气，则太阳不长，心气内洞；逆秋气，则太阴不收，肺气焦满；逆冬气，则少阴不藏，肾气独沉。"可见，生活起居的护理应顺四时之令，调之，和之，行之。在护理时应遵循"春夏养阳""秋冬养阴"的原则。春夏之季，天气由寒转暖，由暖转热，自然界阳气逐渐生发，宇宙万物充满新生繁茂景象，人体阳气易于发泄，故应注意养阳，应夜卧早起，保护体内阳气，使阳气更加充沛。秋冬之季，气候由热转凉而寒，万物皆潜藏于内，阳气不得发泄，阴气渐长，尤宜养阴，应早卧晚起，以利于阳气潜藏，阴精积蓄。

2. 安卧有方 必须保证足够的睡眠，每日睡眠时间应为8～10小时，适当午休，但睡眠时间也不宜过多、过长，否则会使人精神倦怠，气血郁滞。督促患者养成按时就寝、按时起床的作息规律，重症患者长期卧床，注意避免昼息夜作。注意卧床宜软硬适中，枕头一般离床面5～9cm为宜。保持正确的睡眠姿势，养成良好的卫生习惯，睡前不宜再进食，宜梳头、热水足浴。

3. 慎避外邪 患病之人正气虚弱，易于感受六淫和疫疠之气等外邪的侵袭。在起居护理时应遵循"虚邪贼风，避之有时"的原则。昼暖夜寒，且人体夜间阴气充盛，因此夜间应注意保暖，即使是夏季，亦不可袒胸露背，以免受凉。春天风气当令，气候寒热多变，不可遇天气转暖而顿减衣被；夏天气候炎热，暑湿之气当令，不要纵意当风，更不应在屋檐下、过道、穿隙破窗下纳凉或睡觉，以防"贼风"所袭；冬天严寒，不宜轻出，以免触冒风寒。在病情准许的情况下，凡能下床活动的患者应保持每天适度的活动与锻炼，使气血通畅，筋骨坚实，增强抵御外邪的能力。

三、行动护理

行动护理是根据康复目的，有计划地帮助、指导患者进行被动或主动运动的护理过程。传统医学认为，机体内阳动阴静，各脏腑生理功能的正常运转有赖于阳气的推动，进行适当的运动锻炼可促进阳气发挥其推动、温煦、气化、固摄等作用，从而达到调畅气机、舒筋活血、抒情益智等效应。

行动护理应根据年龄、职业、习惯、体质、疾病、证候、时节等辨病辨证而动，体现在对康复对象进行运动方法的指导、选择运动类型、设计运动周期和运动量等方面。

(一)功能锻炼护理

康复对象大多数具有不同部位的功能障碍，尽早的介入功能锻炼，能够有效的缩短康复周期。如在偏瘫康复期间，在初期时，若患者仅能卧床不能进行主动运动，护理工作中应辅助患者进行被动运动训练，以增强肌力，疏通经络，防止筋肉拘急挛缩，并可减少压疮的发生；在中期阶段，应鼓励患者进行主动运动，护理措施包含起坐、站立、行走、平衡功能等训练；在康复后期，功能锻炼应适当增加难度，可以教给患者适合其练习的功能体操、传统功法等。进行被动主动训练前，护理人员应注意对局部肌肉和关节的放松，可选用针灸、推拿、拔罐等技术，对将要活动的肢体经络筋脉进行疏导通利，从而能促进损伤功能的康复。

(二)日常生活能力训练护理

康复患者在病程中多有生活不便的困扰，为使其能独立完成日常生活，进行日常功能训练必不可少。训练内容从生活点滴中着手，比如起床卧床、洗脸刷牙、穿衣脱衣、吃饭如厕等。先将每件事分解成若干个小动作，依次练习，待分解动作熟练后，再将一系列动作做连贯性练习。开始时利用模拟场景和物品练习，熟练后，再用实物如碗筷、牙刷等实物练习。患者穿衣宜缝制合体服装，少用或不用纽扣。配装假肢者，需要教护其正确穿戴假肢和习惯训练。

(三)职业能力训练护理

为了能够帮助康复对象将来可能承担某类工作，护理中应考虑训练患者的职业能力方面。尤其是在患者即将进入工作岗位前，应重点进行职业能力训练。训练方案的制订按照由简入繁，由易到难，由短时间到长时间逐步进行。在正常人看来是极容易完成的事情，在病残者身上就可能存在很大困难，因此教护需要耐心、细心与用心，长时间反复训练才可能成功。我国很多传统的工艺技艺类职业训练，如刺绣、雕刻、剪纸、编织等，适宜于上肢功能障碍者的训练，可以突显其上肢的行动优势；智力教育性的职业训练，如书法、写作、绘画、操作电脑等，能锻炼患者的思维度和记忆力。其他娱乐性职业训练如琴、棋、鼓等，可以陶冶情操，训练感官和技巧。

(四)动静结合护理

适度的运动训练是机体康复的关键，但病后康复活动的进行，要根据患者的病情轻重、证候虚实、个人爱好而合理安排休息与活动。一般来说，患病初期、年老体弱、病势较急者，护理应侧重于静心休养，培育正气，颐养脏腑，有助于疾病的康复。但若托病于安逸，使得气机不畅，血滞水阻，脏腑功能障碍，不仅延缓疾病的康复期，甚至还能诱发新病。随着病情的好转，应适当逐渐增加各类康复功能训练项目，使经脉通畅，气血调和，筋骨坚实，增强机体抗邪安内之功，但也应注意提醒患者，不可急于求成，盲目用蛮力训练，导致机体过于疲劳，损耗气血，使得病情加重或反复发作。

四、心理护理

心理护理，在中医学中属于情志护理的范畴。“形神一体”是中医理论体系的基本学术思想，明确论述了心理活动在整个生命中的作用，与现代的生物－心理－社会医学模式不谋而合。传统中医学既重视人们生理的健康，更重视心理健康。它把调摄情志、保持乐观的情绪作为防治疾病的主要措施。作为在疾病治疗与康复过程中占有不容忽视地位的心理治疗与护理，向护理工作者提出了对待患者要有真诚情感以及因人施护的要求。

（一）真情投入，诚恳待人

病痛和功能丧失常常会使人产生恐惧、紧张、苦闷、悲哀、寂寞、忧愁等不良情绪，特别是康复的对象，迫切需要亲人或医护人员的关心和爱护。因此，护理工作者要“视人犹己”，体贴他们的疾苦，以诚恳热情的态度关心体贴、安慰鼓励患者。此外，还应重视病室环境和患者周围的人际关系，全面进行照顾，如主动介绍医院规章制度和同病室的病友，安置优雅舒适的病室，使患者感到如同家庭般的温暖、亲切和舒适，以便安下心来接受康复治疗和护理。

（二）因人施护，有的放矢

患者来自社会各个层面，有不同的性格、年龄、爱好、生活习惯、经济状况等，另一方面，康复对象所患病证不同，这都决定了其心理状况也不能相同。因此，护理人员要在全面了解患者情况的基础上，因人施护，有的放矢地做好心理护理。

1. 新入院的患者常因陌生的环境和生活习惯，而表现为紧张、忧虑，或对治疗存在恐惧感，担心自己的病情、工作或学习。护理人员应主动介绍有关情况，帮助其消除疑虑，增强战胜困难的信心。

2. 危重患者病情急、病势重，多表现为悲观、忧伤、绝望，甚至拒绝治疗。护理时需耐心开导、安抚情绪，讲清情志对疾病治疗的影响和利弊，使其消除顾虑，积极配合治疗。

3. 慢性病或失去生活自理能力的患者，精神压力大，时刻担心生活、工作和疾病的预后。护理人员要主动热情地做好生活护理，实事求是地讲解疾病治疗和康复的必要性，对其多讲解一些正面的医疗案例，也可请康复效果好的患者进行现身说法。

4. 对长时间住院的患者，应尽可能请其家人多来探视，以解思念之情。也可开展多种形式的娱乐活动，以丰富患者的生活内容、怡情悦志。

5. 对某些缺乏治疗信心、终日忧心忡忡的患者，可将其与性格开朗、对康复治疗充满信心或康复效果理想的患者安置在一起，相互开导、启发和影响，以去忧解烦，增强信心。

6. 对脾气暴躁的患者，更应耐心，注意态度和语气，待其情绪安定后再慢慢进行劝导和安慰。

(三) 正确使用心理护理方法

心理护理的方法很多，如情志相胜法、以情治情法、情志导引法等。应在整体观念理论的指导下，辨证选择适宜的护理方法。具体方法的选择与使用参见第九章第一节。

复习思考

试对脉络瘀阻，气虚血瘀型中风后遗症患者制订康复护理方案。

扫一扫，看课件

主要参考书目

1. 王富春．刺法灸法学[M]．第4版．北京：中国中医药出版社，2016
2. 汪安宁，等．针灸学[M]．第2版．北京：人民卫生出版社，2010
3. 刘茜．针法灸法[M]．第3版．北京：人民卫生出版社，2014
4. 宋少军．针灸推拿技术[M]．第1版．北京：中国中医药出版社，2015
5. 周世民．中医传统康复疗法[M]．第1版．北京：中国中医药出版社，2006
6. 周立峰，等．传统康复技术[M]．第1版．北京：中国科学技术出版社，2014
7. 陈立典．传统康复方法学[M]．第1版．北京：人民卫生出版社，2008